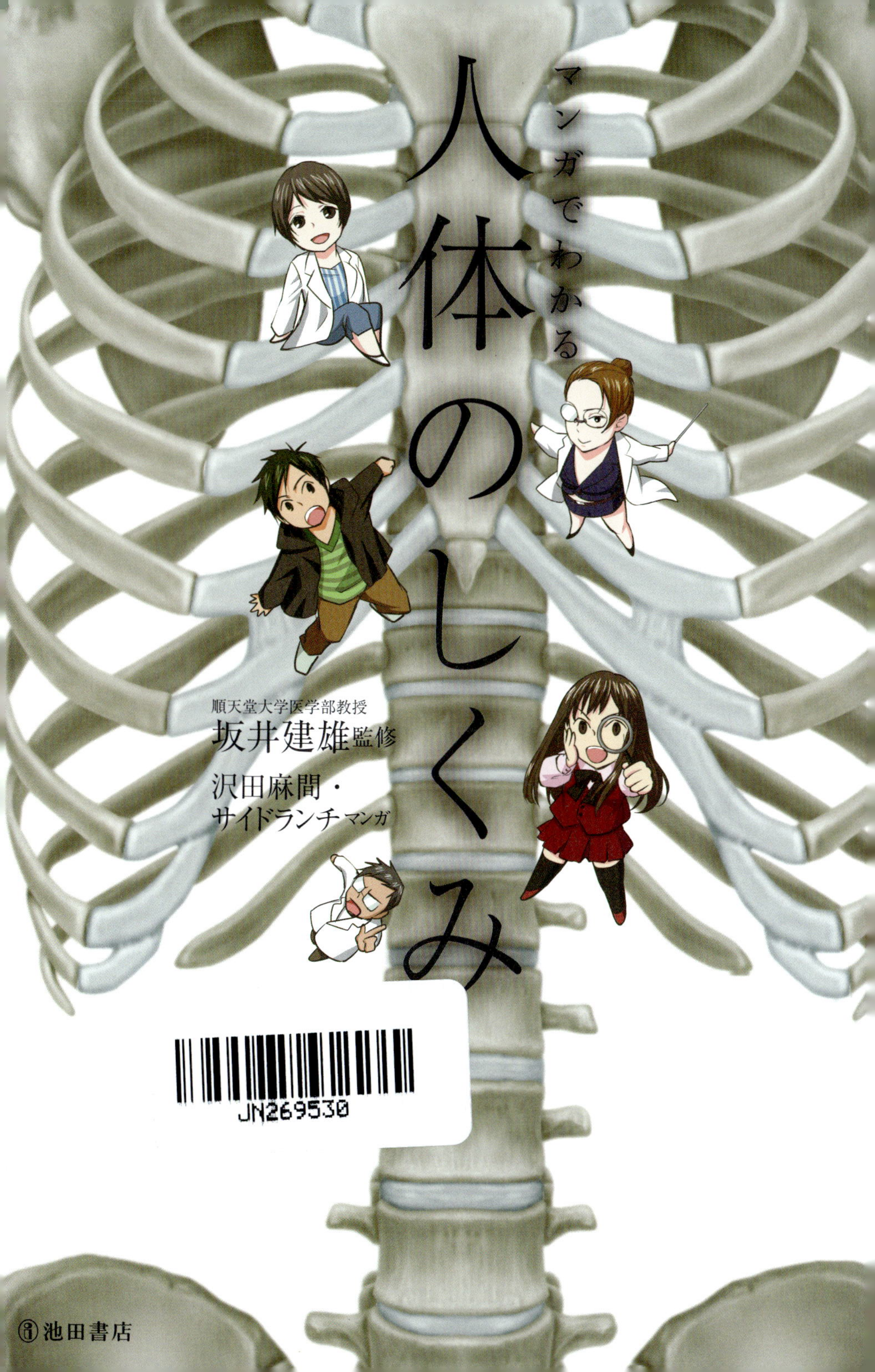

マンガでわかる

人体のしくみ

順天堂大学医学部教授
坂井建雄 監修

沢田麻間・
サイドランチ マンガ

池田書店

補習ゼミ、スタート！

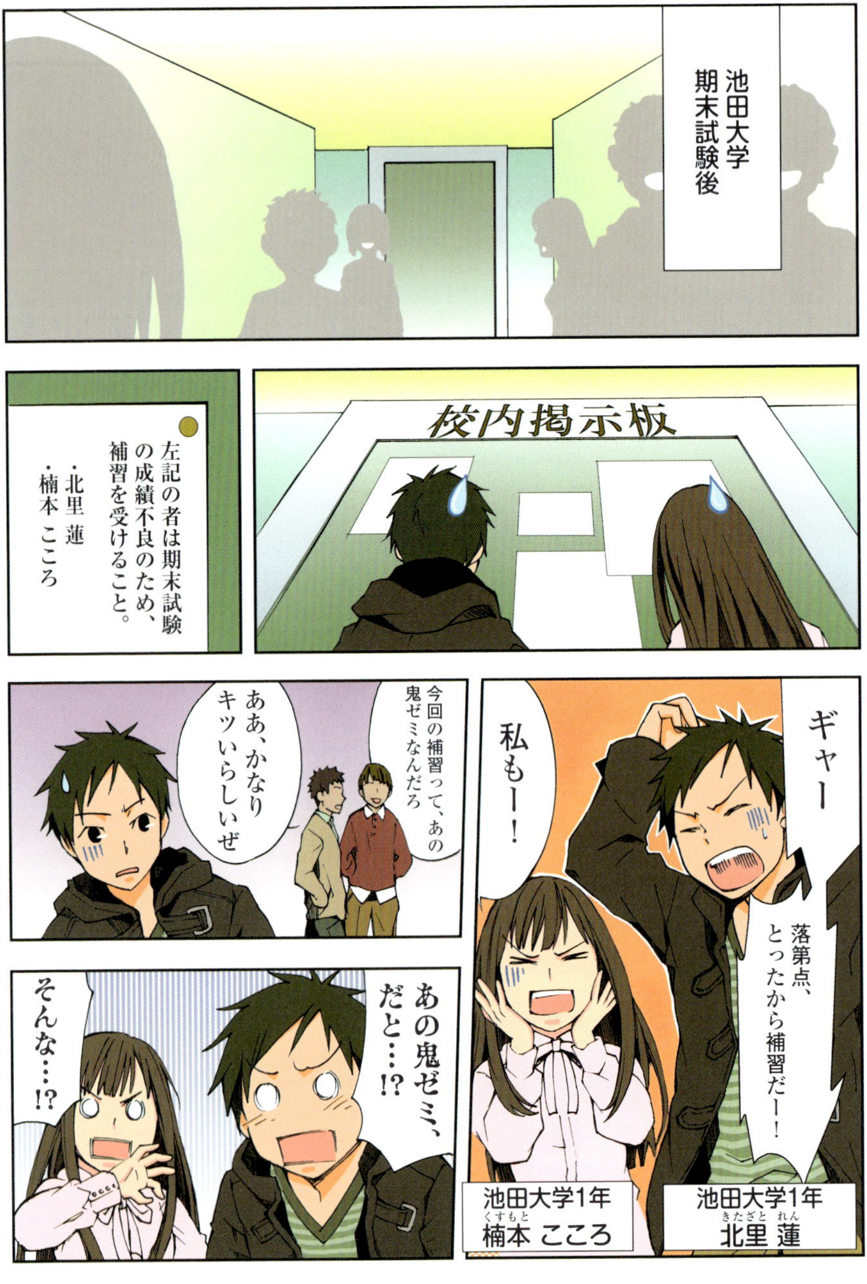

池田大学
期末試験後
校内掲示板
左記の者は期末試験の成績不良のため、補習を受けること。
・北里 蓮
・楠本 こころ
ギャー
落第点、とったから補習だー！
私もー！
池田大学1年 北里《きたざと》 蓮《れん》
池田大学1年 楠本《くすもと》 こころ
今回の補習って、あの鬼ゼミなんだろ
ああ、かなりキツいらしいぜ
あの鬼ゼミ、だと…!?
そんな…!?

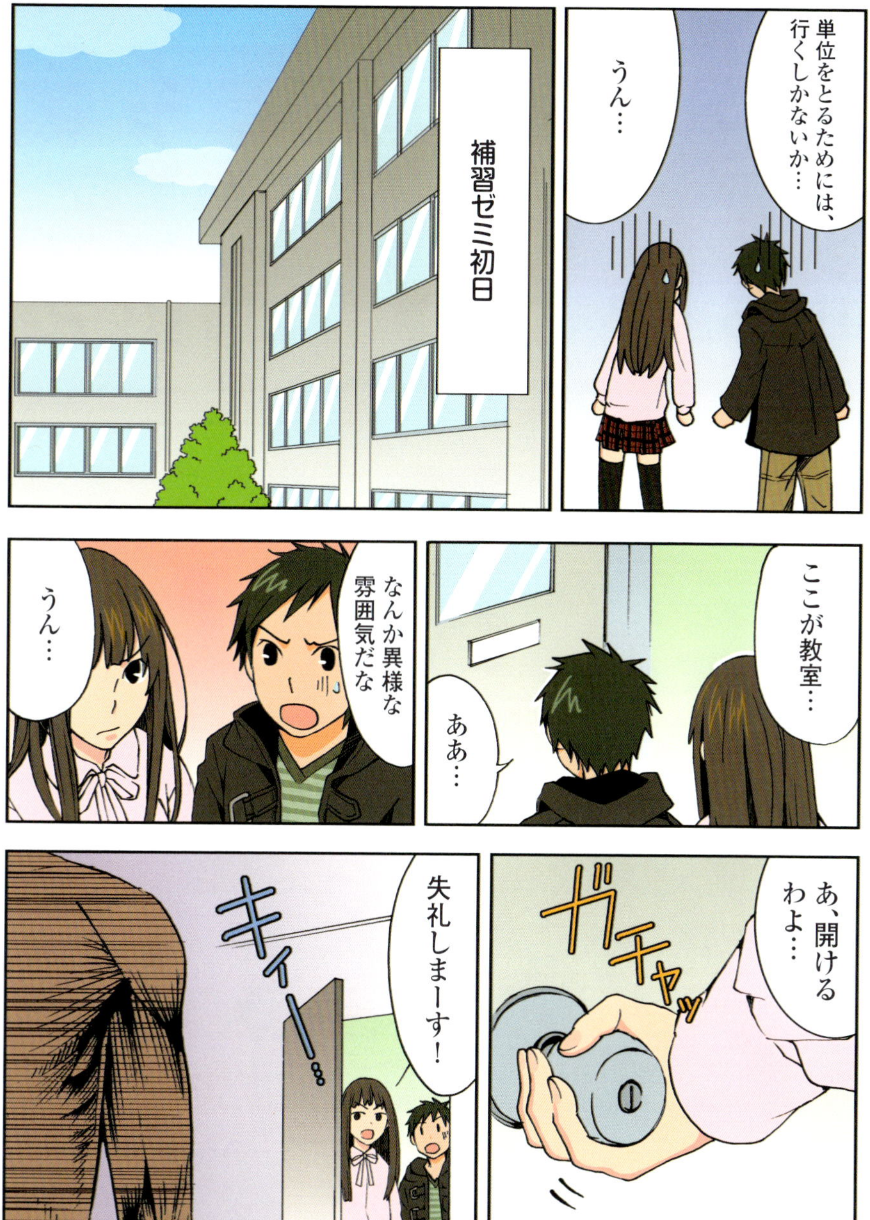
補習ゼミ初日
単位をとるためには、行くしかないか…
うん…
ここが教室…
ああ…
なんか異様な雰囲気だな
うん…
あ、開けるわよ…
ガチャッ
失礼しまーす！
キィー…

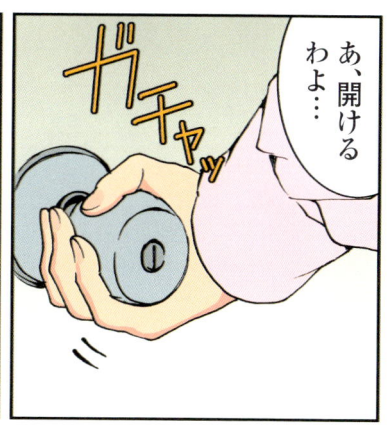

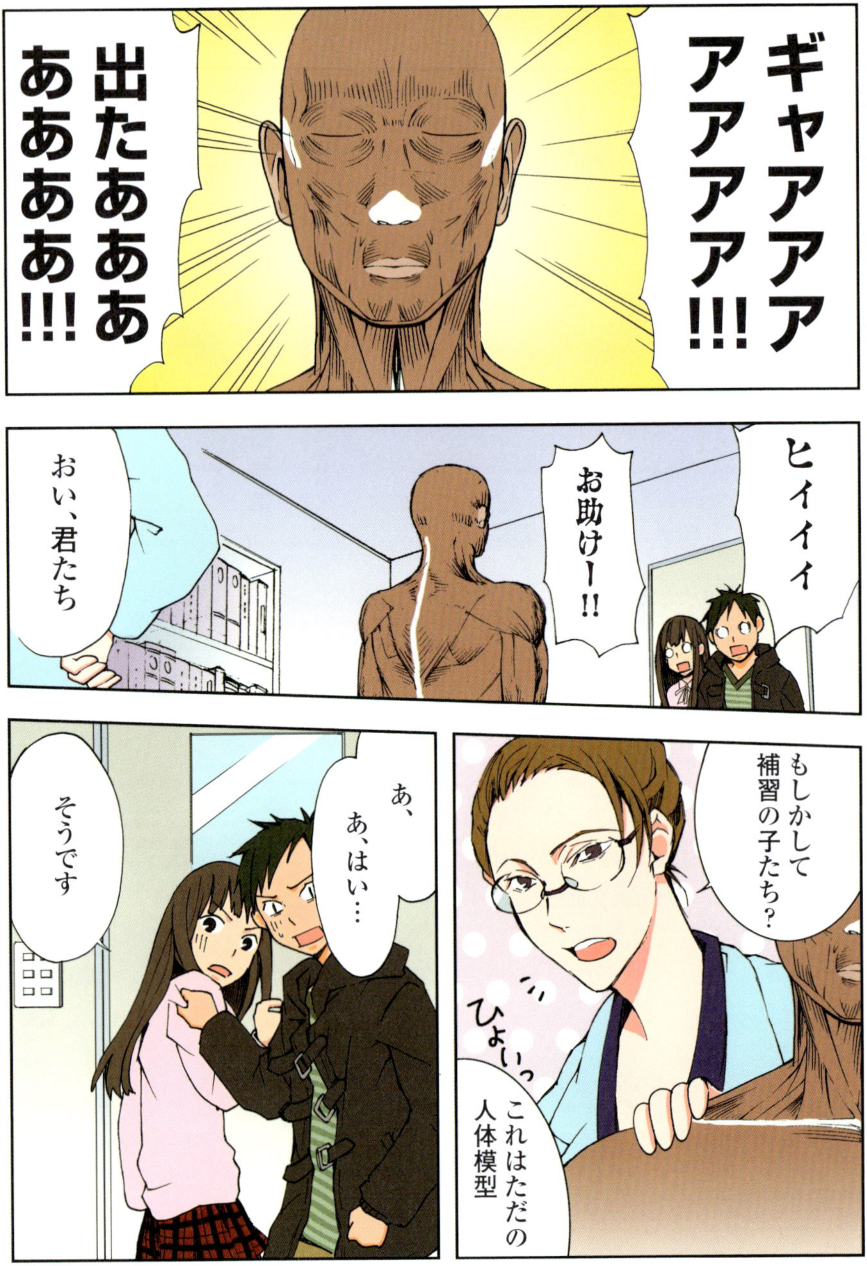
ギャアアアアアア!!!
出たあああああ!!!
ヒイイイ
お助けー!!
おい、君たち
もしかして補習の子たち?
ひょいっ
これはただの人体模型
あ、あ、はい…
そうです

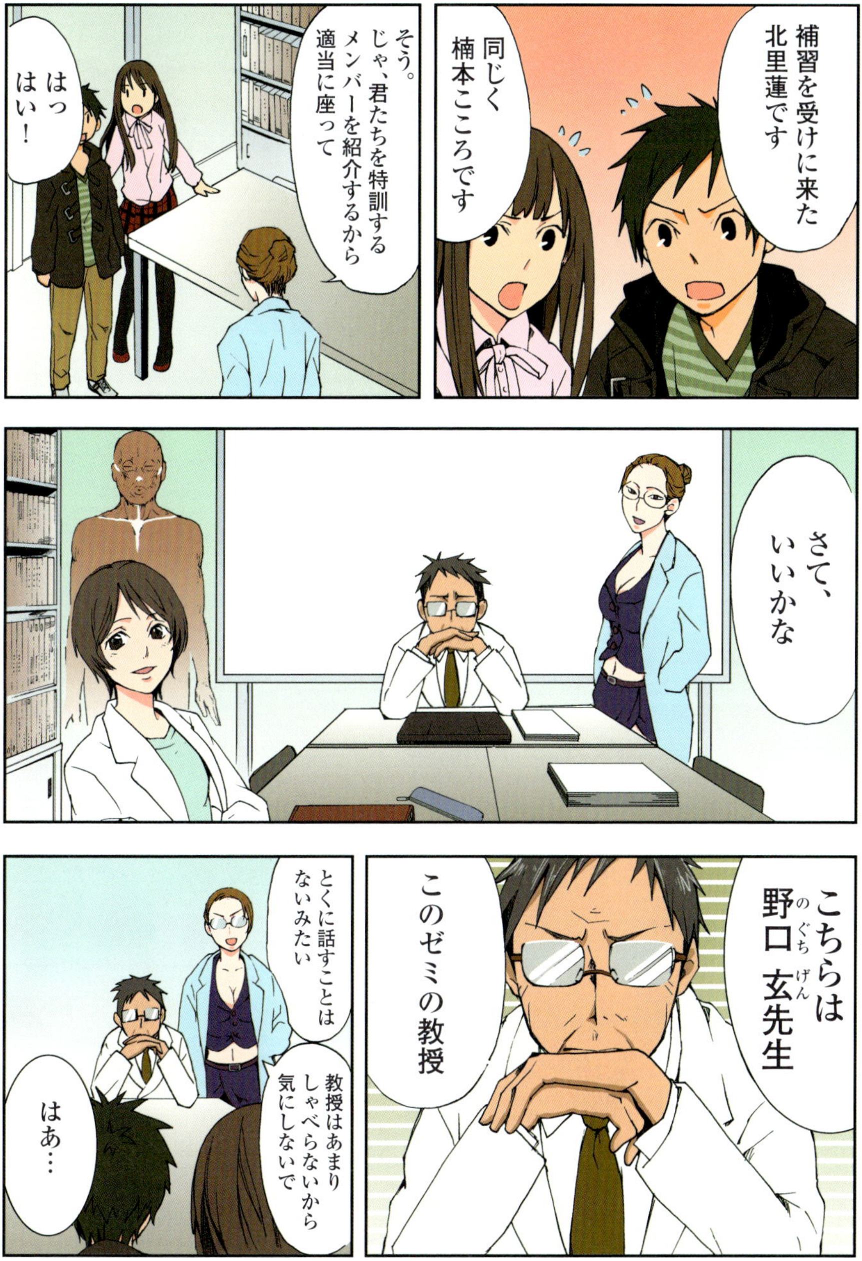
補習を受けに来た北里蓮です
同じく楠本こころです
そう。じゃ、君たちを特訓するメンバーを紹介するから適当に座って
はっはい！
さて、いいかな
こちらは野口《のぐち》玄《げん》先生
このゼミの教授
とくに話すことはないみたい
教授はあまりしゃべらないから気にしないで
はあ…

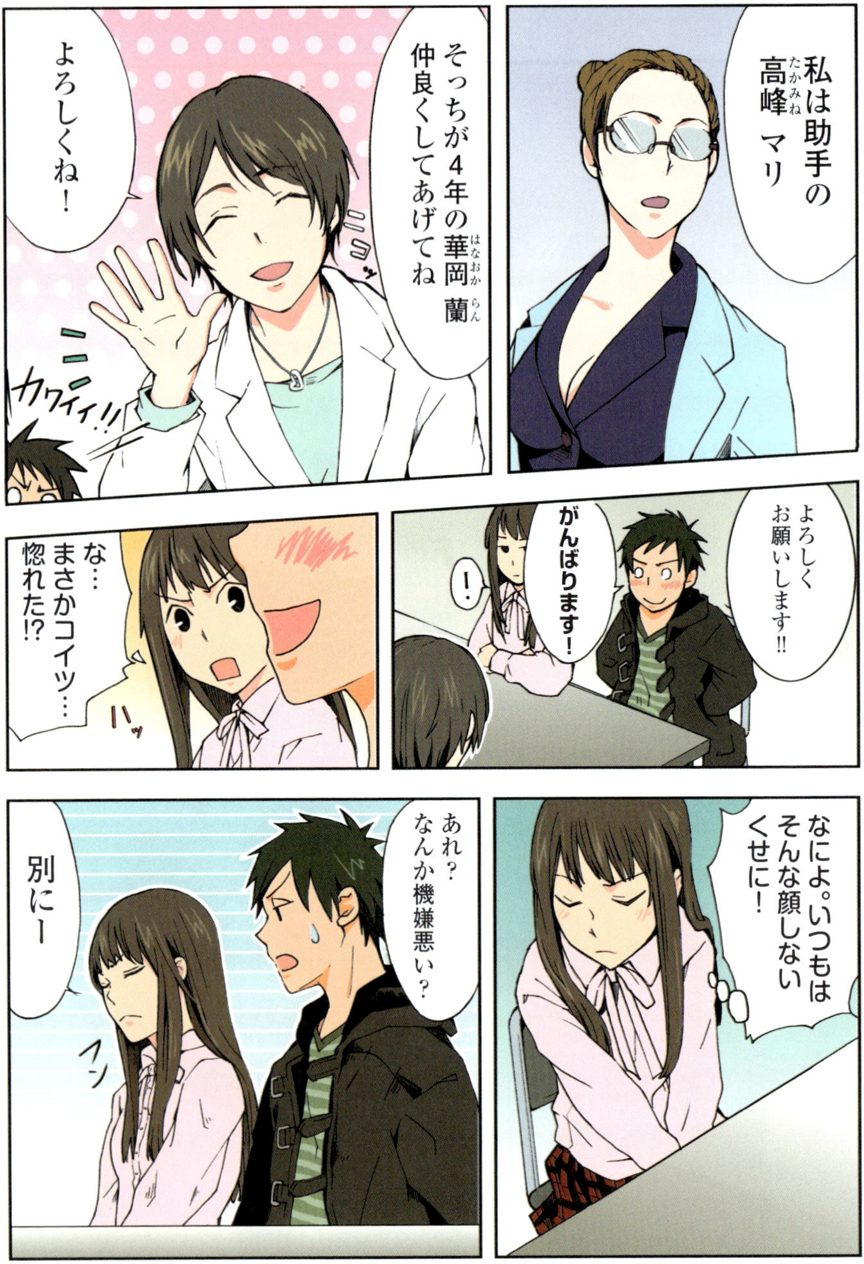
私は助手の高峰《たかみね》 マリ
そっちが4年の華岡《はなおか》 蘭《らん》
仲良くしてあげてね
ニコッ
よろしくね！
カワイイ!!
よろしくお願いします!!
がんばります！
！
な…まさかコイツ…惚れた!?
ハッ
なによ。いつもはそんな顔しないくせに！
あれ？なんか機嫌悪い？
別にー
フン

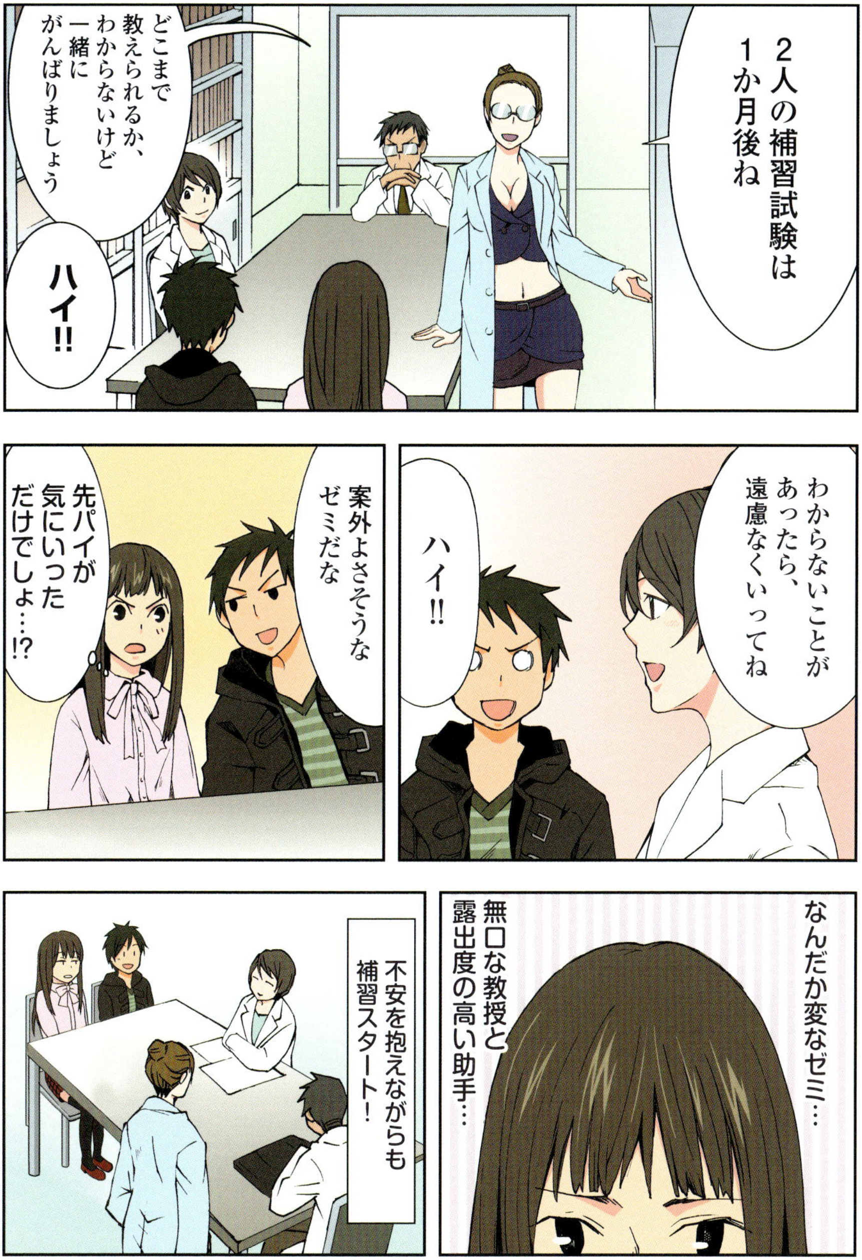
2人の補習試験は1か月後ね
どこまで教えられるか、わからないけど一緒にがんばりましょう
ハイ!!
わからないことがあったら、遠慮なくいってね
ハイ!!
案外よさそうなゼミだな
先パイが気にいっただけでしょ…!?
なんだか変なゼミ…
無口な教授と露出度の高い助手…
不安を抱えながらも補習スタート!

はじめに

解剖学や生理学といえば、医学生や医療職につく学生が学ぶ難しい学問と思われていましたが、最近ではカラフルなイラストを使った親切な教科書がだされるようになって、解剖学や生理学もわかりやすいものになってきました。そのようなわかりやすい解剖学・生理学の本が一般向けにもだされて、そのなかにはベストセラーになったものもあるようです。

解剖学と生理学が医学教育の場だけでなく、社会にも広まってきたのは、医療と人体への関心が高まってきたことと大いに関係があると思います。最近の10年・20年の間に医療が急速に進歩して、ほとんどの病気について、多数の検査や画像診断をもとにからだの状態が詳しくわかり、根本的に治療したり、あるいは病気の悪化を食い止めたり、病気のコントロールができるようになりました。さらに、医師と患者の関係も変わってきて、以前は医師に全幅の信頼を寄せて、患者は病気についてなにも知らないでも医師に治療を任せていましたが、現在では医師は病気の状態について患者によく説明し、患者の意志を尊重して治療を行うようになりました。別の医師の意見を聞く、セカンドオピニオンもあちこちでおこなわれています。現在の医療においては、患者はもはや受け身ではなく、医療の内容や自分のからだについてよく理解したうえで、主体的に判断することが求められるようになりました。多くの人が、人体の構造と機能について関心をもつようになったのも、当然のことではないかと思います。
　人体の構造と機能についての研究は、現在も進んでいて、細胞レベルや分子レベルの本当に細かなことまで明らかにされています。ですから解剖学と生理学は、詳しく教えようと思えばいくらでも詳しく、難しくしようと思えばいくらでも難しくできる学問でもあります。しかし人体がどのように形づくられているか、どのようにはたらいているかという原点に立ち返って、大きな枠組みで眺めてみると、からだのどの部分をとってきてもきわめて合理的にできていて、見事なほどに精密で、そのしくみの核心さえわかれば、限りなくおもしろい世界です。
　私はこの本の企画段階から相談に加わり、必要な情報を提供したり、本文やイラストやマンガのチェックをしたりしましたが、そのあらゆる段階で、内容が間違いなく正確であるだけでなく、一般の読者の方たちに必要な情報がわかりやすく届けられるように心がけました。できあがった本書は、私の想像をはるかに超えて、楽しく魅力的なものに仕上がりました。全体の構成、本文の執筆、イラストの作成、マンガの製作など、この本にかかわった多くの人たちの真剣な共同作業のたまものだと思います。

坂井建雄

目次

マンガ 補習ゼミ、スタート！……2
はじめに……8

第1章 からだを構成するものたち

マンガ からだの基本となるもの……20

骨

マンガ 人の形を保つ骨……24
人間は200個余りの骨の集合体……26
・人体の骨格（前面）……27
骨格はグループではたらくことが多い……28
・人体の骨格（後面）……29
・骨の形状は4種類に分けられる……30
・骨の内部には、緻密質と海綿質がある……31
骨は血をつくり、カルシウムを貯蔵する……32
・骨の成長と軟骨……33

筋肉

マンガ 意識的に動かせる筋肉・動かせない筋肉……34
筋肉は形によって名称が異なる……36
・筋肉の各部の名称……37
・筋肉の形状による分類……37
骨格筋の名前は特徴をとらえたものばかり……38
・人体の筋肉（前面）……39
・人体の筋肉（後面）……41
背中やおしりなどにもある重要な骨格筋……40
・意志で動かせる筋肉「随意筋」
——表情をつくる骨格筋……42
・意志で動かせない筋肉「不随意筋」
——消化を進める平滑筋……43
筋肉のミクロの世界を見てみよう……44
・骨格筋の収縮のカギは、
たんぱく質の糸がにぎっていた……45

関節

マンガ 関節の形と動き方……46
いろいろな連結方法で魅せる関節……48
・関節の基本構造……49

・関節が動くときに必要な仲間……50
・関節のおもな種類……51
皮膚
マンガ 温度変化や痛みなどを感じとる皮膚……52
からだをクルリと包む皮膚は3層構造になっている……54
・皮膚の構造……55
汗はここから出ていた！……56
・汗がつくられ、出てくるところ……57
・汗をかくとき……57
皮膚は5つの違った感覚を感じることができる……58
・いろいろな感覚受容器……59
爪も、毛も、実は皮膚の仲間だった！……60
・爪の各部の名称……61
・毛の構造……61
Column メラニン色素のある場所……62

第2章 人の顔ってどうなっているの？

マンガ 重要な機能が集まる顔……64
眼
マンガ 眼とカメラの機能……68
・モノが見えるしくみの要所は水晶体……69
網膜が光を感じて機能する眼……70
・眼球とその周辺の構造……71
・上下左右は、どこまで見える
——視野……72
眼から涙、そのわけは？……73
鼻
マンガ 細胞でにおいを感じる……74
・においは鼻腔で感じ、脳へ伝えられる……75
鼻のキーワードは3つ　におい・呼吸・声……76
・鼻の構造……77
耳
マンガ 振動と耳……78
・音がきこえるしくみ
——空気から液体の振動へ……79
耳には外・中・内の3つの部分がある……80
・耳の構造……81
・耳がからだのバランスをとっている！……82

・回転と傾きを感じるしくみ……83

口

マンガ **かみくだく〝口〟**……84
・〝食べる〟動きの巧妙さ……85
食べて、話して、吸い込んで、大忙し！の口……86
・口腔内の名称……87
パワフルに食物をかみくだく歯……88
・歯の断面……89
・歯の種類……89
舌は感受性の豊かな筋肉……90
・味は口全体で感じている……91
・味蕾で味を感じるしくみ……91

のど

マンガ **のどが食道・気管を使い分ける**……92
・呼吸と嚥下の切りかえ役は喉頭蓋……93
のどは、気管と食道を制御する交差点……94
・咽頭と喉頭……95
声は小さなコンサートホールで響かせて音をだす……96
・声をだすしくみ……97
・声の高さや声色を決める内喉頭筋……97
Column **歯周病は万病のもと**……98

第3章 胸部について知ろう

マンガ **ガス交換をする肺・血液を送る心臓**……100

肺

マンガ **呼吸のしくみ**……104
肺は空気と血液が行きかう要所……106
・肺の各部の名称……107
・ガス交換は肺胞で……108
・呼吸をするのは肺じゃない!?……109

心臓

マンガ **周期的に収縮する心臓**……110
休みなくはたらき続ける血流ポンプ……112
・心臓の構造（正面から見たところ）……113
・心臓からの大きな循環と小さな循環……114

・心臓がポンプとなり、血液をパワフルに流す……115
胸がドキドキ、心臓は自ら興奮する！……116
・電気信号は右心房から心臓全体へと伝わる……117
乳房
乳房は脂肪のかたまりだった……118
・乳房の外観……119
・乳房の構造……119
Column 母乳の不思議……120

第4章 腹部について知ろう

マンガ 消化と吸収にかかわる臓器……122
・消化の旅──消化にかかわる臓器や器官……127
胃
マンガ 胃の役割……128
・胃は蠕動運動で食物を送る……129
胃は食物の最初の停留所……130
・胃の構造……131
小腸
マンガ 十二指腸って？……132
・小腸で消化と吸収をする……133
小腸は全長6メートルにもおよぶ消化器官……134
・小腸（十二指腸・空腸・回腸）の構造……135
三大栄養素の行方を追え！ 栄養素とからだ……136
・三大栄養素は変化しながら消化される……137
大腸
マンガ 便秘の原因……138
・大腸は水分を吸収して便をつくる……139
消化の最後の後始末は大腸にお任せ！……140
・大腸の構造……141
・肛門の〝内〟と〝外〟の筋肉が排便のカギを握る！……142
・便には腸内にあったいろいろなモノが含まれている……143
肝臓・胆嚢
マンガ アルコールを分解する肝臓……144

・肝臓はパワフルに、マルチにはたらきまくる！……145
肝臓は人体最大の臓器なのだ……146
・肝臓の構造……147
胆汁をためる袋でナスの形をした胆嚢……148
・胆嚢とその周辺……149
膵臓
マンガ 目立たない膵臓だけど……150
・外分泌腺としての膵臓のはたらき……151
小腸と血液にはたらきかける膵臓……152
・膵臓の構造……153
・内分泌腺としての膵臓のはたらき……154
・インスリンとグルカゴンがはたらくとき……155
腎臓
マンガ 腎臓は泌尿器!?……156
・腎臓がからだ中の水分を調節している……157
腎臓は小さいけれど頼れる水の管理人……158
・腎臓の構造……159
・尿の製造工程……160
・〝健康な尿〟とは？……161
膀胱
マンガ 尿を貯蔵する膀胱……162
・膀胱は尿をためるところ……163
ためて、ためて、ちょっとガマン!? もできる膀胱……164
・膀胱の構造（男性の場合）……165
・尿道は男女で違う……166
・筋肉のはたらきで排尿する……167
脾臓
脾臓は謎の臓器!?……168
・脾臓の位置と構造……169
Column ストレスによる胃腸の変化……170

第5章 生殖器について知ろう

マンガ 男女の生殖器はどうなっている？……172
男性器
マンガ 精子をつくる工場……176

精子と〝男らしさ〟をつくる場所　男性生殖器……178
・男性生殖器の構造（横から見たところ）……179
精子がつくられ、飛びだすまでの道のり……180
・男性生殖器の各部の名称（正面）……181
・勃起から射精まで……182
・精子ってなんだ？……183

女性器

マンガ 子宮と卵巣の関係……184
みんなここからやってきた！　女性生殖器……186
・女性生殖器の構造（横から見たところ）……187
・外陰部の各部の名称……187
一人前の卵子になって精子と出会うまでの旅……188
・女性生殖器の構造（正面）……189
・卵巣と子宮の1か月……190
マンガ 受精から赤ちゃんの誕生まで……192
・受精から胎芽まで（～7週）……192
・胎児の成長（8～15週）……193
・胎児の成長（16～27週）……194
・胎児の成長（28～38週）……195
・出産（自然分娩の場合）……196
・出産（帝王切開の場合）……197
・遺伝子とは人体のトリセツ!?……198
・男女の決まり方……199
・双生児の遺伝子……199
Column 男か？　女か？……200

第6章 人の頭ってどうなっているの？

マンガ 日常生活全般にかかわる脳……202
脳はからだのなかの宇宙的な存在……206
・脳の構造……207
機能によっていろいろ名前がかわる部位……208
・左右の脳半球……209
・大脳の断面図（右脳内側）……209
大脳には新しい脳と古い脳が存在した……210
・大脳の断面図（横断）……211

・脳のはたらき①
――記憶のカギは海馬にあり……212
・脳のはたらき②
――不思議な夢のしくみ……213
小脳は、からだの動きの調整役……214
・小脳の構造……215
間脳は本能行動の中枢　脳幹は視覚や聴覚の中枢……216
・間脳・脳幹の構造……217
Column　頭がよくなる秘策とは?……218

第7章 人間の神経やホルモンなどを調べてみよう

マンガ　全身をめぐる神経とリンパ……220

神経

マンガ　神経伝達のしくみ……224
神経は頭のテッペンから脚の先まで通っている……226
・中枢神経と末梢神経……227
秒速120mの飛脚! 情報伝達のしくみ……228
・神経細胞(ニューロン)の構造……229
・末梢神経の「中枢神経とのつながりによる分類」
①脳神経……230
・末梢神経の「中枢神経とのつながりによる分類」
②脊髄神経……231
・末梢神経の「役割による分類」①体性神経……232
・末梢神経の「役割による分類」②自律神経……233

血管・血液

マンガ　全身の血管は日本列島1往復半の長さ!……234
だんだんと細くなっていく動脈……236
・全身のおもな動脈……237
コツコツと血液を集める静脈……238
・全身のおもな静脈……239
・血液を送るしくみ……240
・毛細血管のしくみ……241
・血液はさまざまな細胞を含んだ液体……242
・血液のはたらき……243

ホルモン・免疫
マンガ からだを常に一定に整えるホルモン……244
はたらく場所を選び、効率よく作用するホルモン……246
・内分泌腺は全身に存在する……247
・男性ホルモンと女性ホルモンがからだに変化をおこす！……248
・だすばかりではなく、抑制するホルモンの存在……249
老廃物を運び、病原体と戦うリンパ……250
・全身のリンパ管の走行……251
・免疫システムが外敵からからだを守る……252
・病気のもと、ウイルスや細菌はいつでもそばにいる！……253
Column アレルギーとアレルゲン……254

第8章 人間の運動機能を調べてみよう

マンガ 上下連動して機能する運動器……256
上肢
マンガ モノを持ち上げる力……260
骨と筋肉がさまざまな動きを生みだす腕や手……262
・上肢の構造……263
・テニスのフォアハンドは肩関節を動かしている……264
・筋肉の収縮のしかたにはバリエーションがある……265
・2本の骨の位置関係が手のひらの向きをかえる……266
・手の動きのポイントは親指！……267
下肢
マンガ 階段を昇る力……268
歩いて、けって、飛んで、踏んばる脚……270
・下肢の構造（背面）……271
・あっちもこっちも!? ハムストリングの活躍……272
・下腿三頭筋のけりだしパワー炸裂！……273
・歩く筋肉① 立脚期（スタンス）の歩行の流れ……274
・歩く筋肉② 遊脚期（スイング）の歩行の流れ……275
マンガ 無事にゼミを卒業!?……276
索引……280

マンガのあらすじ

舞台は、とある医療大学。これといった明確な将来像もないままに入学した「北里蓮」と、その幼馴染である「楠本こころ」の人体に関する知識は、まったくもって心許ない。物語は、そんな2人が定期試験でそろって赤点を取ったことからはじまる。再試験に合格し、単位を取得するべく参加した補習ゼミで、2人は人体のさまざまなしくみについて1から学ぶことに。

人の脳とは？　骨格とは？　内臓や筋肉の構造とは？　男性と女性はどう違うのか？　ひと癖ある教授をはじめ、知識豊かな助手、癒し系の先輩、そしてキーパーソン（?）である人体模型の「要君」の力を借りて、今、ド素人の学生2人が人間のからだに迫る！

人物紹介

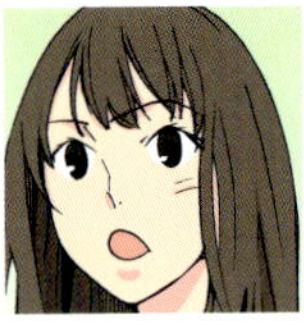

楠本　こころ
(くすもと こころ)

北里と同じ大学に通う幼馴染。スポーツ万能で素直な性格。北里と一緒に補習ゼミを受けることに内心ワクワクしたものの、癒し系の可愛い先輩・華岡の存在に複雑な心境の毎日を送ることに。

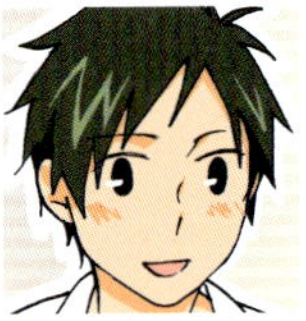

北里　蓮
(きたざと れん)

医療大学の大学生。将来をあまり考えないまま医療大学に進学したせいで毎日が試練の連続。やむなく参加した補習ゼミが人体のしくみと向き合うきっかけとなる。果たして、再試験で合格点をゲットできるのか？

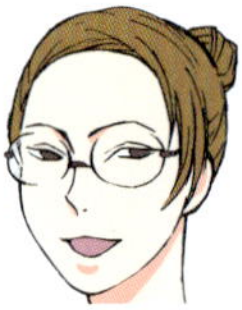

高峰　マリ
(たかみね まり)

補習ゼミに所属する助手。ゼミのみならず、教授の健康管理にまで気を配る「できる助手」。教授に代わってゼミの講義を行い、人体についてのわかりやすい説明は定評がある。人体模型の要君をこよなく愛する。

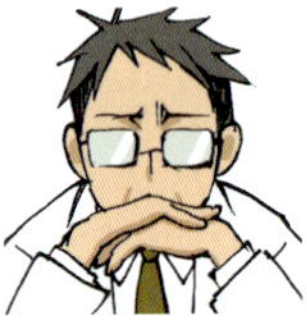

野口　玄
(のぐち げん)

北里たちが通う大学で、補習ゼミを担当する教授。寡黙で静かな人物ゆえ、高峰助手の勢いに若干押され気味。ときに眼光鋭く、キメ台詞を放つこともあり（ほとんど失敗するが）。

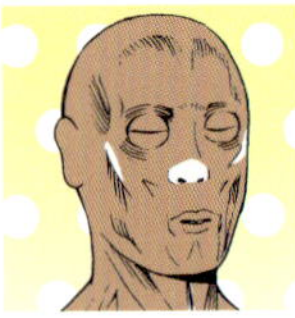

神代　要
(じんだい かなめ)

補習ゼミおよび本書になくてはならない人体模型。骨や筋の構造や内臓パーツにいたるまで丁寧につくられており、マリ助手のわかりやすい説明も要君のおかげといってよいほど。

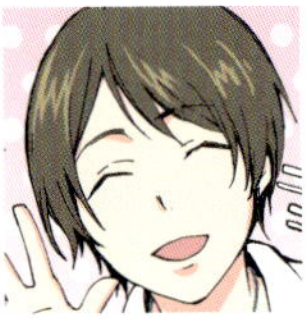

華岡　蘭
(はなおか らん)

補習ゼミの手伝いをしている、北里・楠本の先輩で、おっとりした雰囲気の癒し系。ゆえに北里と楠本の頼れる先輩というより、友達のような存在。まっすぐな性格の楠本の恋を応援（しているつもり）。

第1章

からだを構成するものたち

本書では、人間のからだのしくみを
わかりやすく紐解きます。
まずはじめに、人の「器」の基礎となるべき全体像、
骨・筋肉・皮膚などを解説します。

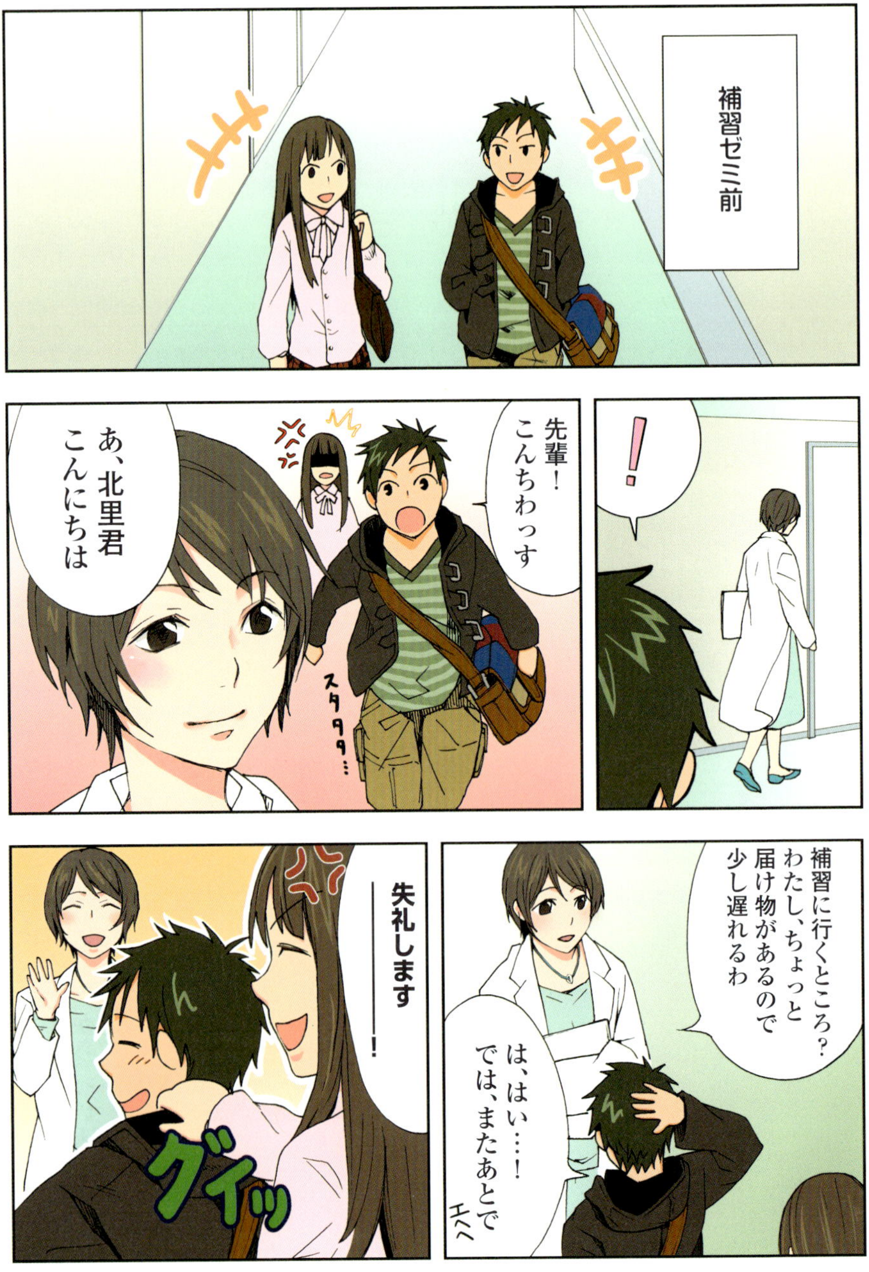
補習ゼミ前
!
先輩！こんちわっす
スタタタ…
あ、北里君こんにちは
補習に行くところ？わたし、ちょっと届け物があるので少し遅れるわ
は、はい…！では、またあとで
エヘヘ
失礼します——！
グイッ

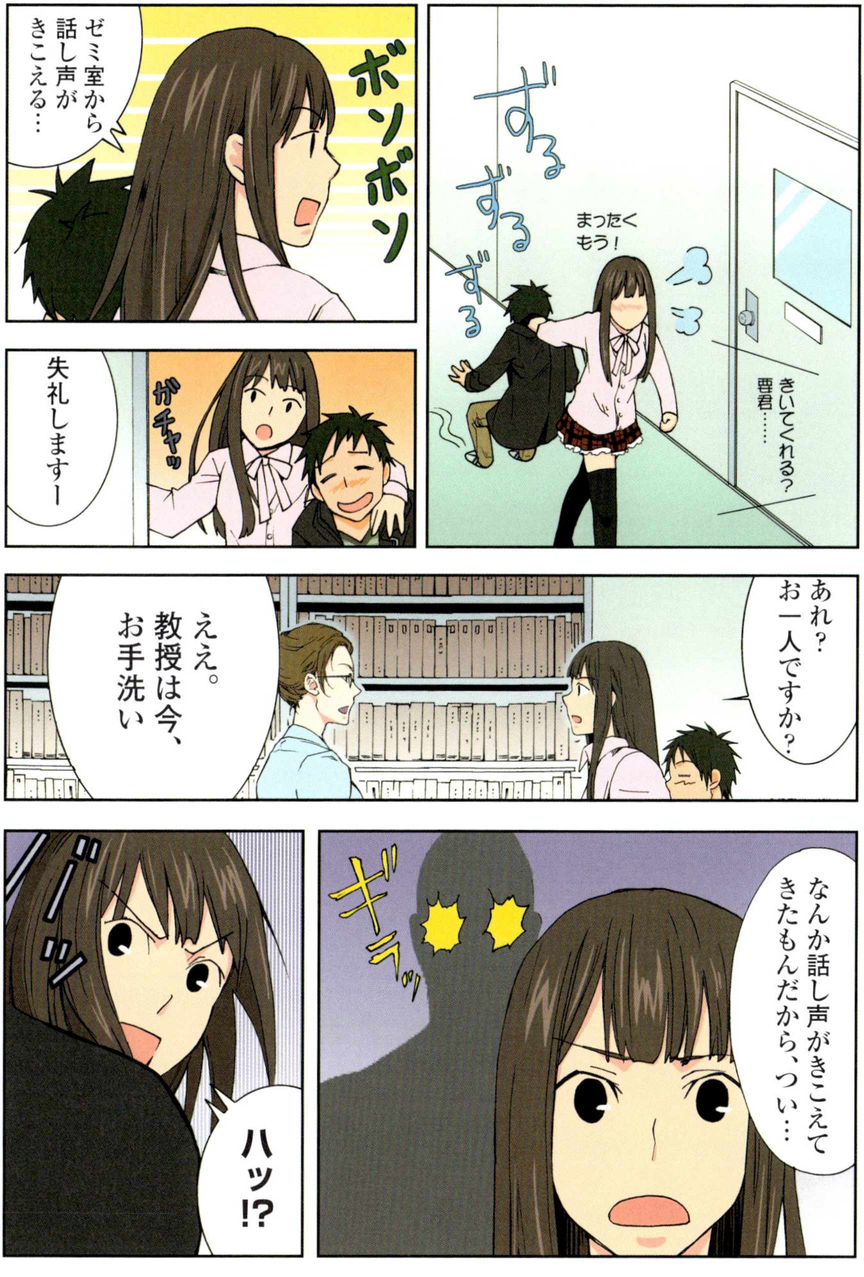
ずるずるずる
まったくもう!
きいてくれる? 要君……
ゼミ室から話し声がきこえる…
ボソボソ
ガチャッ
失礼しますー
あれ? お一人ですか?
ええ。教授は今、お手洗い
ギラッ
なんか話し声がきこえてきたもんだから、つい…
ジーッ
ハッ!?

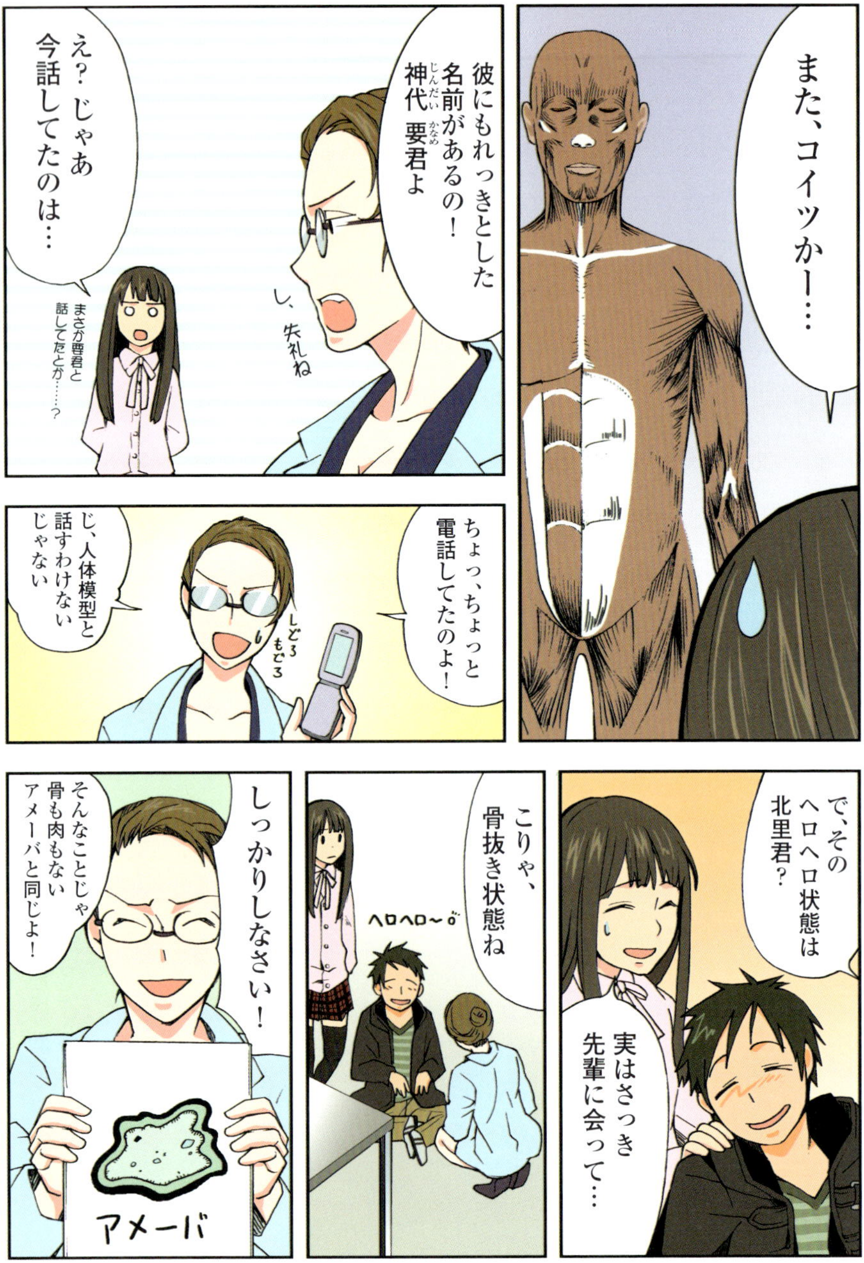
また、コイツかー…
彼にもれっきとした名前があるの！神代《じんだい》 要《かなめ》君よ
し、失礼ね
え？ じゃあ今話してたのは…
まさか要君と話してたとか……？
ちょっ、ちょっと電話してたのよ！
しどろもどろ
じ、人体模型と話すわけないじゃない
で、そのヘロヘロ状態は北里君？
実はさっき先輩に会って…
こりゃ、骨抜き状態ね
ヘロヘロ～
しっかりしなさい！
そんなことじゃ骨も肉もないアメーバと同じよ！
アメーバ

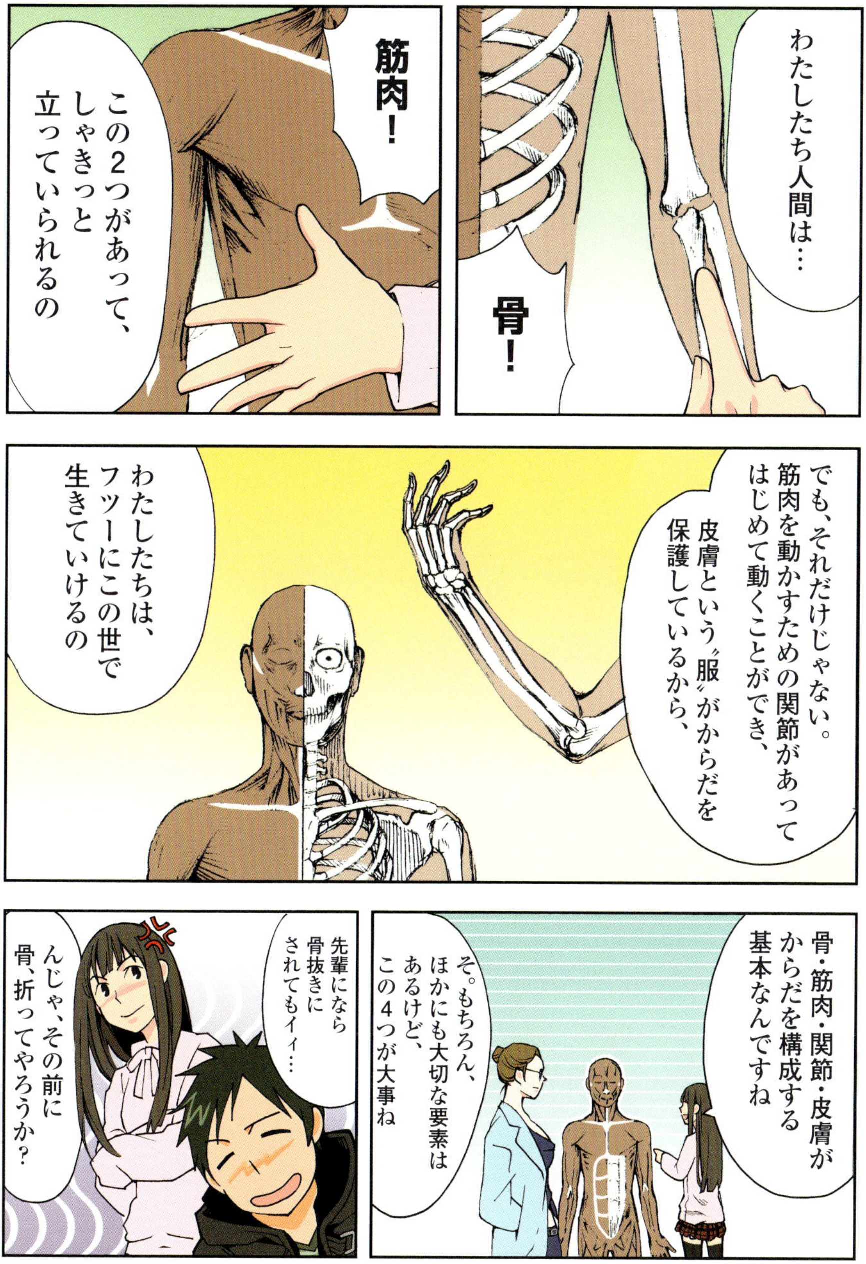
わたしたち人間は…
骨!
筋肉!
この2つがあって、しゃきっと立っていられるの
でも、それだけじゃない。筋肉を動かすための関節があってはじめて動くことができ、
皮膚という"服"がからだを保護しているから、
わたしたちは、フツーにこの世で生きていけるの
骨・筋肉・関節・皮膚がからだを構成する基本なんですね
そ。もちろん、ほかにも大切な要素はあるけど、この4つが大事ね
先輩になら骨抜きにされてもイィ…
んじゃ、その前に骨、折ってやろうか?

人の形を保つ骨

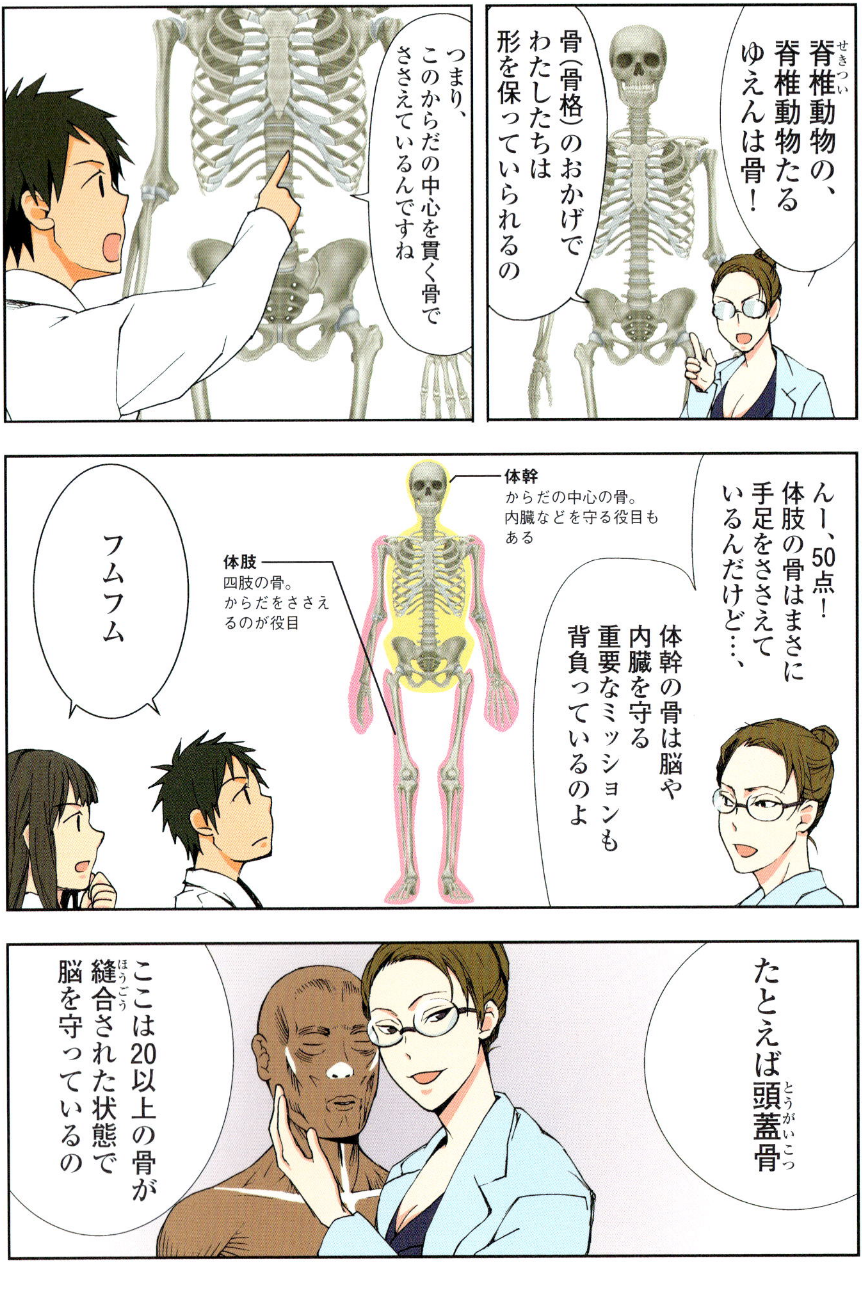
脊椎《せきつい》動物の、脊椎動物たるゆえんは骨！
骨（骨格）のおかげでわたしたちは形を保っていられるの
つまり、このからだの中心を貫く骨でささえているんですね
んー、50点！体肢の骨はまさに手足をささえているんだけど…、
体幹の骨は脳や内臓を守る重要なミッションも背負っているのよ
体幹
からだの中心の骨。内臓などを守る役目もある
体肢
四肢の骨。からだをささえるのが役目
フムフム
たとえば頭蓋骨《とうがいこつ》
ここは20以上の骨が縫合《ほうごう》された状態で脳を守っているの

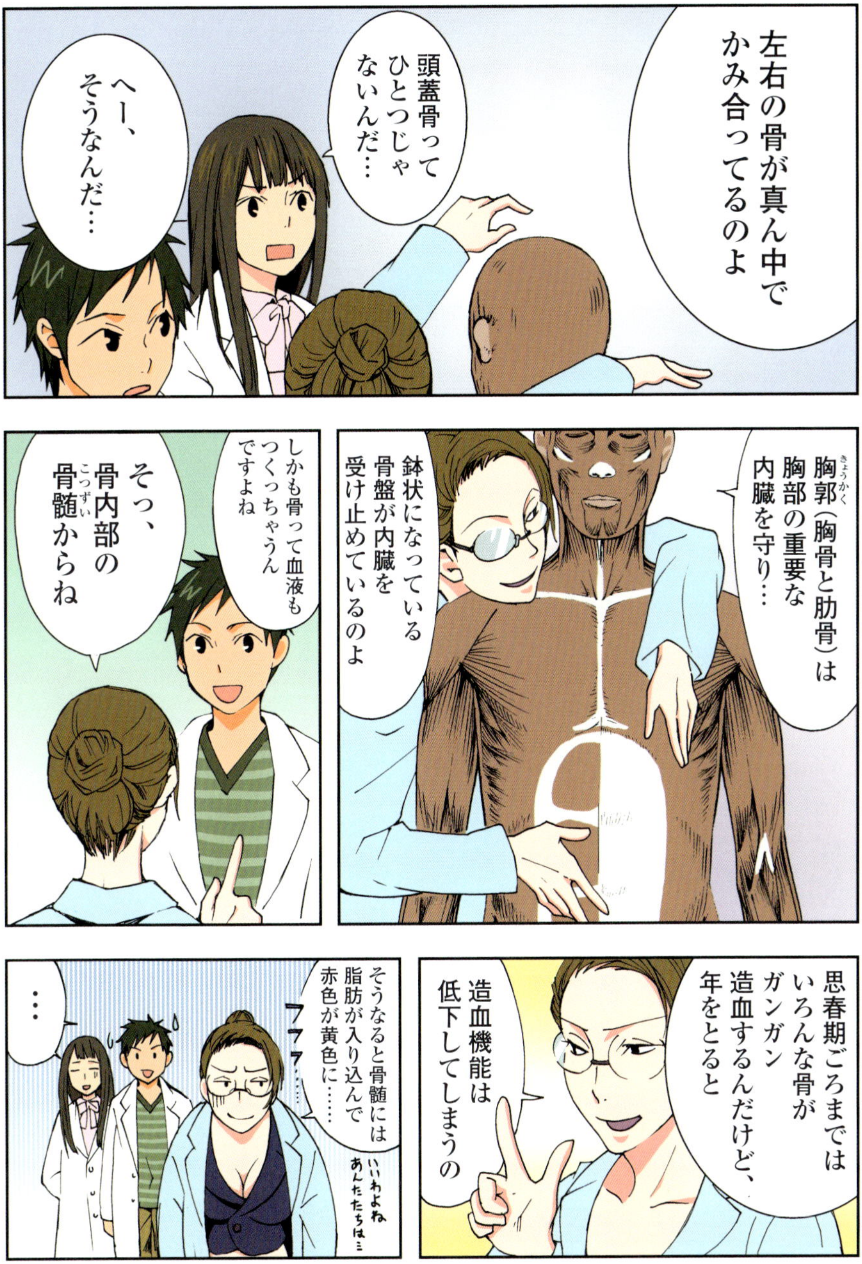
左右の骨が真ん中でかみ合ってるのよ
頭蓋骨ってひとつじゃないんだ…
へー、そうなんだ…
胸郭《きょうかく》(胸骨と肋骨)は胸部の重要な内臓を守り…
鉢状になっている骨盤が内臓を受け止めているのよ
しかも骨って血液もつくっちゃうんですよね
そっ、骨内部の骨髄《こつずい》からね
思春期ごろまではいろんな骨がガンガン造血するんだけど、年をとると
造血機能は低下してしまうの
そうなると骨髄には脂肪が入り込んで赤色が黄色に……
フフフ……
いいわよねあんたたちは
…

人間は200個余りの骨の集合体

人のからだには大小合わせて**約200個の骨**があり、それらが組み合わさって骨格をなし、部位によってグループ単位でさまざまなはたらきをしています。骨格は大きく2つに分けるとからだの中軸部《ちゅうじくぶ》をなす「体幹《たいかん》」と体幹からそれぞれ突き出た「体肢《たいし》」とからなります。さらにこの体幹を頭蓋骨《とうがいこつ》と脊柱《せきちゅう》に分け、体肢を上肢骨《じょうしこつ》と下肢骨《かしこつ》に分けて4つに分類することもあります。

体幹の骨格はおもに脳や内臓を収納する容器の役割をはたしており、体肢の骨格はおもにからだを動かす運動のときの軸となっています。

骨格と切っても切れない仲にあるのが筋肉。脊柱は**胸郭**《きょうかく》とともに、内臓を収めるための容器の枠組みの役割をはたしており、その枠組みの間を筋肉が埋めて、容器を完成させています。また、体肢の中心には軸となる骨があり、そのまわりに筋肉が付着してセットで運動をしています。

骨格は、骨と骨が動くようにつながっている場合と、しっかりとくっついて動かせない場合とがあります。骨と骨の間にわずかなすきまがあり、自由に動かすことができる個所を「関節《かんせつ》」といいます。

一方、肋骨《ろっこつ》と胸骨《きょうこつ》など、骨同士が線維などでつながれていて動かすことができない個所を「不動結合《ふどうけつごう》」といいます。体幹の底にはバケツのような形をした**骨盤**《こつばん》があり、この一部をなす寛骨《かんこつ》は、子どものころは腸骨《ちょうこつ》、坐骨《ざこつ》、恥骨《ちこつ》の3つの骨ですが、成長とともにくっついて不動結合をし、寛骨というひとつの骨になります。

約200個の骨
生まれたばかりの赤ちゃんは300個もの骨がある。それが成長とともにつながり、人によって多少、数の違いはあるが、20歳ころまでにだいたい200個くらいになる。

胸郭
12対の肋骨と12個の胸椎、1個の胸骨からなり、胸部の枠組みをつくり、心臓や肺、内臓を守っている。

骨盤
腰から足のつけ根のあたりにある骨。

•人体の骨格(前面)

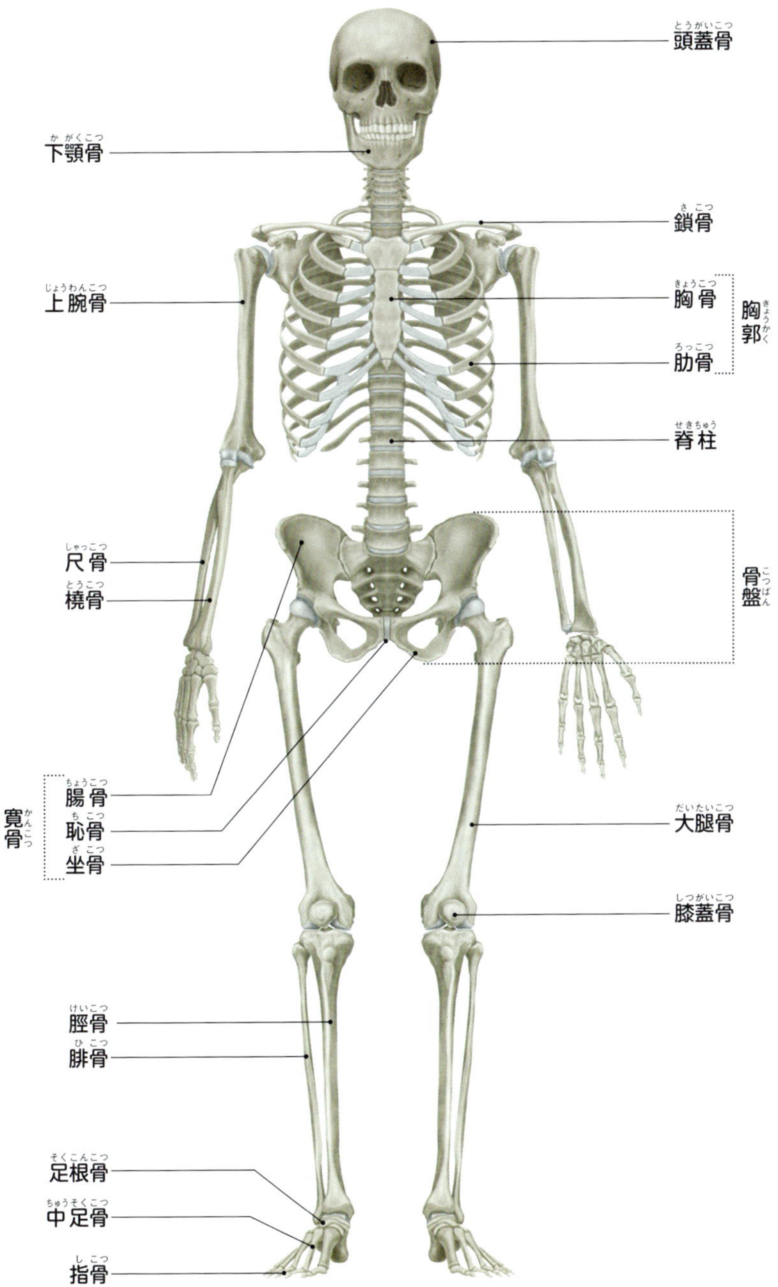
頭蓋骨《とうがいこつ》
下顎骨《かがくこつ》
鎖骨《さこつ》
上腕骨《じょうわんこつ》
胸骨《きょうこつ》
胸郭《きょうかく》
肋骨《ろっこつ》
脊柱《せきちゅう》
骨盤《こつばん》
尺骨《しゃっこつ》
橈骨《とうこつ》
寛骨《かんこつ》
腸骨《ちょうこつ》
恥骨《ちこつ》
坐骨《ざこつ》
大腿骨《だいたいこつ》
膝蓋骨《しつがいこつ》
脛骨《けいこつ》
腓骨《ひこつ》
足根骨《そくこんこつ》
中足骨《ちゅうそくこつ》
指骨《しこつ》

骨格はグループではたらくことが多い

　脳を守り、眼や鼻、口などの顔の土台をつくっているのが頭蓋骨《とうがいこつ》です。頭蓋骨とはひとつの大きな骨のことではなく、**15種23個**の骨のグループをさします。骨と骨がかみ合って密着する「縫合《ほうごう》」という結合様式によって、骨同士が強固に連結して頭蓋骨をなしているのです。赤ちゃんの頭のてっぺんには大泉門《だいせんもん》という軟らかい部分があり、成長とともに閉じて、なくなっていくのですが、これは小児では頭蓋骨の縫合が完成しておらず、骨同士の間にすきまがあることを示しています。

　全身をささえる骨格のなかで、からだの中心にあるのが脊柱《せきちゅう》です。上半身の姿勢は、後方で脊柱と背筋《はいきん》が、前方で腹筋《ふっきん》がささえています。脊柱も骨のひとつのグループのことで、頸椎《けいつい》、胸椎《きょうつい》、腰椎《ようつい》、仙骨《せんこつ》、尾骨《びこつ》からなります。脊柱は硬い骨（椎《つい》骨《こつ》）と軟らかい椎間板《ついかんばん》が交互に24個つながり、横から見るとS字の形をしています。小さな骨の集合体であるおかげで、上体を前後に曲げたり、ひねったりと自由に動かすことができ、S字カーブのおかげで、からだは上手にバランスをとり、まっすぐに立っていることができます。そしてさらに脊柱の中心部には、**脊髄**《せきずい》という大事な神経が通っています。

　手の骨格は自分の手と比べてみると、指がとても長く感じるでしょう。実際に指として見えているのは14個の骨からなる指骨《しこつ》ですが、手のひらにかくれている中手骨《ちゅうしゅこつ》と手首の部分にある小さな手根骨《しゅこんこつ》も含めて、手の骨格は機能しています。

15種23個
おでこのあたりの前頭骨（ぜんとうこつ）や頭のてっぺんの頭頂骨（とうちょうこつ）などは1個ずつだが、鼻の左右にある鼻骨やほほぼねとも呼ばれる頬骨（きょうこつ）などは2個ずつある。

脊髄
中枢神経の名称。228ページ参照。

・人体の骨格（後面）

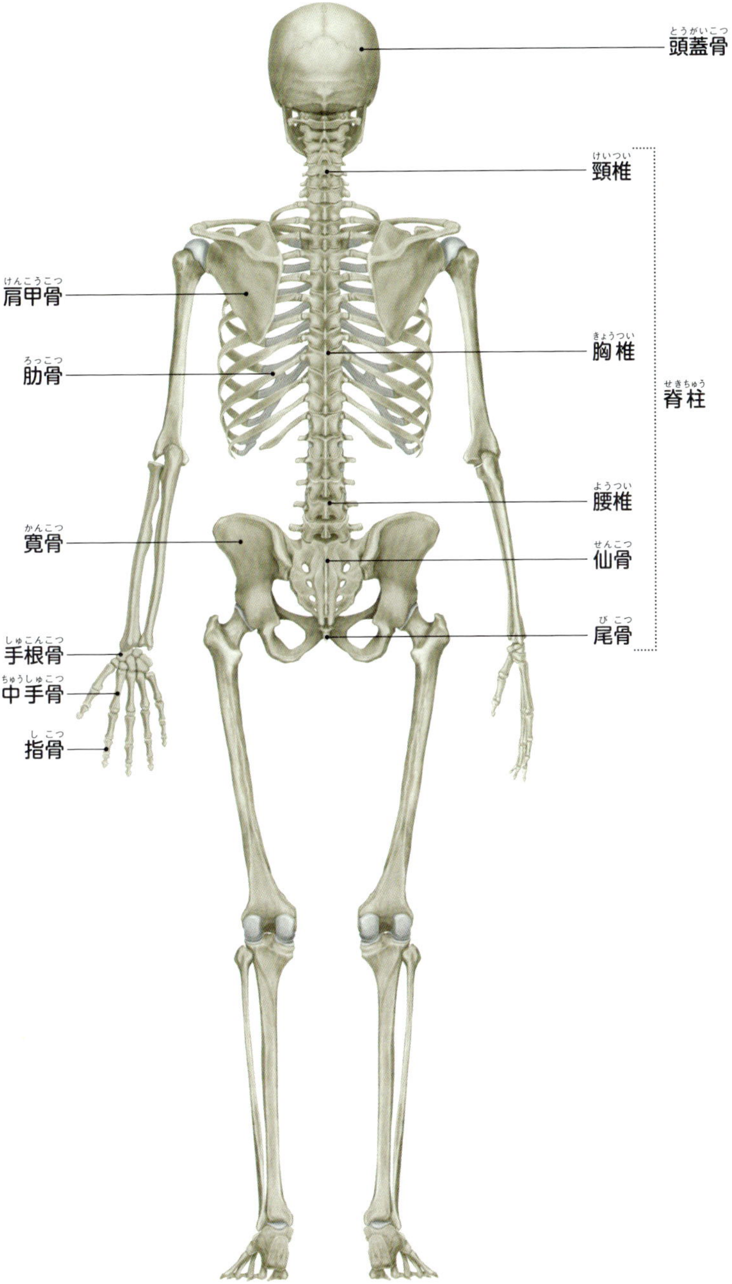
頭蓋骨《とうがいこつ》
頸椎《けいつい》
肩甲骨《けんこうこつ》
胸椎《きょうつい》
肋骨《ろっこつ》
脊柱《せきちゅう》
腰椎《ようつい》
寛骨《かんこつ》
仙骨《せんこつ》
尾骨《びこつ》
手根骨《しゅこんこつ》
中手骨《ちゅうしゅこつ》
指骨《しこつ》

•骨の形状は４種類に分けられる

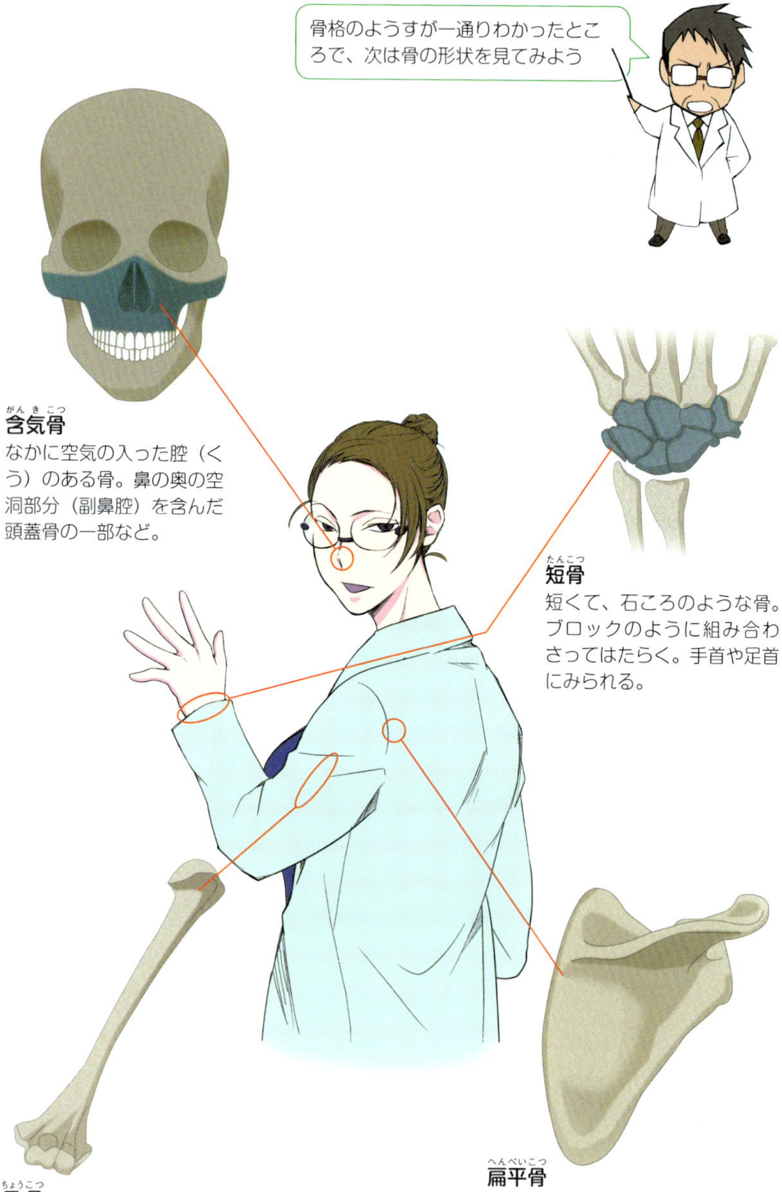
骨格のようすが一通りわかったところで、次は骨の形状を見てみよう

含気骨《がんきこつ》
なかに空気の入った腔（くう）のある骨。鼻の奥の空洞部分（副鼻腔）を含んだ頭蓋骨の一部など。

短骨《たんこつ》
短くて、石ころのような骨。ブロックのように組み合わさってはたらく。手首や足首にみられる。

長骨《ちょうこつ》
両端が少しふくらんだ円柱のような骨。腕や足の骨に多い。

扁平骨《へんぺいこつ》
平べったい板状の骨で、多くは湾曲している。頭蓋骨の天井をつくる頭頂骨や肩のうしろの肩甲骨など。

•骨の内部には、緻密質と海綿質がある

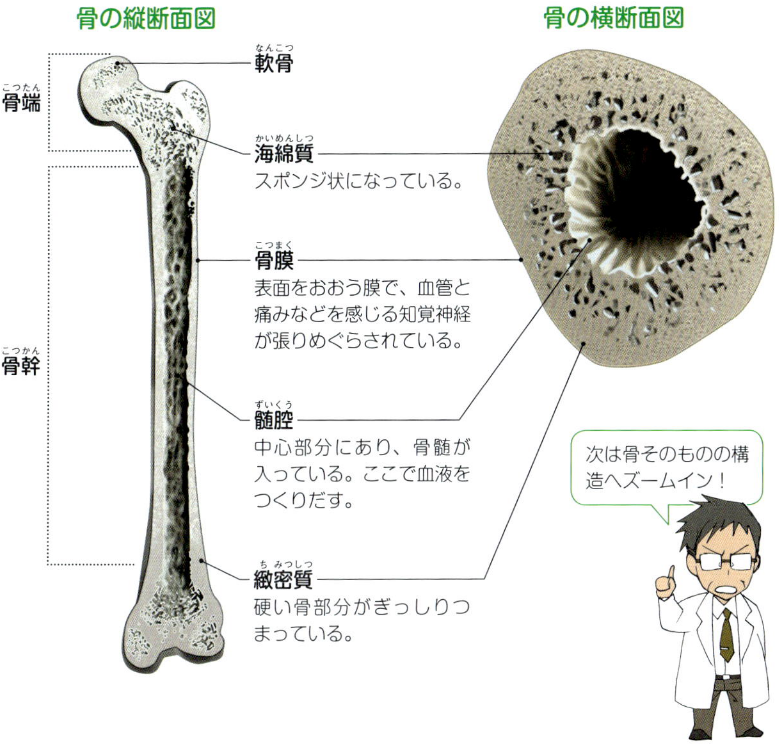
骨の縦断面図
骨の横断面図
骨端《こつたん》
骨幹《こつかん》
軟骨《なんこつ》
海綿質《かいめんしつ》
スポンジ状になっている。
骨膜《こつまく》
表面をおおう膜で、血管と痛みなどを感じる知覚神経が張りめぐらされている。
髄腔《ずいくう》
中心部分にあり、骨髄が入っている。ここで血液をつくりだす。
緻密質《ちみつしつ》
硬い骨部分がぎっしりつまっている。
次は骨そのものの構造へズームイン！

骨と橋の意外な関係!?

骨の表面に近い部分は、緻密質がつまっていますが、骨端の内部はスポンジ状の海綿質に、骨幹の内部は血管などが通る無数の小さな洞穴である髄腔になっており、いずれも空洞がたくさんあります。このため、骨はとても軽いのですが、骨の板に囲まれた小さな部屋がつまったこの構造はとても丈夫で、折れにくいという特徴ももっています。

この構造ととても似ているのが、ダンボールやトラス橋。ダンボールの断面を見ると、２枚の厚紙にたたんだ紙をはさみ込んで空洞をつくることで、軽くて丈夫な紙となっています。トラス橋の橋げたは、三角形の素材を組み合わせることで、軽くて経済的に強度を上げることに成功しています。

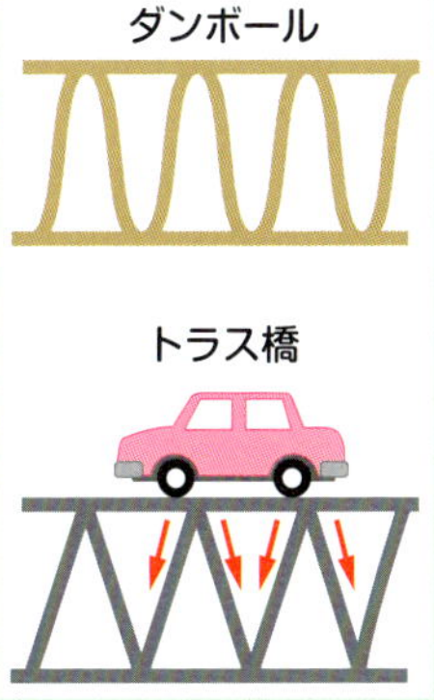
ダンボール
トラス橋

骨

骨は血をつくり、カルシウムを貯蔵する

骨は骨格をなすことで、からだをささえたり、内部を守ったりしています。一方、骨の内部では、血液をつくる大仕事をしているのです。

骨の中心に入っている**骨髄**《こつずい》では、血液のもとになる細胞が分裂して、血液の成分である赤血球《せっけっきゅう》、白血球《はっけっきゅう》、血小板《けっしょうばん》などいろいろな種類の細胞に分かれていきます。そして、骨髄から血管のなかにだされ、血液となって全身をめぐります。

この血液をつくる仕事は、子どものときは多くの骨でおこなっていますが、大人になると肋骨《ろっこつ》や胸骨《きょうこつ》、骨《こつ》盤《ばん》、脊椎《せきつい》など一部の骨に限られます。

骨髄の機能が低下する白血病などの病気の治療法のひとつとして、骨髄移植があります。健康な人の骨髄を分けてもらい、からだに入れる方法です。しかしだれでも移植できるわけではなく、同じ白血球の型をもった人同士に限られるため、提供者を見つけるのはとても難しいのです。

骨がおこなうもうひとつの仕事は「カルシウムの貯蔵」です。**骨のおもな成分**はカルシウム。そして成人の体内にあるカルシウムの99%が骨にたくわえられています。残りの1%は血液や細胞のなかにあって神経や筋肉の活動をささえているのですが、この1%という割合を一定に保つのも骨の役割です。血液中のカルシウムが不足すると、骨からカルシウムが溶けだして補充しています。

骨は骨端《こったん》にある軟骨《なんこつ》が増殖して、骨に置きかわることで長く伸びていきます。軟骨がすっかり骨となると、骨の成長が止まります。

骨髄

骨髄は赤色なので、赤色骨髄と呼ばれている。加齢にともない、手足など末端の骨髄の造血機能は低下して、赤色骨髄が脂肪組織に置きかえられていく。この脂肪組織を黄色骨髄という。

骨のおもな成分

骨はカルシウムのほかに、リン、たんぱく質でできている。

・骨の成長と軟骨

骨と軟骨は、モノが違います。多くの骨が最初はすべて「軟骨」で、だんだんと硬い「骨」に置きかわっていくのです。

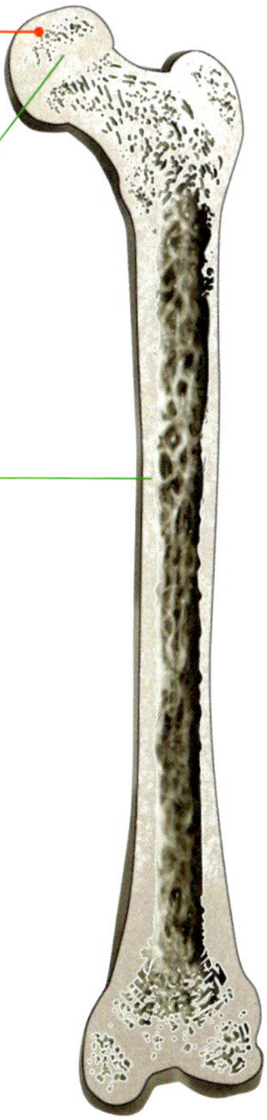
軟骨が骨に置きかわりながら伸びる。

軟骨	半透明
	弾力性があり、変形する
	血管が入っていない
骨	白い
	硬くて変形しにくい
	血管が入っている

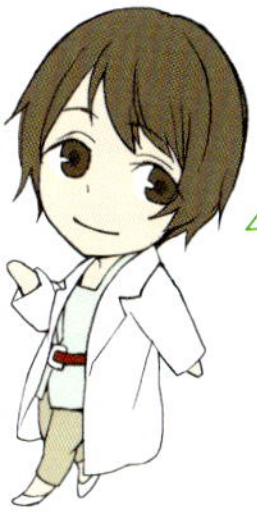
骨全体がしっかりしてくると、軟骨部分は骨の端から少し内側の部分だけになります。この部分の軟骨が、骨に置きかわりながら長さを伸ばしていくしくみなのよ

骨が折れたら！

骨折すると、骨のなかの血管が切れ、折れた場所の骨の細胞は死んでしまいます。しかし、血液のなかの白血球が死んだ細胞をきれいに片づけ、そこに新しい血管や軟骨がつくられていくのです。やがて軟骨は硬い骨にかわり、正しい形をつくっていくというしくみです。

意識的に動かせる筋肉・動かせない筋肉

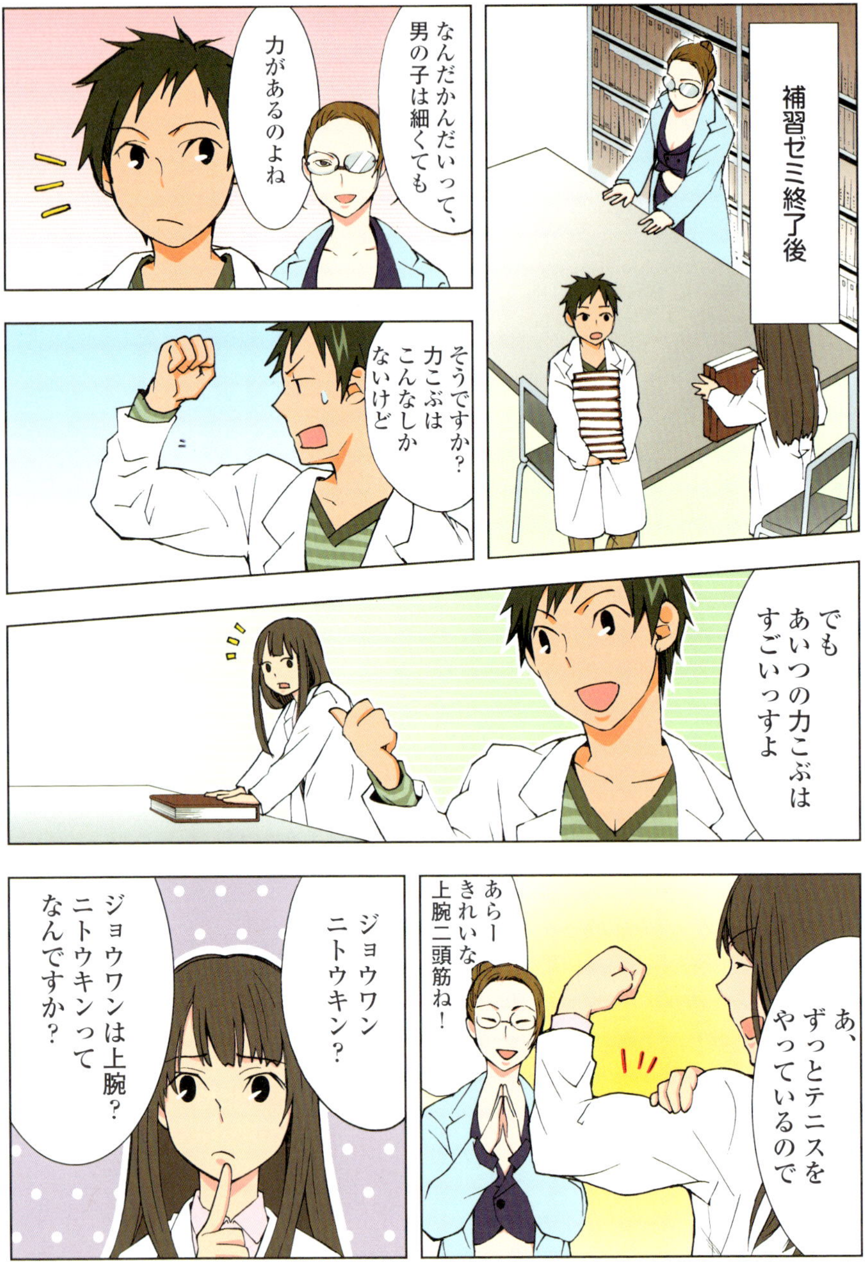
補習ゼミ終了後
なんだかんだいって、男の子は細くても
力があるのよね
そうですか？力こぶはこんなしかないけど
でもあいつの力こぶはすごいっすよ
あ、ずっとテニスをやっているので
あらーきれいな上腕二頭筋ね！
ジョウワンニトウキン？
ジョウワンは上腕？ニトウキンってなんですか？

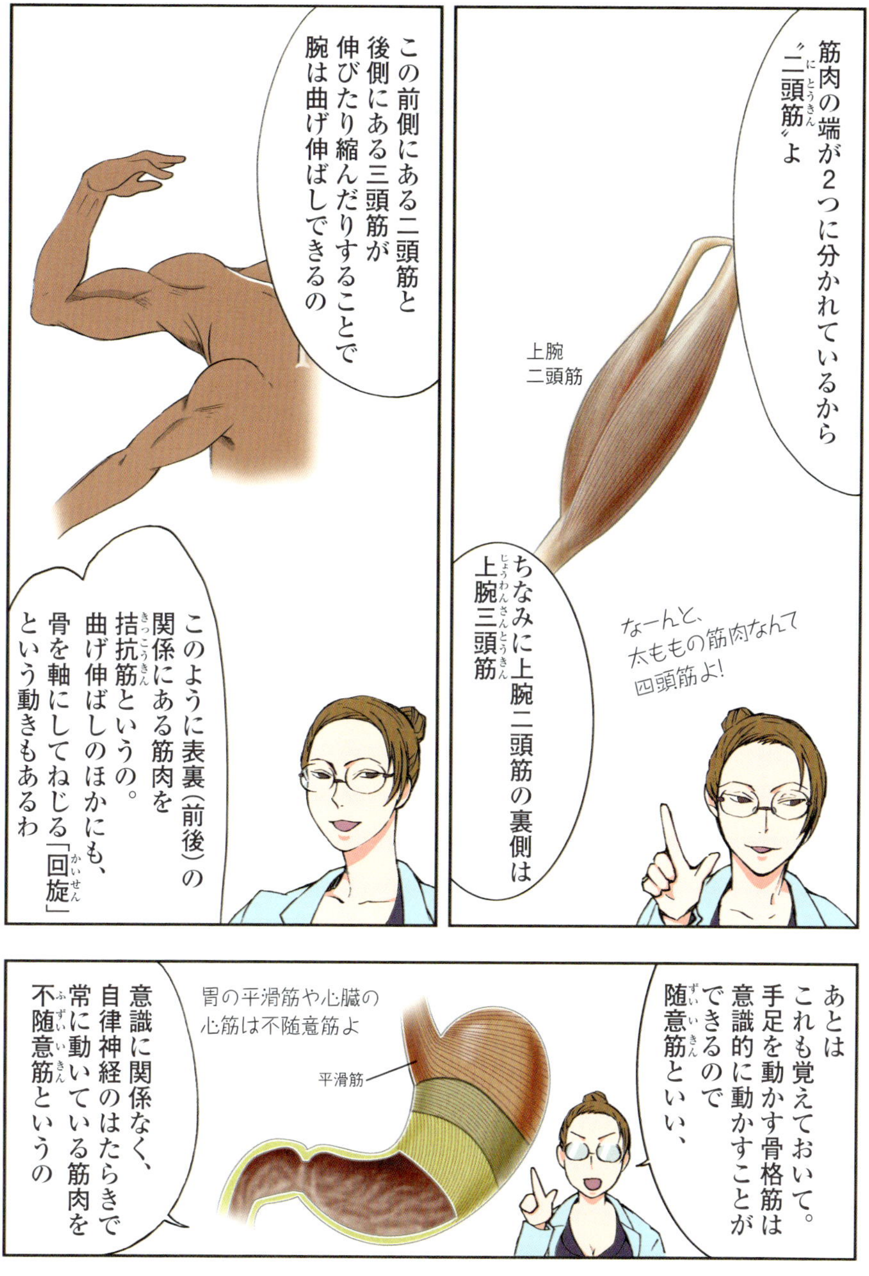
筋肉の端が2つに分かれているから
〝二頭筋《にとうきん》〟よ
上腕
二頭筋
ちなみに上腕二頭筋の裏側は上腕三頭筋《じょうわんさんとうきん》
なーんと、太ももの筋肉なんて四頭筋よ!
この前側にある二頭筋と後側にある三頭筋が伸びたり縮んだりすることで腕は曲げ伸ばしできるの
このように表裏（前後）の関係にある筋肉を拮抗筋《きっこうきん》というの。曲げ伸ばしのほかにも、骨を軸にしてねじる「回旋《かいせん》」という動きもあるわ
あとはこれも覚えておいて。手足を動かす骨格筋は意識的に動かすことができるので随意筋《ずいいきん》といい、
胃の平滑筋や心臓の心筋は不随意筋よ
平滑筋
意識に関係なく、自律神経のはたらきで常に動いている筋肉を不随意筋《ふずいいきん》というの

筋肉は形によって名称が異なる

からだのいたるところにある筋肉。顔の表情をつくったり、指先の細やかな動きをつくったり、全身のダイナミックな動きをつくったりと、さまざまなはたらきをしています。

筋肉は**収縮**《しゅうしゅく》することで動くのがポイントです。筋肉を大きく分けると、からだを動かす「骨格筋《こっかくきん》」、心臓の壁をつくる「心筋《しんきん》」、内臓や血管の壁をつくる「平滑筋《へいかつきん》」の3種類となります。

骨格筋は文字どおり骨についている筋肉で、成人男性で体重の約2分の1を占めています。全身にわたり何層にもなっており、その上を皮膚がおおっています。骨格筋が組み合わさってはたらくことでからだの姿勢を保ち、バリエーション豊かな動きをつくりだしているのです。

また、骨格筋は縮むと熱が生じて、からだがあたたかくなるという性質があります。

骨格筋には実にいろいろな形があり、それが見事に組み合わさって各部分ではたらいています。特徴のあるいくつかの形を見ていきましょう。

典型的な骨格筋の形といえるのが紡錘状筋《ぼうすいじょうきん》です。似た形ですが、**筋**《きん》**頭**《とう》が2つあるのが二頭筋《にとうきん》、さらに筋頭が3つあるのが三頭筋《さんとうきん》です。多腹《たふく》筋《きん》は筋腹《きんふく》が3つ以上に分かれているもので、腹筋を鍛えると浮き出てくる腹直筋がその代表です。鋸筋《きょきん》というのは起始《きし》がのこぎりの歯のように広がっている筋肉です。多くの骨格筋の両端は、丈夫な**腱**《けん》で骨とつながります。

収縮

筋肉の線維の一部が短くなることで、筋肉全体が引っ張られて長さが短くなること。反対に、線維が長くなることで筋肉は緩む。

筋頭

筋肉の部分で起始（左ページ上図参照）に近い部分。

腱

筋肉と骨を結びつけるひものようなもの。両端は骨に張りついている。関節部分にあって、腱や血管、神経を帯のように巻きしめて保護しているのが靭帯（じんたい）。

•筋肉の各部の名称

起始《きし》
筋のからだの中心に近い側。

筋頭《きんとう》
起始に近いほうの筋。

筋腹《きんふく》
筋の中央部。

筋尾《きんび》
停止に近いほうの筋。

停止《ていし》
筋のからだの中心から遠い側。

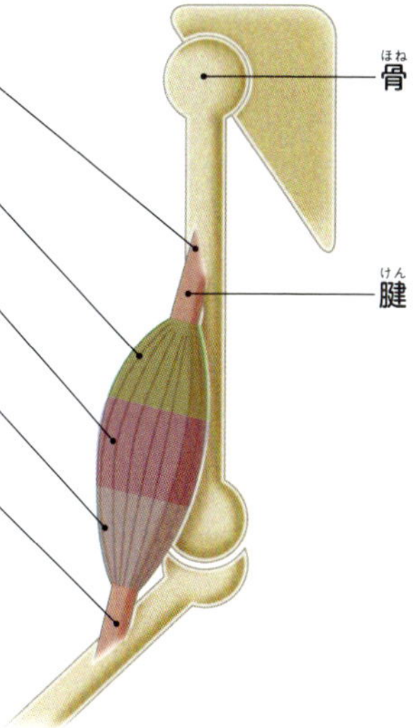
骨《ほね》
腱《けん》

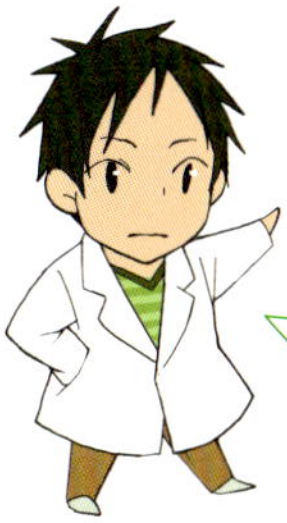
筋肉の各部の名称を覚えておくと、理解しやすいかも

•筋肉の形状による分類

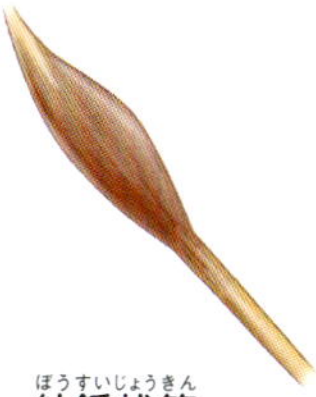

紡錘状筋《ぼうすいじょうきん》
筋の基本形。

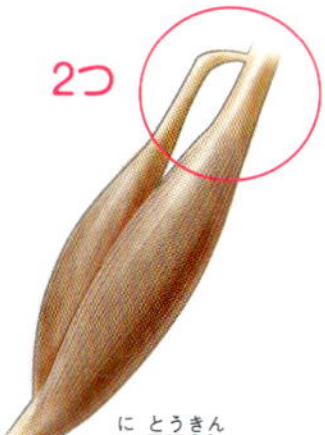
2つ

二頭筋《にとうきん》
筋頭が2つある筋。

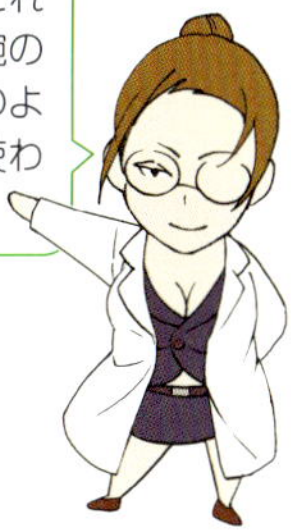
筋肉の形状の基本がこれら。"上腕二頭筋"（腕の上部にある二頭筋）のように筋肉の名称にも使われているのよ

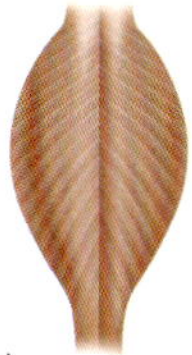

羽状筋《うじょうきん》
鳥の羽のように斜めに走行している筋。

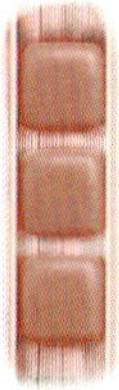

多腹筋《たふくきん》
筋腹が3つ以上に分かれている筋。

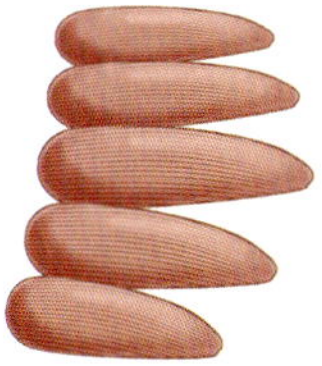

鋸筋《きょきん》
起始がのこぎりの歯のように広がっている筋。

骨格筋の名前は特徴をとらえたものばかり

骨格筋《こっかくきん》は、何度も動かして伸び縮みさせることで鍛えることができます。筋力増強を目的としておこなわれる筋力トレーニングなどで、全身または強くしたい部分を集中的に鍛える人もいます。筋肉が強化されると、今までより重いものが持てるようになったり、高く飛ぶことができたりと運動能力がアップするのと同時に、ケガや病気をしにくいからだをつくることもできるのです。一方で、筋肉を使わない生活や加齢により筋力はおとろえていきます。

左ページのような骨格筋をみなもっていますが、体表に近い部分の筋肉の形が見えるかどうかの違いは**皮下脂肪**《ひかしぼう》のたくわえ具合によります。また、体表には見えない**深層の筋肉**にも注目が集まっています。

では、たくさんある骨格筋のうち特徴のあるいくつかを見ていきましょう。基本形である紡錘状筋《ぼうすいじょうきん》は胸に広がっている大胸筋《だいきょうきん》のほか、上肢《じょうし》や下肢《かし》に多くみられます。上肢や下肢における紡錘状筋は、筋頭《きんとう》が複数になっているものが多く、太もものもっとも大きな筋肉である大腿《だいたい》四頭筋《しとうきん》は名のとおり筋頭が4つあります。4つの筋頭にはそれぞれ名称があり、大腿直筋《だいたいちょくきん》、内側広筋《ないそくこうきん》、外《がい》側広筋《そくこうきん》は前面に見えていますが、中《ちゅう》間広筋《かんこうきん》は内部にあって見えません。

腹筋を鍛えると浮き出てくる腹《ふく》直筋《ちょくきん》は、筋腹《きんふく》が3つ以上に分かれている多腹筋の代表的なものです。起始がのこぎりの歯のように広がっている鋸筋《きょきん》は大胸筋の下あたりにある前鋸筋にみられます。

皮下脂肪
皮膚の下にある皮下組織につく脂肪のこと。エネルギー源となったり、ぶつかった衝撃を吸収したりする。

深層の筋肉
インナーマッスルとも呼ばれ、従来の筋トレとは違った動きをおこなうピラティスなどのエクササイズで、鍛えることができる。

•人体の筋肉(前面)

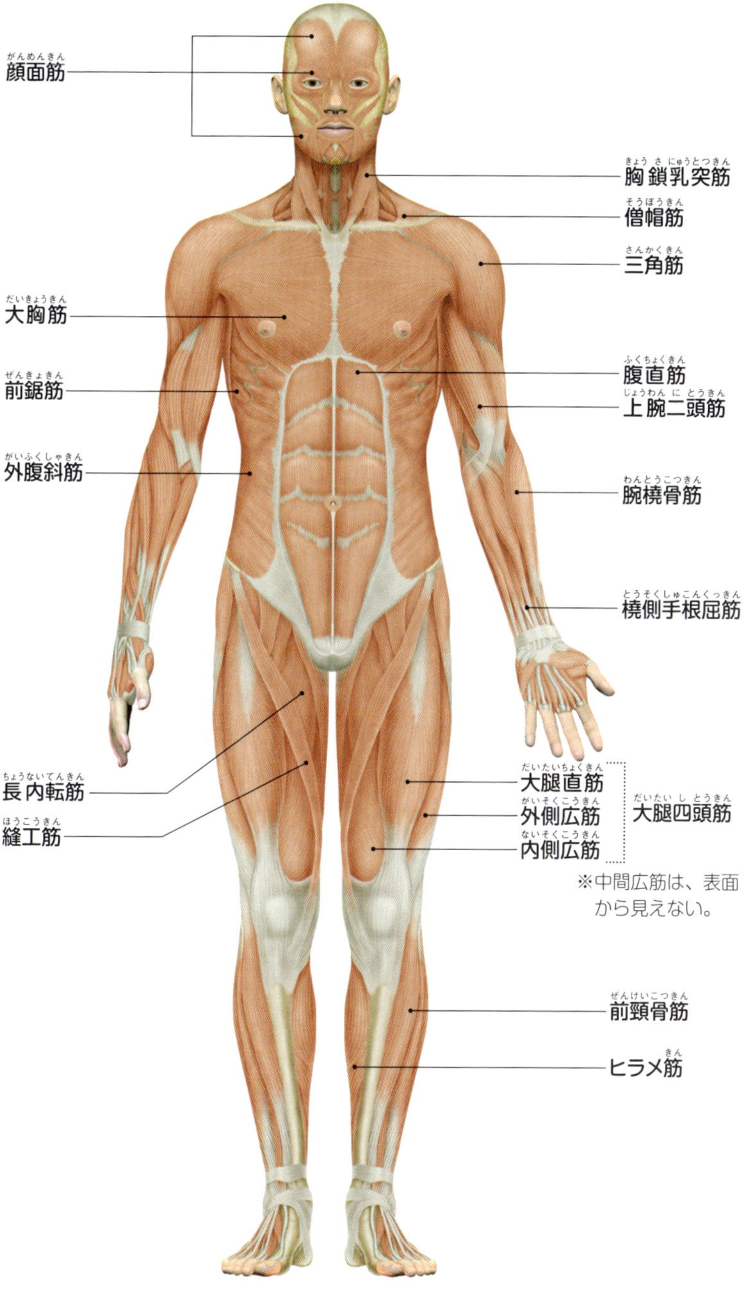
顔面筋《がんめんきん》
胸鎖乳突筋《きょうさにゅうとつきん》
僧帽筋《そうぼうきん》
三角筋《さんかくきん》
大胸筋《だいきょうきん》
前鋸筋《ぜんきょきん》
腹直筋《ふくちょくきん》
上腕二頭筋《じょうわんにとうきん》
外腹斜筋《がいふくしゃきん》
腕橈骨筋《わんとうこつきん》
橈側手根屈筋《とうそくしゅこんくっきん》
長内転筋《ちょうないてんきん》
縫工筋《ほうこうきん》
大腿直筋《だいたいちょくきん》
外側広筋《がいそくこうきん》
内側広筋《ないそくこうきん》
大腿四頭筋《だいたいしとうきん》
※中間広筋は、表面から見えない。
前脛骨筋《ぜんけいこつきん》
ヒラメ筋《きん》

背中やおしりなどにもある重要な骨格筋

後面の骨格筋《こっかくきん》も見ていきましょう。肩の盛り上がりをつくっているのが三角筋《さんかくきん》で、大きな三角形のひとつの筋肉です。ほかにも僧帽筋《そうぼうきん》や広《こう》背筋《はいきん》も三角形をしています。

二の腕にあるのが上腕三頭筋《じょうわんさんとうきん》。前面にある上腕二頭筋とセットではたらきます。腕を曲げたとき筋肉が縮んで力こぶになるのが上腕二頭筋《じょうわんにとうきん》で、筋肉がゆるんで伸びるのが上腕三頭筋です。腕を伸ばすときは上腕二頭筋がゆるみ、上腕三頭筋が縮みます。このように反対の動きをして腕を曲げ伸ばししているのです。

太もも部分にみられる半膜様筋《はんまくようきん》、半腱様筋《はんけんようきん》、大腿二頭筋《だいたいにとうきん》は、総称してハムストリングと呼ばれます。スポーツシーンでこの名称を使うことが多いのですが、その理由は、下肢の動きに大きな影響を与える部分だからです。重要な部分であり、肉離れなどで傷めやすい部分でもあります。

骨格筋のなかで一番大きいのが、おしりの盛り上がりをつくっている大殿筋《だいでんきん》です。ただし、おしりのふくらみの多くは脂肪によるもので、大殿筋は中殿筋《ちゅうでんきん》や深層の小殿筋《しょうでんきん》とともに、下から脂肪を支持しています。

骨格筋は意識的に動かすことができるので、「随意筋《ずいいきん》」と呼ばれています。心筋《しんきん》と平滑筋《へいかつきん》は、意識的に動かすことができない「不随意筋《ふずいいきん》」です。不随意筋は基本的にいつでもゆっくり動き続けています。**基礎代謝**の約4割は筋肉で消費されています。筋肉を鍛えてその量を増やすと、基礎代謝が高くなり、消費エネルギー量も多くなります。

基礎代謝
からだを横たえてまったく動かなくても、心臓を動かしたり、呼吸をしたりといった生命活動を維持するために使っているエネルギーのこと。

・人体の筋肉（後面）

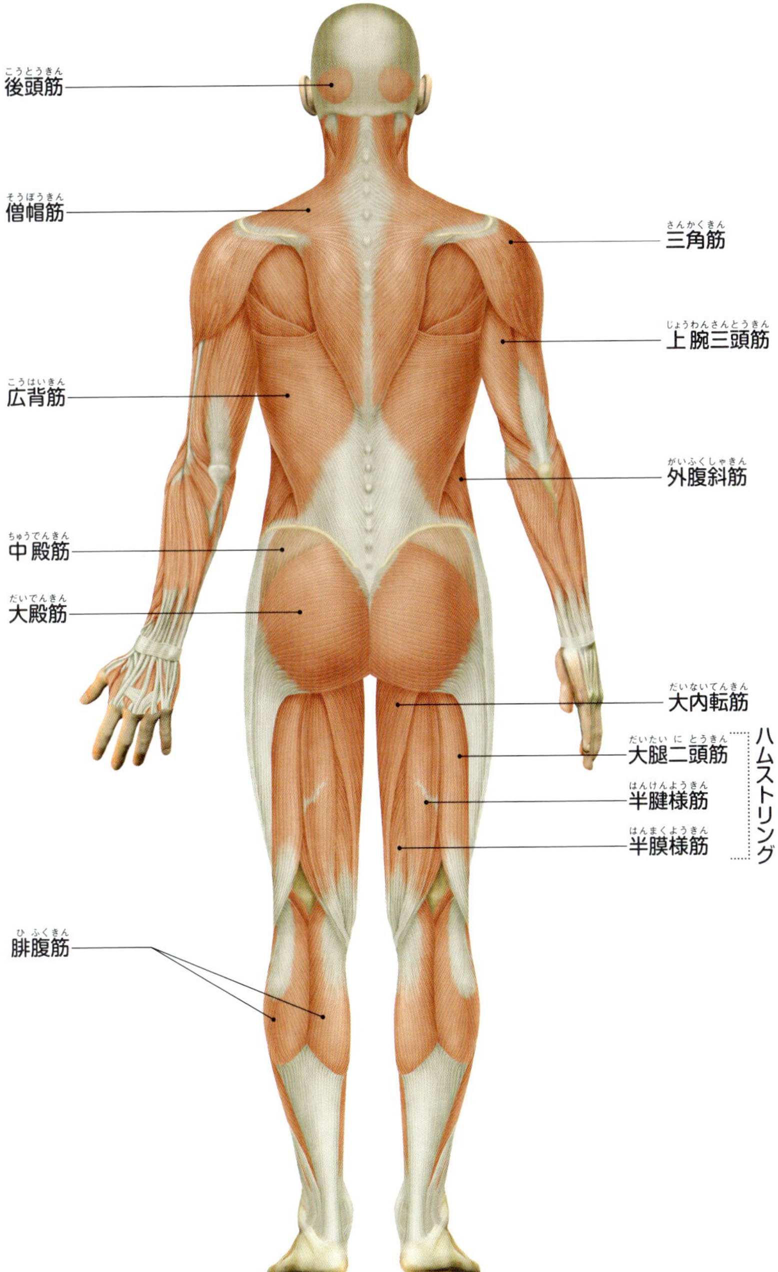
後頭筋《こうとうきん》
僧帽筋《そうぼうきん》
三角筋《さんかくきん》
上腕三頭筋《じょうわんさんとうきん》
広背筋《こうはいきん》
外腹斜筋《がいふくしゃきん》
中殿筋《ちゅうでんきん》
大殿筋《だいでんきん》
大内転筋《だいないてんきん》
大腿二頭筋《だいたいにとうきん》
半腱様筋《はんけんようきん》
半膜様筋《はんまくようきん》
ハムストリング
腓腹筋《ひふくきん》

•意志で動かせる筋肉「随意筋」──表情をつくる骨格筋

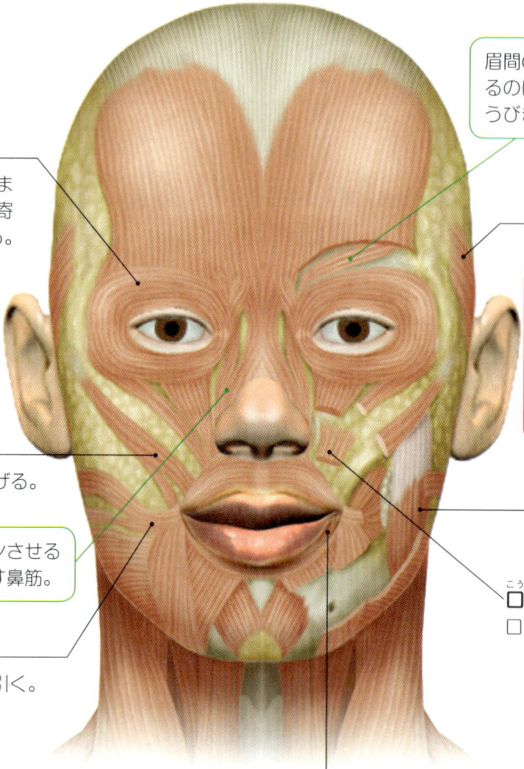
眉間の縦じわをつくるのは、皺眉筋(しゅうびきん)。
眼輪筋《がんりんきん》
上まぶたと下まぶたを引き寄せ、目を細める。
側頭筋《そくとうきん》
この2つの筋肉は、モノを噛み砕くための咀嚼筋(そしゃくきん)の一部。
大頬骨筋《だいきょうこつきん》
口角を引き上げる。
咬筋《こうきん》
鼻をクンクンさせるときに動かす鼻筋。
口角挙筋《こうかくきょきん》
口角を引き上げる。
笑筋《しょうきん》
口角を外側に引く。
口輪筋《こうりんきん》
上唇と下唇を引き寄せ、口を閉じる。

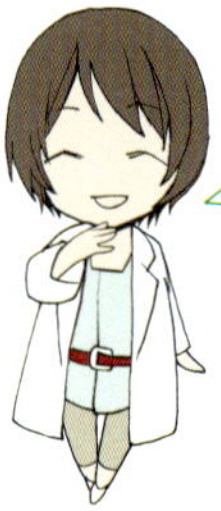
顔の表情は、骨格筋に分類される“表情筋”が皮膚を動かして、つくっているのよ

•意志で動かせない筋肉「不随意筋」——消化を進める平滑筋

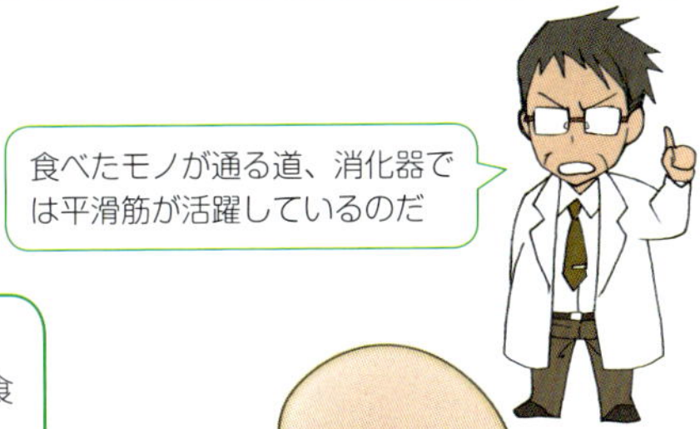
食べたモノが通る道、消化器では平滑筋が活躍しているのだ

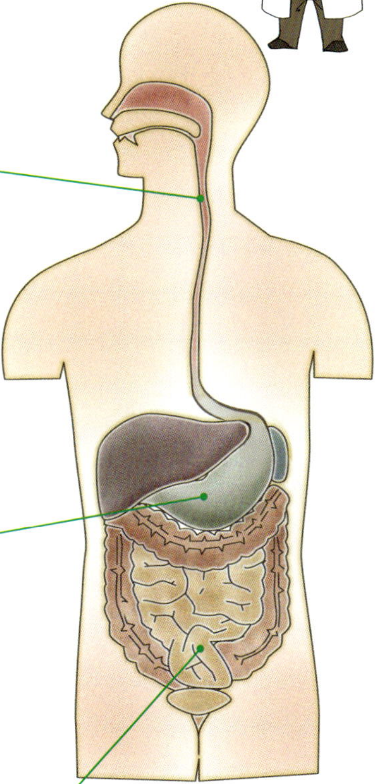

食道

食道の壁の筋肉が上から順番に縮んで、食物を胃に運ぶ。

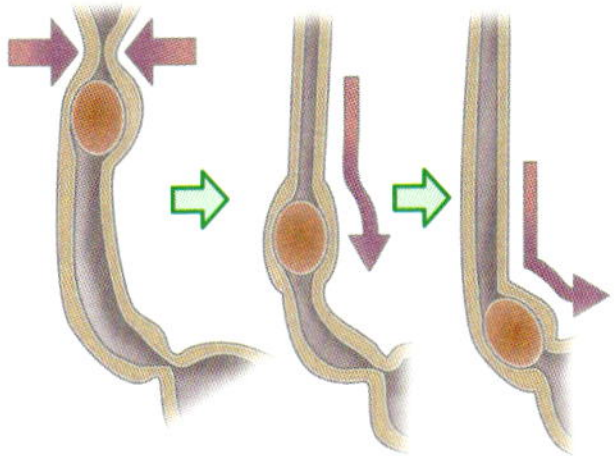

胃

胃の壁にある、縦、横、斜めの3つの筋層が複雑に伸縮して、食物と消化液を混ぜる。

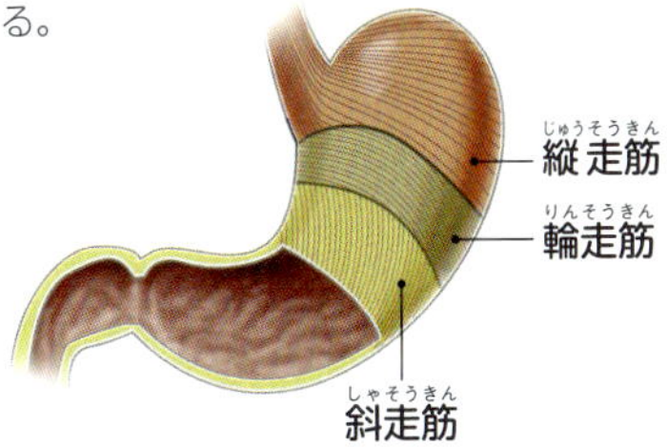
縦走筋《じゅうそうきん》
輪走筋《りんそうきん》
斜走筋《しゃそうきん》

小腸

小腸の壁にある縦と横の2つの筋層が、食物を運びながら栄養を吸収していく。

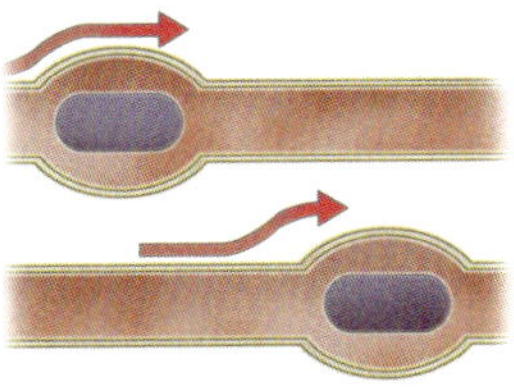

食物を送る

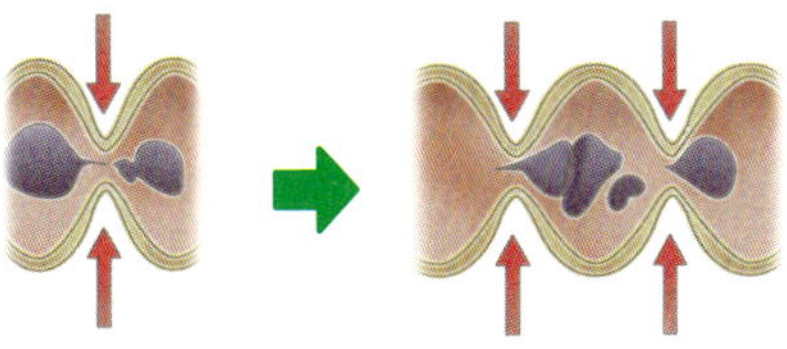

食物を混ぜる

筋肉のミクロの世界を見てみよう

骨格筋《こっかくきん》を拡大してみると、筋肉のスジが見えます。さらに拡大すると、このスジは筋線維《きんせんい》（骨格筋細胞）の束《たば》であることがわかります。この束をさらに拡大して筋線維をアップにすると、横紋《おうもん》という横じま模様や目玉のような核が見えてきます。

さらに、筋線維を拡大して筋原線維《きんげんせんい》を見てみると、横紋の正体はたんぱく質でできた糸で、太い糸と細い糸が交互に並んでいることがわかります。

筋肉がゆるんでいるとき、たんぱく質の太い糸と細い糸は離れた状態になっていますが、筋肉が収縮すると太い糸が細い糸を引っ張るようにして重なり合うため、筋肉の長さは短くなり、太さは増します。

骨格筋は横紋がみられることから、横紋筋とも呼ばれます。骨格筋と同様に横紋があるのが心臓を動かしている心筋《しんきん》です。ただし、筋線維の束ではなく、細胞の一部がとなりの細胞とくっついて網状となっています。内臓をつくっている平滑筋《へいかつきん》には横紋がみられません。

骨格筋の筋線維には赤っぽい色の赤筋《せききん》と白っぽい色の白筋《はくきん》の2種類があります。色の違いは細胞内に含まれる**ミオグロビン**の量の違いによるもので、ミオグロビンの多い赤筋のほうが酸素を豊富に取り込むことができ、疲れにくいという特徴があります。

ジョギングや水泳など、持久力の必要な運動は赤筋を使っています。反対に短距離走や重量挙げなど瞬発力の必要な運動は、白筋を使っているのです。

ミオグロビン
タンパク質の一種で、赤い色をしている。

・骨格筋の収縮のカギは、たんぱく質の糸がにぎっていた

骨格筋を段階的に見てみると

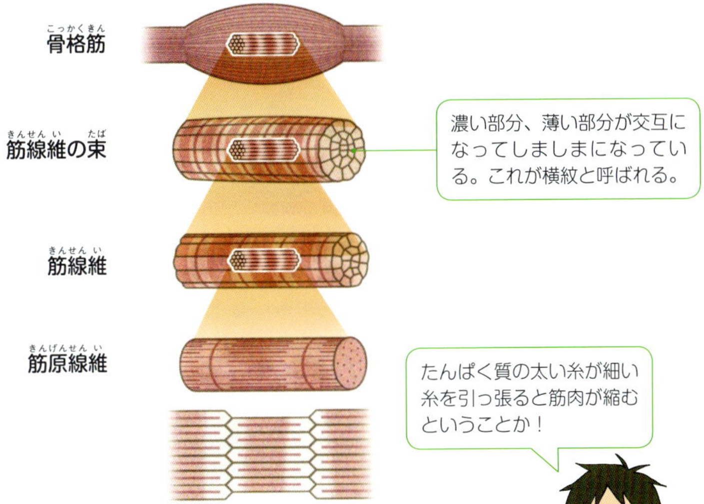
骨格筋《こっかくきん》
筋線維の束《きんせんいたば》
濃い部分、薄い部分が交互になってしましまになっている。これが横紋と呼ばれる。
筋線維《きんせんい》
筋原線維《きんげんせんい》
たんぱく質の太い糸が細い糸を引っ張ると筋肉が縮むということか！

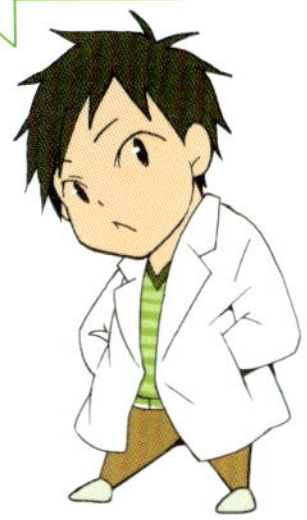

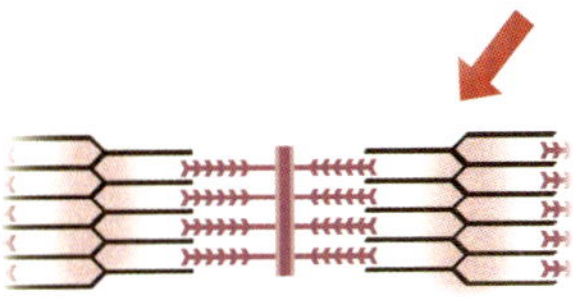

筋肉がゆるんでいる状態
たんぱく質の太い糸（赤色部分）と細い糸（黒の線）が離れていて、筋肉の細胞は長く細くなっている。

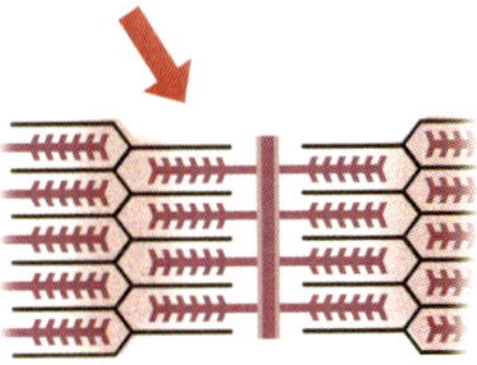

筋肉が収縮している状態
たんぱく質の太い糸（赤色部分）が細い糸（黒の線）を引っ張ることで、筋肉の細胞の長さが短く太くなっている。

心筋は網のようになっている

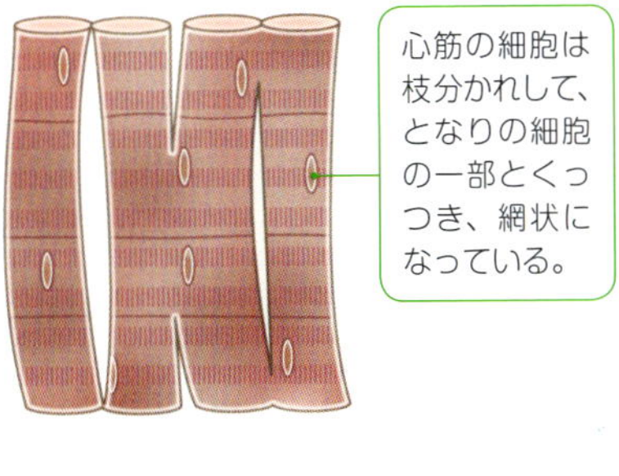
心筋の細胞は枝分かれして、となりの細胞の一部とくっつき、網状になっている。

平滑筋は紡錘状になっている

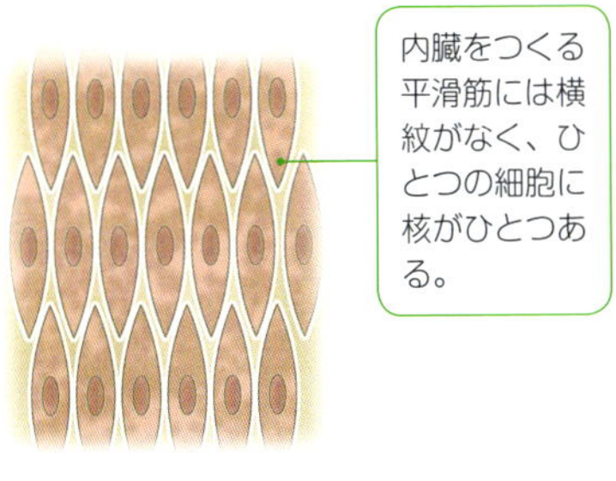
内臓をつくる平滑筋には横紋がなく、ひとつの細胞に核がひとつある。

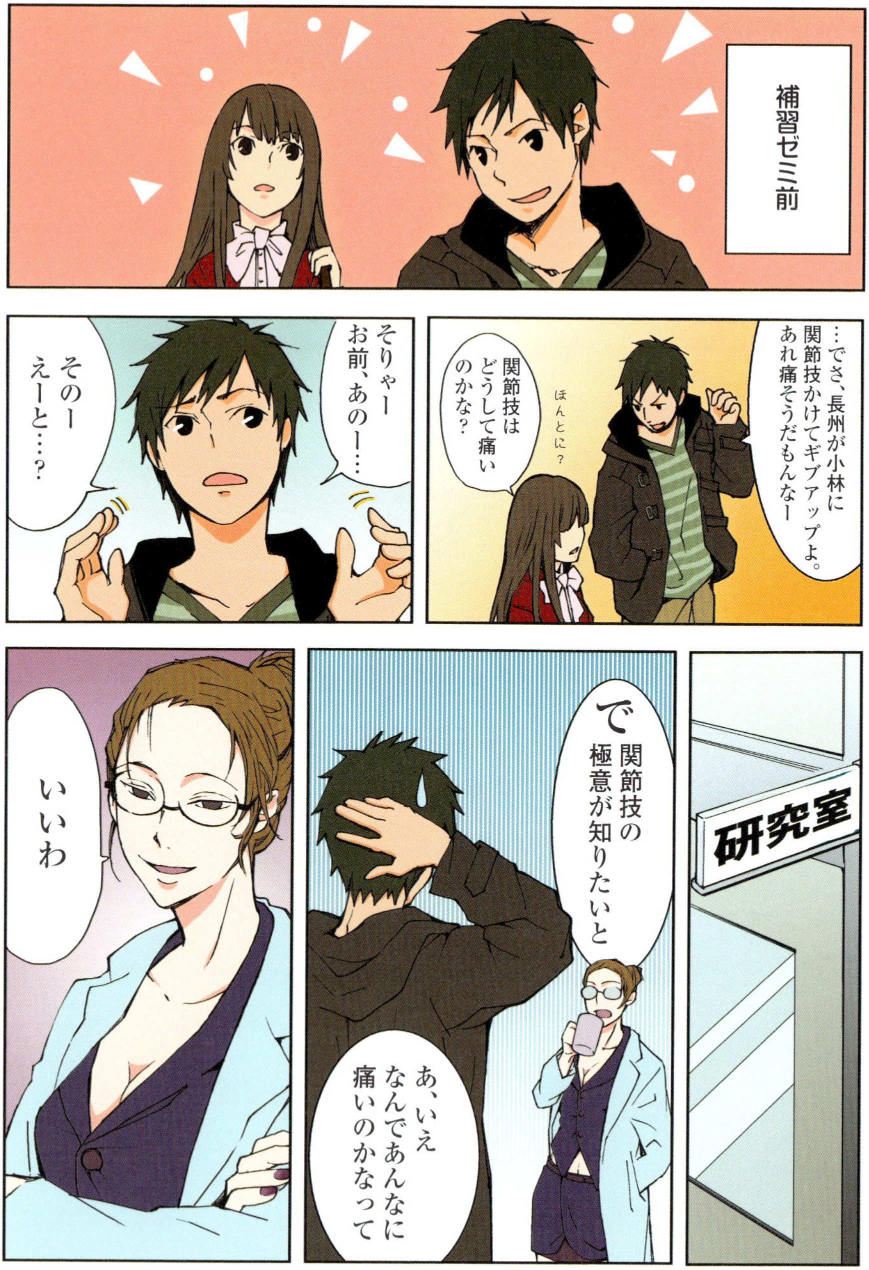
補習ゼミ前
…でさ、長州が小林に関節技かけてギブアップよ。あれ痛そうだもんなー
ほんとに？
関節技はどうして痛いのかな？
そりゃーお前、あのー…
そのーえーと…？
研究室
で関節技の極意が知りたいと
あ、いえなんであんなに痛いのかなって
いいわ

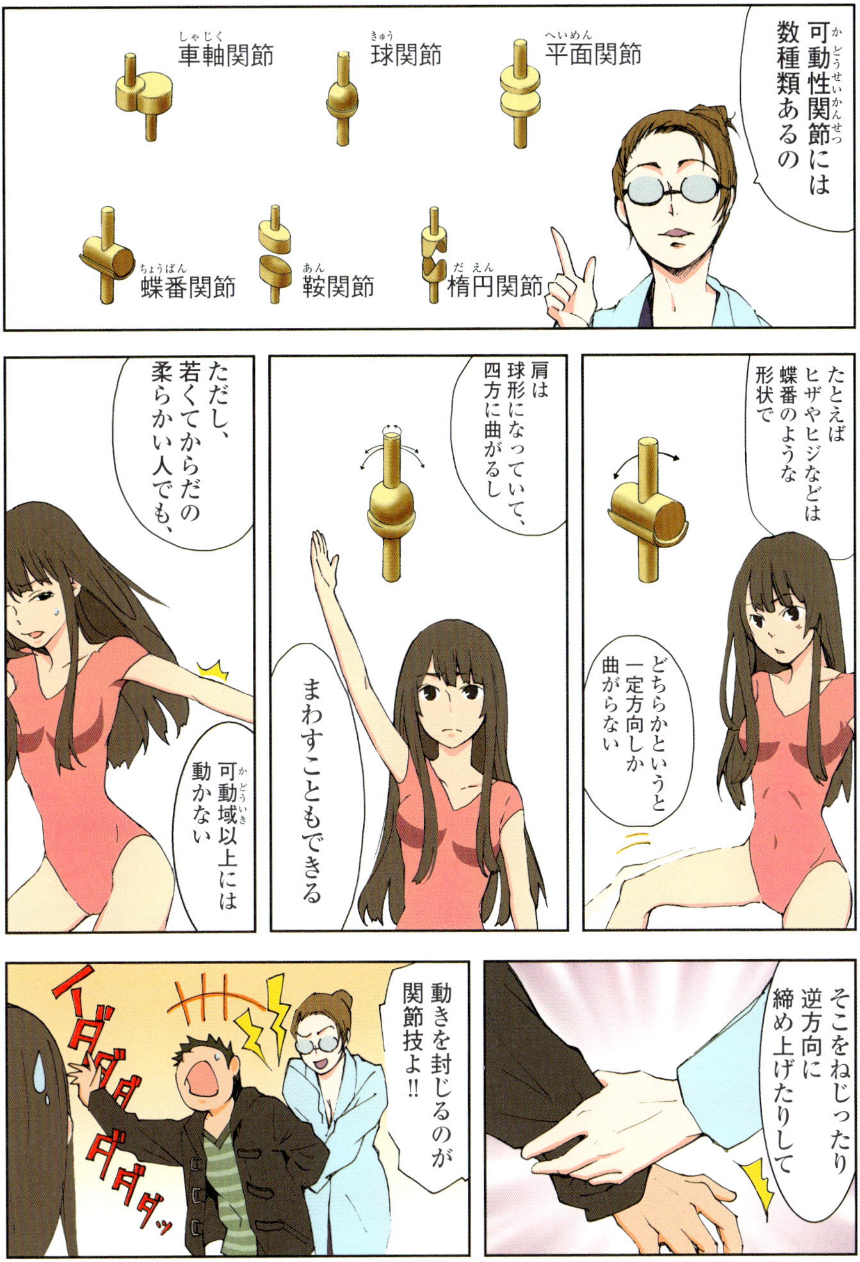
可動性関節《かどうせいかんせつ》には数種類あるの
平面《へいめん》関節
球《きゅう》関節
車軸《しゃじく》関節
楕円《だえん》関節
鞍《あん》関節
蝶番《ちょうばん》関節
たとえばヒザやヒジなどは蝶番のような形状で
どちらかというと一定方向しか曲がらない
肩は球形になっていて、四方に曲がるし
まわすこともできる
ただし、若くてからだの柔らかい人でも、
可動域《かどういき》以上には動かない
そこをねじったり逆方向に締め上げたりして
動きを封じるのが関節技よ!!
イダダダダダダッ

いろいろな連結方法で魅せる関節

骨と骨とがくっつかずにつながっていて動かすことができる部分を関節といいます。骨同士がしっかりとくっついて動かせない「**不動性の結合**《ふどうせいのけつごう》」に対して、関節は「可動性《かどうせい》の結合」となります。

関節部分の骨は通常、一方が凸で他方が凹になっており、凸を関節頭《かんせつとう》、凹を関節窩《かんせつか》といいます。骨同士が向き合っている面は関節軟骨《かんせつなんこつ》（硝子軟骨《しょうしなんこつ》）でおおわれていて、骨同士が接触するときの衝撃を緩和する緩衝材《かんしょうざい》のはたらきをしています。

骨と骨のすきまは関節腔《かんせつくう》と呼ばれ、**滑液**《かつえき》で満たされています。ここに滑液があるおかげで、関節をたくさん動かしても骨が摩耗《まもう》しないですんでいるのです。実際、人は1日に約十万回も関節を動かしていますが、骨がすり減ることはありません。ただし、関節に負担をかけすぎたり、関節の病気になったりすると、滑液の分泌が増えて、いわゆる「水が溜まる」という状態になります。長年体重がかかっている高齢者のヒザによくみられ、注射器などで滑液を抜きだすことがあります。

滑液を分泌しているのが滑膜《かつまく》で、滑膜をおおうようにカバーしているのが線維包《せんいほう》。この2つを合わせて関節包といいます。ただし、これだけでは関節の強度は不十分です。そこで関節のつながりをフォローしているのが**腱と靭帯**《じんたい》、そして筋肉です。

左ページの図では、ひとつの関節包に包まれた関節を構成する骨が2つです。これを**単関節**《たんかんせつ》といい、3つ以上ある場合を**複関節**《ふくかんせつ》といいます。

不動性の結合
骨と骨との間が線維などで埋められることで、可動性のない結合となる。

滑液
保水力が高く、化粧品などの成分として使われる。ヒアルロン酸などを含んだ淡黄色で透明な液体。

腱と靭帯
骨と筋をつなぐのが腱、骨と骨をつなぐのが靭帯。

単関節
たとえば、手の指の関節はすべて2つの骨から構成されている。

複関節
たとえば、ヒジでは上腕骨の下の端と、橈骨と尺骨の上の端の3本の骨で関節をつくっている。

•関節の基本構造

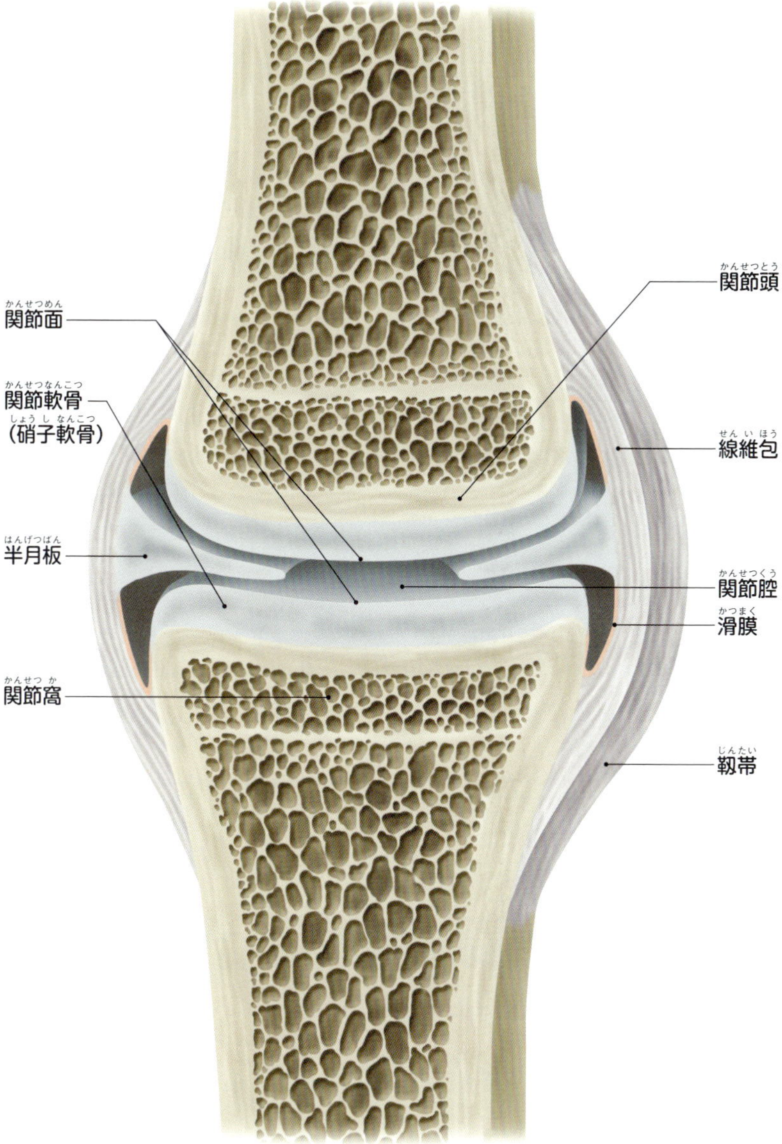

関節面《かんせつめん》
関節軟骨《かんせつなんこつ》
（硝子軟骨《しょうしなんこつ》）
半月板《はんげつばん》
関節窩《かんせつか》
関節頭《かんせつとう》
線維包《せんいほう》
関節腔《かんせつくう》
滑膜《かつまく》
靭帯《じんたい》

・関節が動くときに必要な仲間

滑液

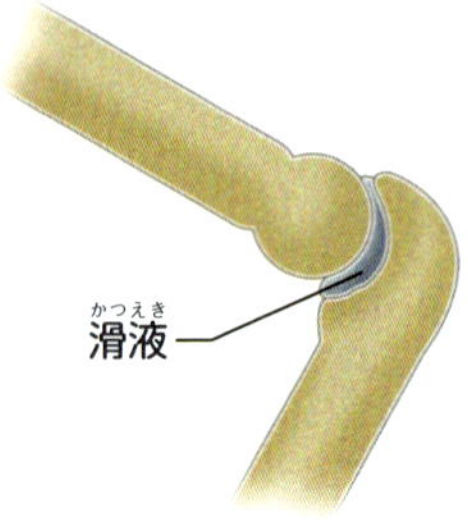
滑液《かつえき》

関節は滑液のおかげで滑らかに動く。

靭帯

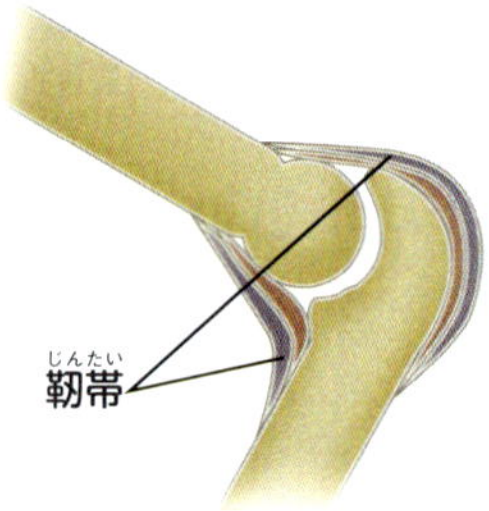
靭帯《じんたい》

線維の束でできた靭帯が、骨がずれないように結びつけたり、関節の動きを制限したりしている。

腱&筋肉

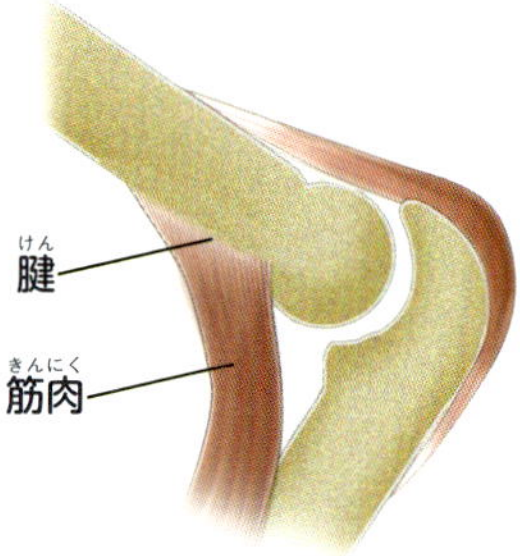
腱《けん》
筋肉《きんにく》

骨の端には腱がついていて、筋肉としっかりとくっついている。そして、周囲の筋肉が収縮することで、関節が動く。

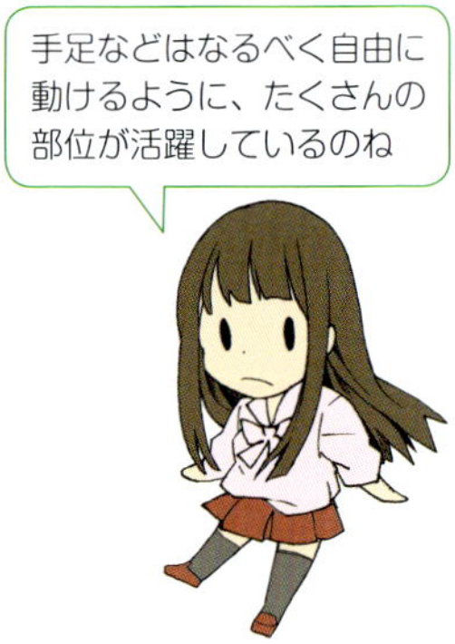
手足などはなるべく自由に動けるように、たくさんの部位が活躍しているのね

! 肩の関節は痛みやすい

肩関節は肩甲骨の先に腕の骨がゆるく結合しており（左ページ「球関節」参照）、結合がゆるい分、多くの靭帯や筋肉が複雑に組み合わさってフォローしています。可動性は高いのですが、よく使う腕をささえる部分なだけに、常に負担がかかっており、傷つきやすい部分です。関節の周辺組織がおとろえて炎症をおこすのが、いわゆる五十肩。

ちなみに腕の可動域である180度のうち、60度を肩甲骨が、120度を肩関節が担っているため、肩関節が痛む五十肩になっても、肩甲骨が担う60度までは腕を上げることができます。

•関節のおもな種類

関節の動き方は、関節頭の形状によって決まっています。そのいくつかを紹介しましょう。

球関節《きゅうかんせつ》

肩や股関節などにみられる、球形の関節頭をおわんのような形の関節窩が受ける関節。前後左右に加え、グルグルとまわすことができる。

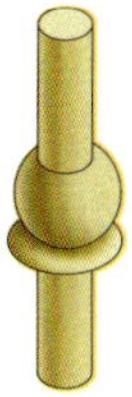

平面関節《へいめんかんせつ》

首から背中にかけての脊柱は椎骨という小さな骨がつながったものだが、関節では関節頭と関節窩が平面になっており、ほとんど可動性はない。

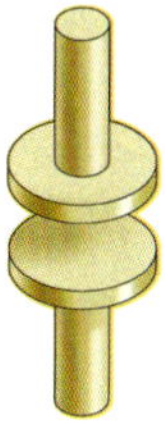

車軸関節《しゃじくかんせつ》

ヒジや手首などにあり、関節頭が車軸部分、関節窩が軸受けとなる。回転運動のみが可能。

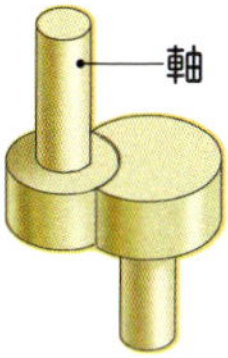

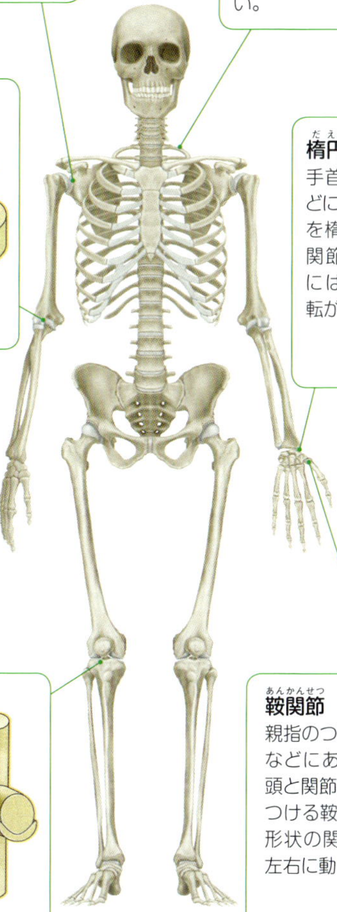

楕円関節《だえんかんせつ》

手首の親指側などにあり、球関節を楕円型にした関節。前後左右には動くが、回転ができない。

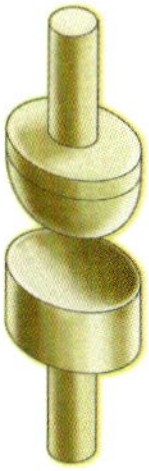

蝶番関節《ちょうばんかんせつ》

ヒザなどにみられる関節で、筒のような形の関節頭がくぼみにはまったような形状。一方向の動きが基本で、ほんの少しひねることができる。

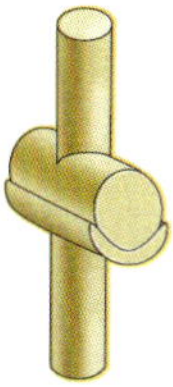

鞍関節《あんかんせつ》

親指のつけ根部分などにある、関節頭と関節窩が馬につける鞍のような形状の関節。前後左右に動く。

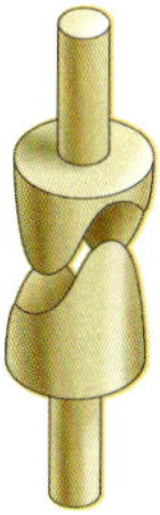

温度変化や痛みなどを感じとる皮膚

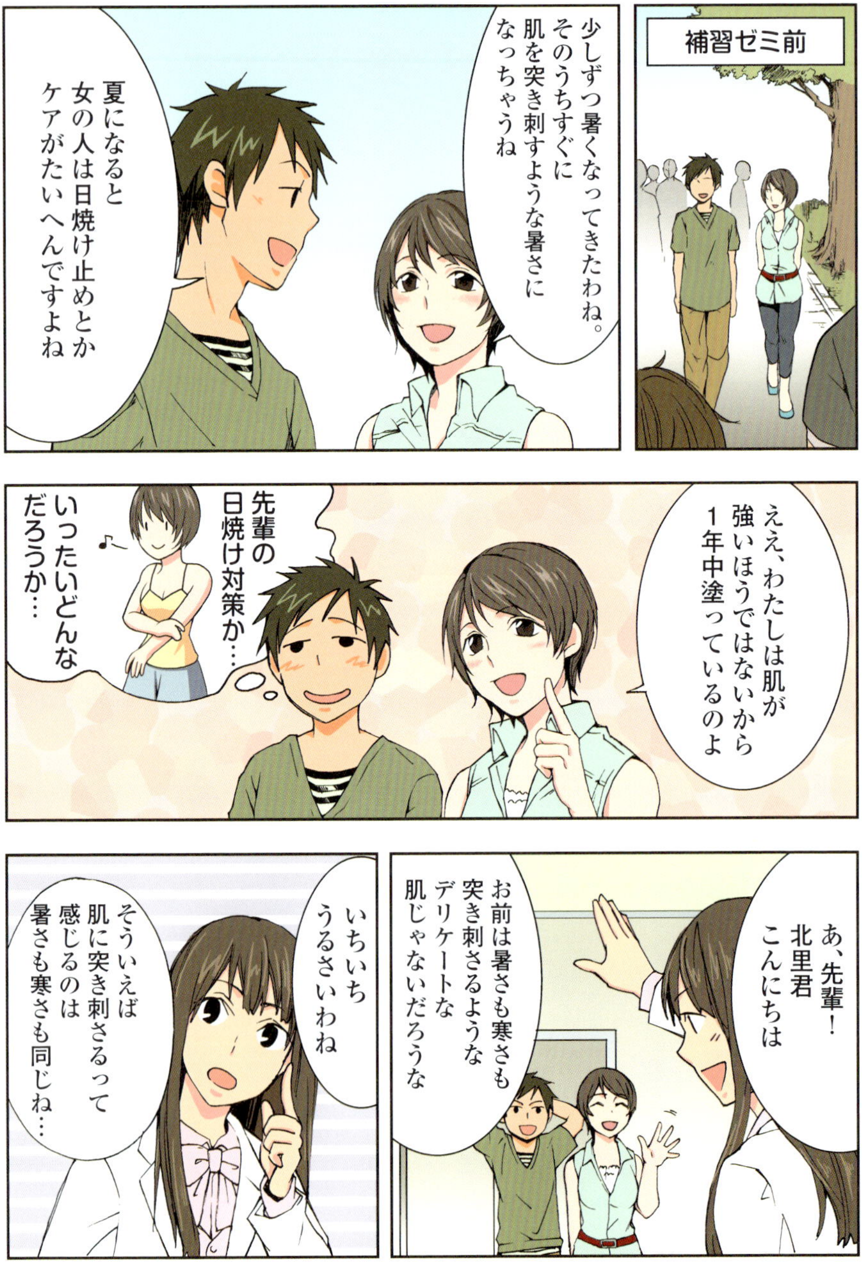

補習ゼミ前
少しずつ暑くなってきたわね。そのうちすぐに肌を突き刺すような暑さになっちゃうね
夏になると女の人は日焼け止めとかケアがたいへんですよね
ええ、わたしは肌が強いほうではないから1年中塗っているのよ
先輩の日焼け対策か…
いったいどんなだろうか…
あ、先輩！北里君こんにちは
お前は暑さも寒さも突き刺さるようなデリケートな肌じゃないだろうな
いちいちうるさいわね
そういえば肌に突き刺さるって感じるのは暑さも寒さも同じね…

そうよ。皮膚には温覚《おんかく》・冷覚《れいかく》・痛覚《つうかく》・圧覚《あっかく》・触覚《しょっかく》をとらえる受容器があるの
あっ!? 高峰先生!
皮膚は、皮膚の温度よりも高い温度は温覚、低い温度は冷覚でとらえているのよ
ただし32〜33℃は温覚も冷覚も刺激されない温度とされているわ
32
33
快適〜
で、温かいと感じる境界は40℃冷たい(寒い)と感じるのは15℃この範囲外の、40℃以上と15℃以下の温度になると
痛覚が〝痛み〟としてとらえるのよ。だから暑さも寒さも『突き刺さる』という表現になるのね
40
5
アチ〜
ぶるぶる
なるほどー

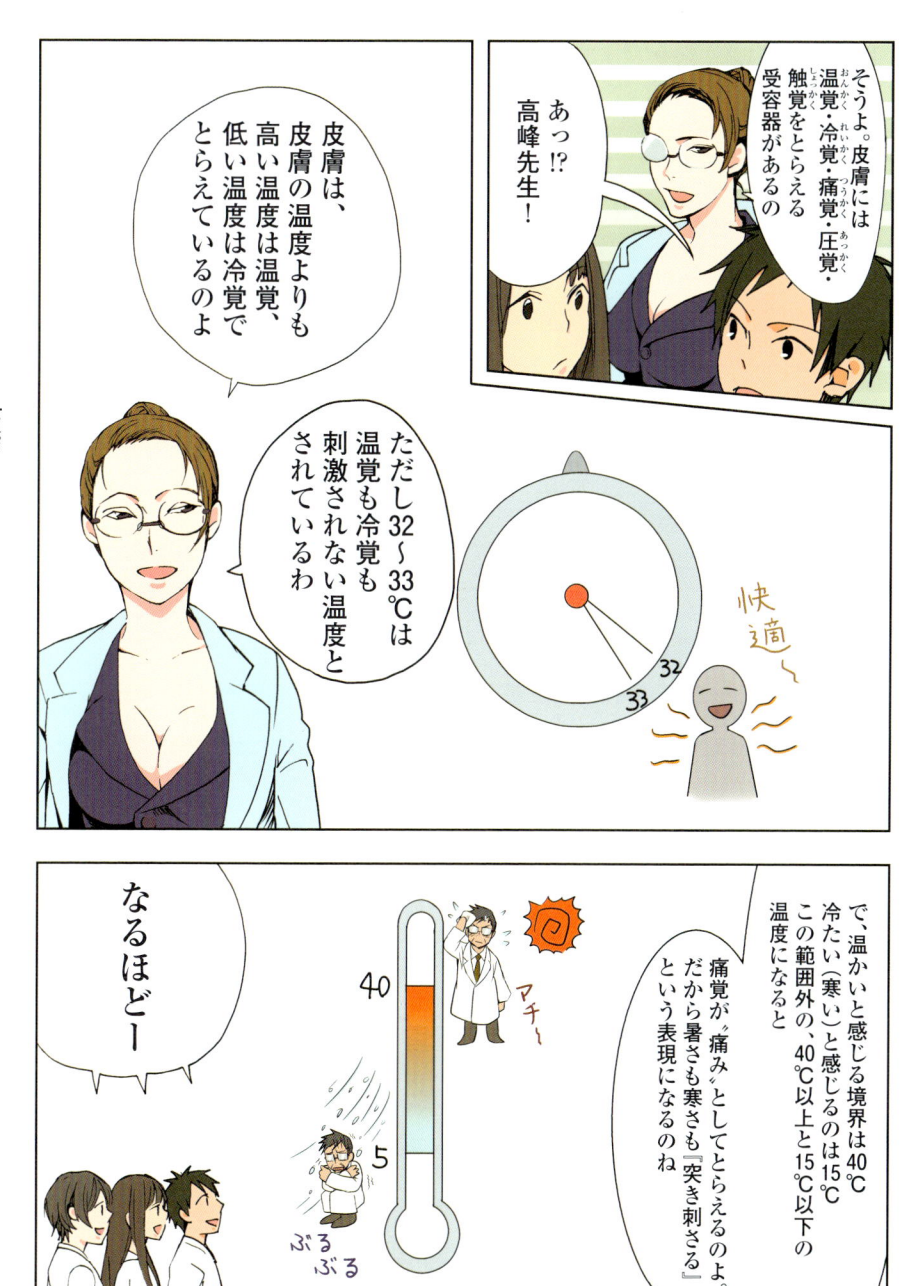

からだをクルリと包む皮膚は3層構造になっている

全身の筋肉をおおっている皮膚は表《ひょう》皮《ひ》、真皮《しんぴ》、皮下組織《ひかそしき》の3層からなり、紫外線、細菌、温度変化などから、からだを保護しています。

皮膚の面積は大人でおよそ畳《たたみ》1枚分。厚さはからだの部位によって異なり、たくさんの作業をする手のひらや絶えず強い力がかかる足の裏、特にかかとは厚く、反対にまぶたや口唇《こうしん》、陰嚢《いんのう》などは非常に薄くなっています。

皮膚の3層のうち一番外側にあるのが表皮です。表皮はさらに5つの層からなり、最下層で細胞が分裂して増殖し、上層に向かって移動していきます。そしておよそ1か月で最上層にある角質層の表面に出て、いわゆる垢《あか》となってはがれ落ちていきます。このようにして皮膚は絶えず新しくなっていくのです。また、表皮には**メラニン色素**をつくるメラニン細胞があり、**紫外線**からからだを守っています。

紫外線だけでなく、細菌などの刺激をブロックして、からだを守っているのが表皮ですが、その奥にある真皮は、コラーゲン線維が集まってできたしなやかで丈夫なシートのようなもの。皮膚が裂けるのを防ぐなど、機械的にからだの表面を保護しています。また、真皮には、刺激を感知する感覚受容器があります。

真皮の奥にある皮下組織には、**皮《ひ》下脂肪《かしぼう》**になっている部位が多くみられます。また、動脈や静脈が通っている個所があり、枝分かれした毛細血管は表皮近くにまでおよび、**毛細《もうさい》血管網《けっかんもう》**をつくっています。

メラニン色素
黒褐色の色素で、有害な紫外線をさえぎり、細胞を守る働きをしている。

紫外線
太陽の光の一種で、浴びすぎると人体への悪影響があるといわれている。

皮下脂肪
皮膚にあって、体温を保つ、エネルギーをたくわえる、ぶつかった衝撃を吸収するなどのはたらきをする脂肪。内臓のまわりにつくのは「内臓脂肪」。

毛細血管網
毛細血管網の血流の違いが皮膚にあらわれて、皮膚が紅潮して見えたり、蒼白に見えたりする。

•皮膚の構造

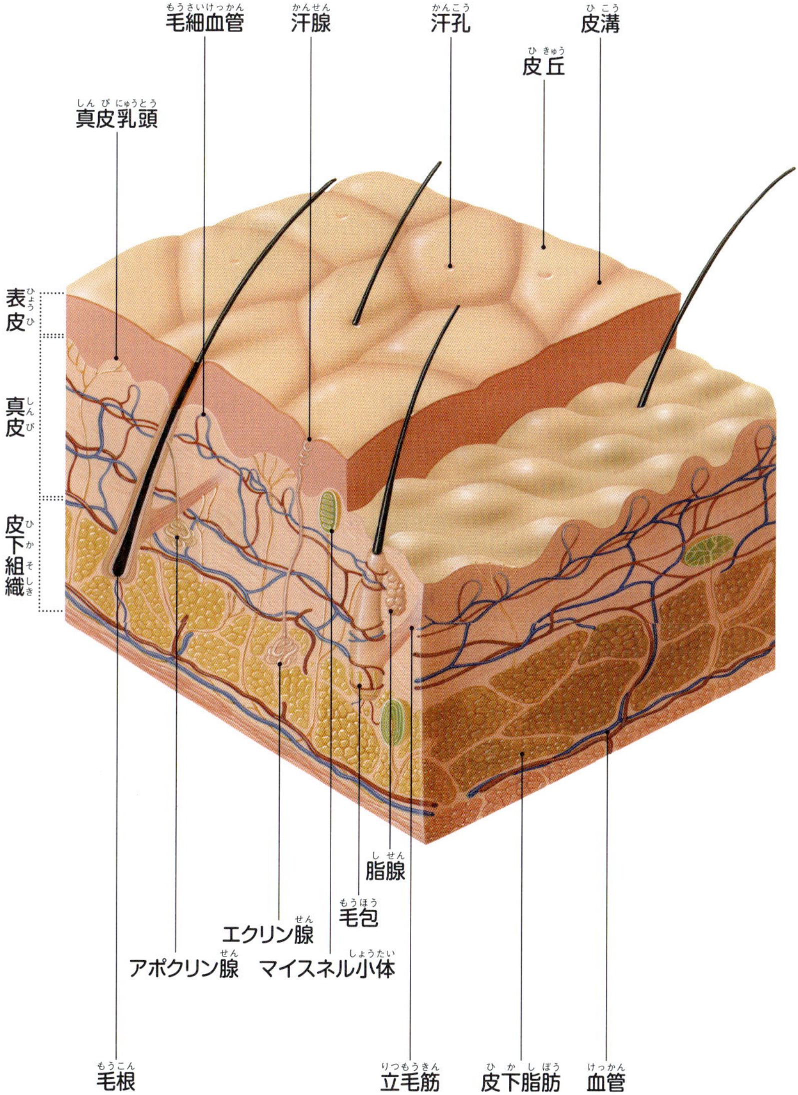
毛細血管《もうさいけっかん》
汗腺《かんせん》
汗孔《かんこう》
皮溝《ひこう》
皮丘《ひきゅう》
真皮乳頭《しんぴにゅうとう》
表皮《ひょうひ》
真皮《しんぴ》
皮下組織《ひかそしき》
脂腺《しせん》
毛包《もうほう》
エクリン腺《せん》
アポクリン腺《せん》
マイスネル小体《しょうたい》
毛根《もうこん》
立毛筋《りつもうきん》
皮下脂肪《ひかしぼう》
血管《けっかん》

皮膚

汗はここから出ていた!

皮膚のはたらきのひとつに体温調節があります。体内では絶えず熱をつくっているので、皮膚はその熱を体外に放出する役割をはたしているのです。具体的には、皮膚の内側にある毛細血管を流れる血液の熱を、表皮《ひょうひ》を介して外に放出しています。

体温が上昇しているときは、毛細血管を流れる血液の量を増やして熱の放出を大きくしながら、体表に汗の分泌を増やして、**気化熱**《きかねつ》によって体表の温度を下げています。

反対に気温が低く、熱を放散せずに体温を維持する必要がある場合は、毛細血管《もうさいけっかん》を流れる血液の量を減らして、熱の放出を減少させています。寒さを感じると、**立毛筋**《りつもうきん》**が収縮**します。動物はこれで体温の低下を防ぎますが、人間は体毛が薄いので、そのはたらきは限られています。

暑いときにかく汗は全身に分布しているエクリン腺から分泌され、**汗**《かん》**孔**《こう》から体表に出ます。暑いときに限らず、手のひらや足の裏からほんの少し出ている汗は、ものを持つときや歩くときにすべりにくくするはたらきをしています。エクリン腺がつくる汗の成分の99%は水で、わずかに塩やアンモニアなどが含まれています。

汗はアポクリン腺でも分泌され、毛穴から体表に出ます。アポクリン腺はわきの下、乳首、肛門などにあり、においのもとになる物質を含んでいます。緊張や驚き、恐怖など、心の状態に合わせてかく「冷や汗」はエクリン腺とアポクリン腺の両方から出ています。

気化熱
水分が蒸発するときに周囲から吸収する熱のこと。「打ち水」で地表から熱を奪うのと同じしくみ。

立毛筋が収縮
毛根にある立毛筋が収縮すると、皮膚の表面積が小さくなる。この立毛筋が収縮した状態を「鳥肌が立つ」という。立毛筋は平滑筋の一種なので、意識的に動かすことはできない。40ページ参照。

汗孔
汗腺でつくられた汗を体表にだすための穴。

•汗がつくられ、出てくるところ

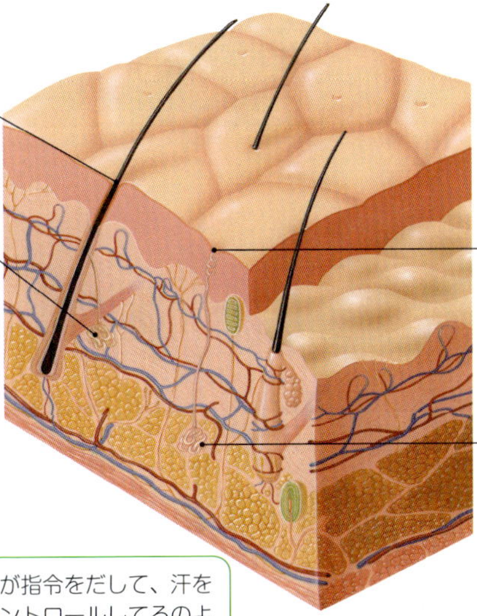

毛穴《けあな》
アポクリン腺で分泌された汗の出口
アポクリン腺《せん》
汗を分泌するところ（わきの下、乳首など特定の場所に分布）
汗孔《かんこう》
エクリン腺で分泌された汗の出口
エクリン腺《せん》
汗を分泌するところ（全身に分布）

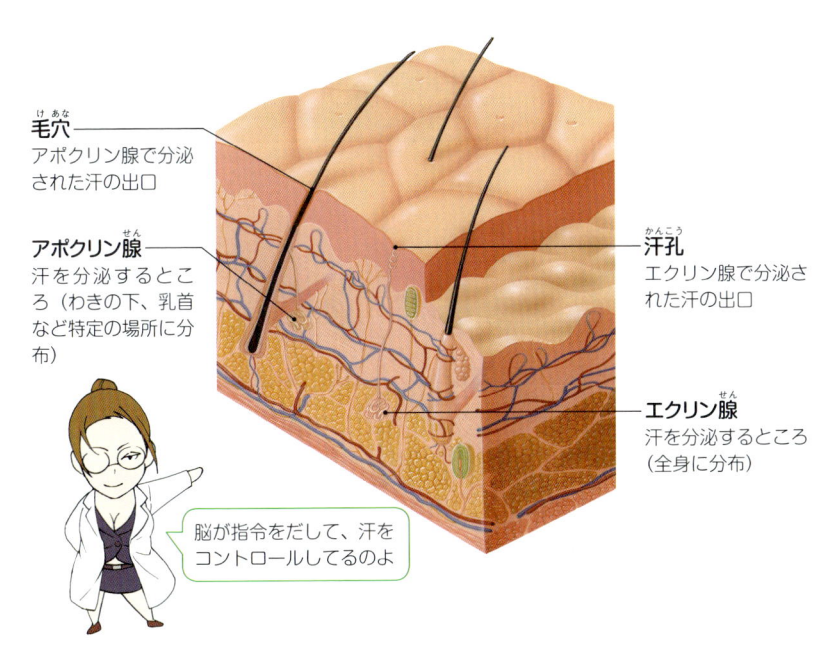

脳が指令をだして、汗をコントロールしてるのよ

•汗をかくとき

汗は体温調節のためにかくだけでなく、緊張や驚きなど、心の動きによってかいたり、辛いものを食べたときにかいたりもします。

味覚性発汗

辛いものを食べると汗が出る（首から上だけに汗が出るのが特徴）。

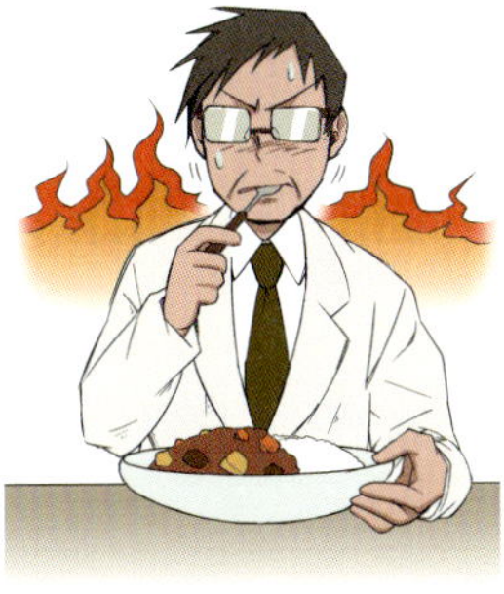

精神性発汗

気持ちが揺れ動いたときに汗が出る（手のひらや足のうら、わきの下からたくさん出る）。

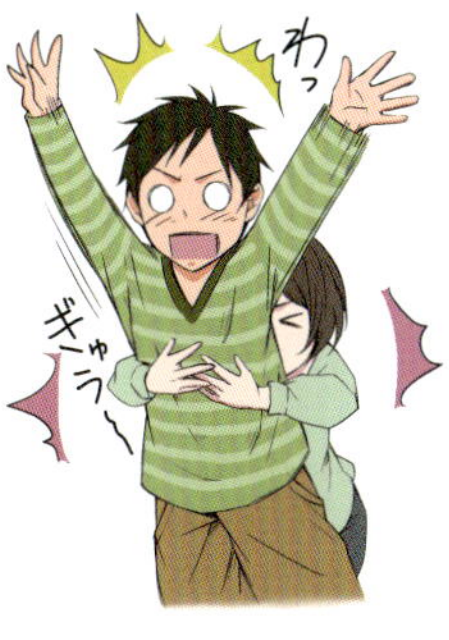

わっ
ギュ〜ウ〜

温熱性発汗

暑くて汗が出る。

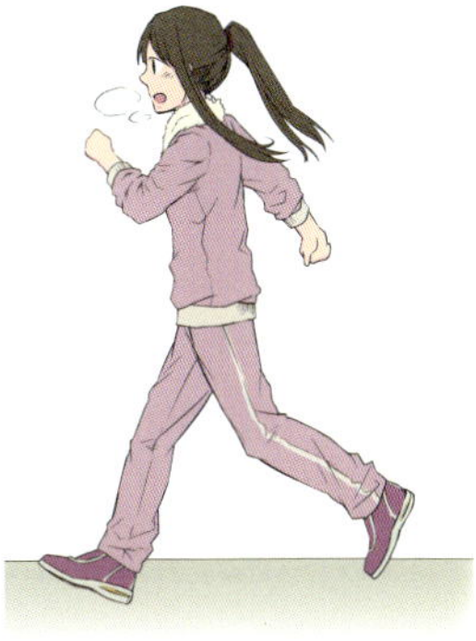

皮膚は5つの違った感覚を感じることができる

皮膚はからだを保護するだけでなく、さわったという感覚（触覚《しょっかく》）、押されたという感覚（圧覚《あっかく》）、温かさ（温覚《おんかく》）、冷たさ（冷覚《れいかく》）、痛さ（痛覚《つうかく》）といった感覚をとらえています。感覚は皮膚の内部にある感覚受容器《かんかくじゅようき》といわれる部分で受け入れています。

感覚受容器というのは総称で、刺激の内容によって受け入れる部分が異なります。触覚、温覚、痛覚を感じる部分を自由神経終末《じゆうしんけいしゅうまつ》といいます。触覚はほかにも、メルケル小体《しょうたい》（触覚小体）やマイスネル小体で感じています。また、圧覚や振動を感知するのはファーター・パチニ小体。手指や足底、関節などに分布していて、皮膚の引っ張りによる緊張を感じるのはルフィニ小体です。

感覚受容器のほとんどが真皮《しんぴ》と皮下組織《ひかそしき》に位置し、**神経**の末端が露出したまま、または円や楕円などの形になって存在しています。皮膚を通してその先端部分に刺激が与えられると、その刺激の情報が脳に伝わり、「感じる」ことができるわけです。皮膚の表面で刺激を感じる場所を**感覚点**といい、まさに感覚を点で感じているのです。

感覚受容器が分布している場所や数、種類はからだの部位によって異なり、くちびるや舌、手足の指などはとても敏感なのに対し、ヒジや背中、太ももなどは鈍感です。皮膚のなかで一番敏感なのは舌で、たった1㎜離れた2点を識別できます。一方、もっとも鈍感な背中は、7㎝くらい離れないと2つの点を2点と認識することができません。

神経
脳とからだの各部を結ぶ線。

感覚点
皮膚の表面に散らばっており、たとえば冷点の上に冷たいものをあてれば冷たいと感じるが、冷点ではない場所に冷たいものをあてても冷たいとは感じない。

•いろいろな感覚受容器

皮膚で感じるのは、触覚、圧覚、温覚、冷覚、痛覚の５種類の感覚。これらを皮膚の上でとらえて受容する場所を、それぞれ、触点、圧点、温点、冷点、痛点といいます。

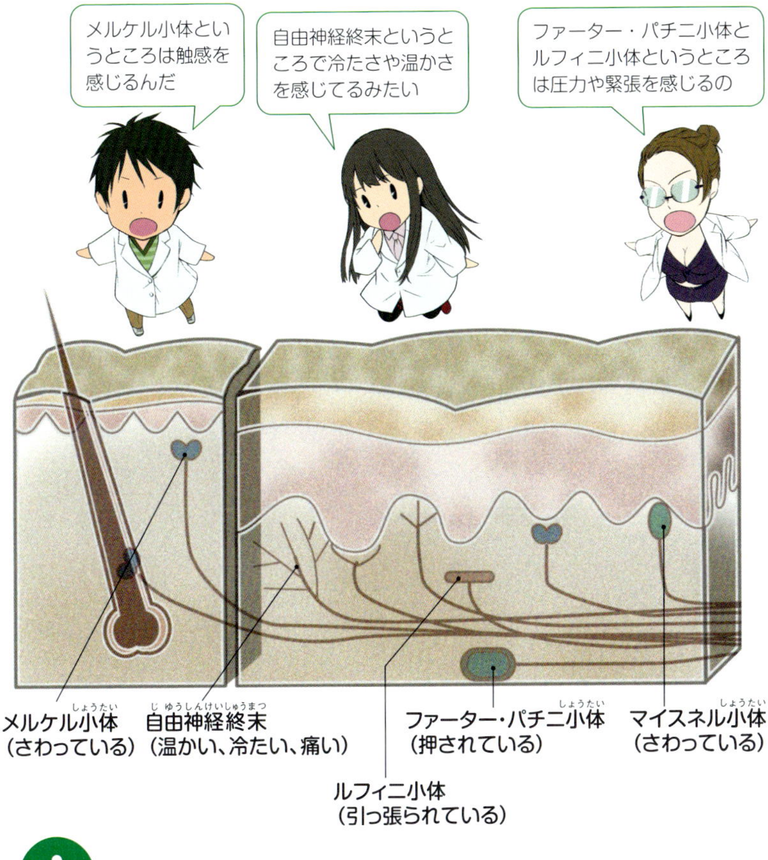

メルケル小体というところは触感を感じるんだ
自由神経終末というところで冷たさや温かさを感じてるみたい
ファーター・パチニ小体とルフィニ小体というところは圧力や緊張を感じるの
メルケル小体《しょうたい》（さわっている）
自由神経終末《じゆうしんけいしゅうまつ》（温かい、冷たい、痛い）
ファーター・パチニ小体《しょうたい》（押されている）
マイスネル小体《しょうたい》（さわっている）
ルフィニ小体（引っ張られている）

! 痛みがもっとも感じやすいワケ

皮膚上で感覚をとらえて受容する触点、圧点、温点、冷点、痛点のうち、もっとも多く存在するのは痛点です。では、なぜ痛みは感じやすいようにできているのでしょうか？　それは、痛覚が危険から反射的に逃れるための重要な感覚だからです。身を守るための一種の防御反応といえるでしょう。

同じ理由で、16～40℃くらいの皮膚への刺激が少ない温度に対しては温覚や冷覚がよくはたらきますが、これよりも下や上の温度になると、痛覚のほうがはたらくようになります。

爪も、毛も、実は皮膚の仲間だった！

爪《つめ》は指先の背側のみにあり、表皮《ひょうひ》の細胞が変化してできたものです。爪の本体を爪甲《そうこう》または爪体《そうたい》といい、板状になった**角質**《かくしつ》でできています。

爪自体は白っぽい半透明ですが、爪の奥にある真皮《しんぴ》の毛細血管《もうさいけっかん》の血液が透けているので、指先ではピンク色に見えます。爪は根元にある爪母《そうぼ》基《き》という部分で細胞分裂をして成長します。白い部分は爪半月《そうはんげつ》といって、できたばかりのまだ透明になっていない爪です。

爪は指先を保護しており、手指でモノをつかむ、細かい作業をする、脚が地面をとらえて歩くといった動作を可能にしています。

毛も皮膚の仲間で、爪と同様に表皮の細胞が変化してできたもの。表皮の一部が真皮を突き抜け、皮下組《ひかそ》織《しき》の付近まで、管状に落ち込んでいます。ですから**毛根**《もうこん》の周囲は、表皮より深いところにありながらも、表皮のようなはたらきをもち、根元の毛球《もうきゅう》にある毛母基《もうぼき》という部分で細胞分裂をしています。毛は日々成長し続けており、頭髪は一日に0.3～0.4㎜伸びるといわれています。

毛には寿命があり、ある期間伸びると成長が止まります。そして毛乳《もうにゅう》頭《とう》という部分が皮膚と離れることで毛が抜けていきます。残された毛根では新しい毛の形成がはじまります。

全身のなかで特に保護が必要な部分ほど毛がたくさん生えており、頭髪はケガや温度変化、紫外線などから頭部を守り、眉毛は汗が目に入るのを防ぎ、鼻毛や耳のなかの毛はゴミが入るのを防いでいます。

角質
皮膚が古くなって死んだ細胞。外部の刺激から真皮を守るはたらきをしている。

毛根
毛のうち、皮膚のなかに収まっている部分のこと。毛根は毛包（もうほう）という表皮の一種に包まれている。

毛には寿命
頭の毛の寿命は2～5年、まつげは3～4か月といわれている。

•爪の各部の名称

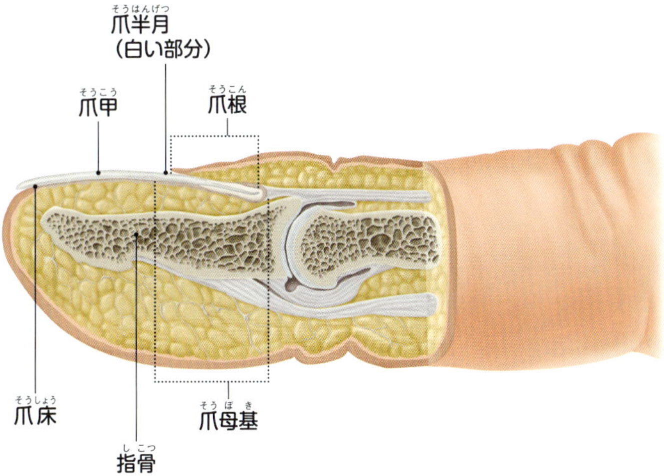
爪半月《そうはんげつ》
（白い部分）
爪甲《そうこう》
爪根《そうこん》
爪床《そうしょう》
指骨《しこつ》
爪母基《そうぼき》

•毛の構造

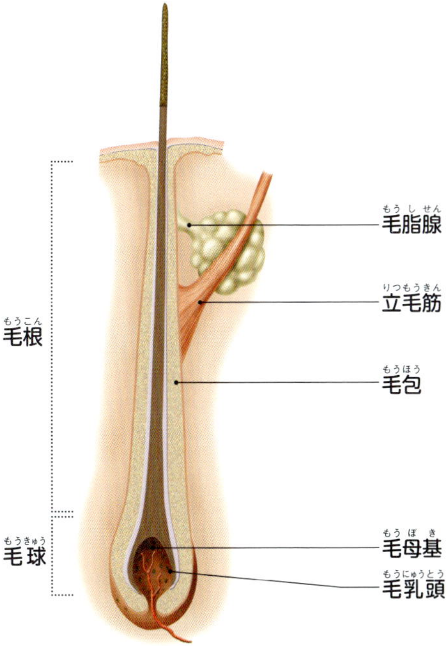
毛脂腺《もうしせん》
立毛筋《りつもうきん》
毛根《もうこん》
毛包《もうほう》
毛球《もうきゅう》
毛母基《もうぼき》
毛乳頭《もうにゅうとう》

COLUMN1

メラニン色素のある場所

日焼けとメラニン色素

紫外線は、皮膚の表面を殺菌したり、骨の成長を助けたりと重要な役割をはたしていますが、あたりすぎるとからだに害をおよぼします。そのため、紫外線が皮膚にあたると、表皮で黒褐色《こっかっしょく》のメラニン色素がつくられ、紫外線から細胞を守るようになっています。

日光の強い土地に住む人は、肌の色を黒くすることで、紫外線が細胞に入り込むのを防いでいます。一方、日光の弱い土地に住む人は、紫外線をよく吸収する白い肌をしているのです。

強い日光にあたるとメラニン色素が増え、皮膚が黒くなります。黒くなった皮膚はしばらくするともとの色に戻りますが、加齢とともに、戻りにくくなり、一部がシミやソバカスとなって肌に残ることもあります。

毛髪や眼にもメラニン色素

街を歩く人が外国人かどうかを見極めるとき、何気なく毛髪や眼の色を見ることがあります。毛髪も目も、メラニン色素がどれだけ含まれているかによって、その色が決まります。

毛球《もうきゅう》の一部に、メラニン色素をつくる細胞があります。メラニン色素がたくさんつくられると髪は黒く見え、少ないと茶色や金色っぽく見えるのです。白髪は光があたるとキラキラと輝いて見えます。このキラキラの正体は空気。毛球のメラニン色素は、加齢などにより新陳代謝が衰えることで、生産量が減少します。そして、メラニン色素があった部分がすきまとなり、空気が入り込んできて、白髪となります。この空気に光が反射して、輝くように見えているというわけです。

眼のなかの「黒目」と呼ばれる部分をよく見ると、色の濃い部分と薄い部分があるのがわかります。中心は真っ黒な瞳孔《どうこう》で、周囲の茶色い部分が虹彩《こうさい》です。メラニン色素があるのは虹彩の部分。日本人はメラニン色素が多いので濃い茶色ですが、メラニン色素の少ない白人の虹彩は青色に見えます。

第2章

人の顔ってどうなっているの?

全体像が理解できたら、今度は、各パーツを見ていきましょう。
まずは、顔から。
眼・鼻・口など、
いわゆる「感覚器」といわれる部分が中心です。

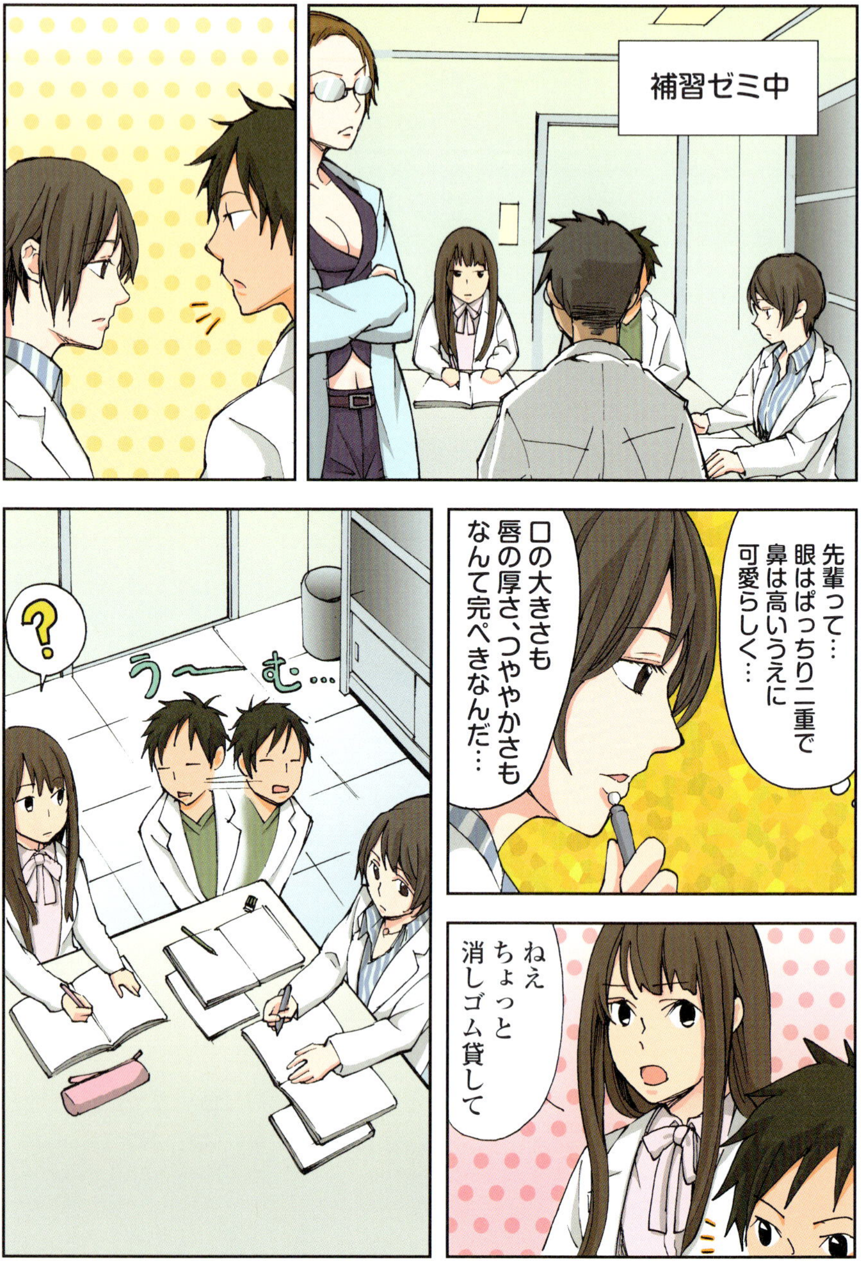
補習ゼミ中
先輩って…眼はぱっちり二重で鼻は高いうえに可愛らしく…
口の大きさも唇の厚さ、つややかさもなんて完ぺきなんだ…
ねえ ちょっと 消しゴム貸して
?
う〜〜む…

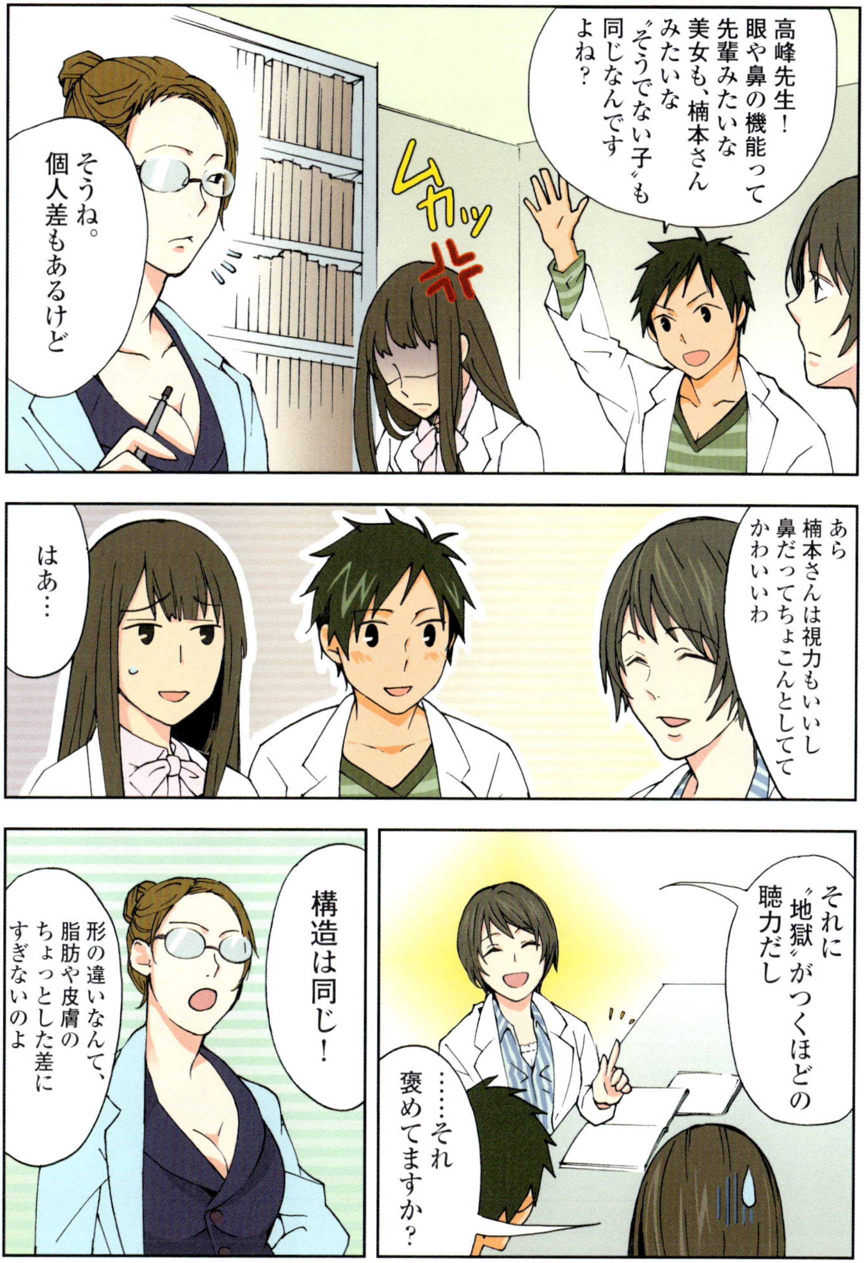
高峰先生！眼や鼻の機能って先輩みたいな美女も、楠本さんみたいな〝そうでない子〟も同じなんですよね？
ムカッ
そうね。個人差もあるけど
あら 楠本さんは視力もいいし鼻だってちょこんとしててかわいいわ
はあ…
それに〝地獄〟がつくほどの聴力だし
……それ褒めてますか？
構造は同じ！
形の違いなんて、脂肪や皮膚のちょっとした差にすぎないのよ

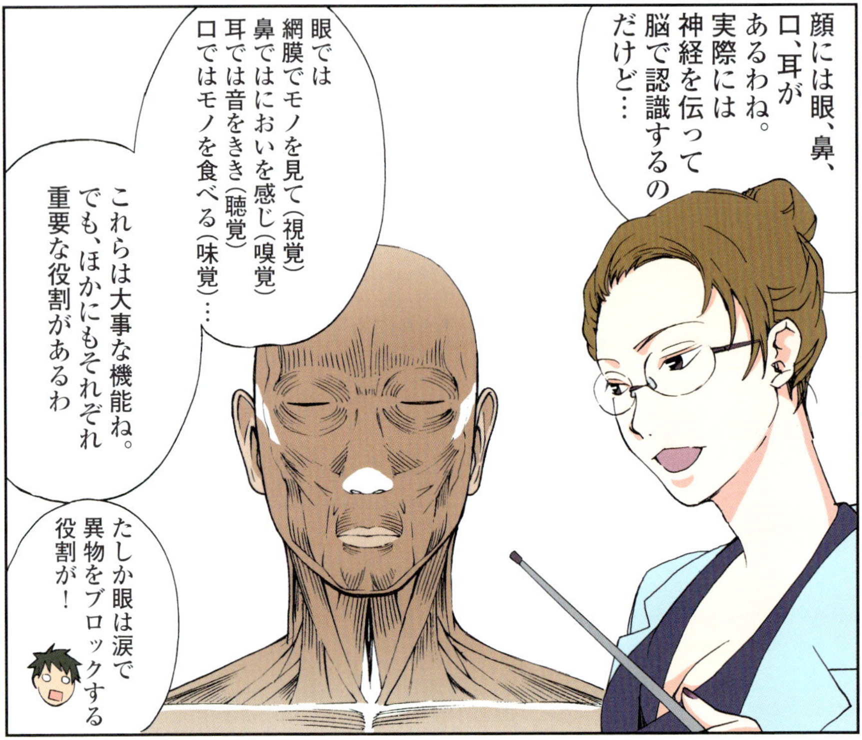

顔には眼、鼻、口、耳があるわね。実際には神経を伝って脳で認識するのだけど…
眼では網膜でモノを見て(視覚)鼻ではにおいを感じ(嗅覚)耳では音をきき(聴覚)口ではモノを食べる(味覚)…
これらは大事な機能ね。でも、ほかにもそれぞれ重要な役割があるわ
たしか眼は涙で異物をブロックする役割が!

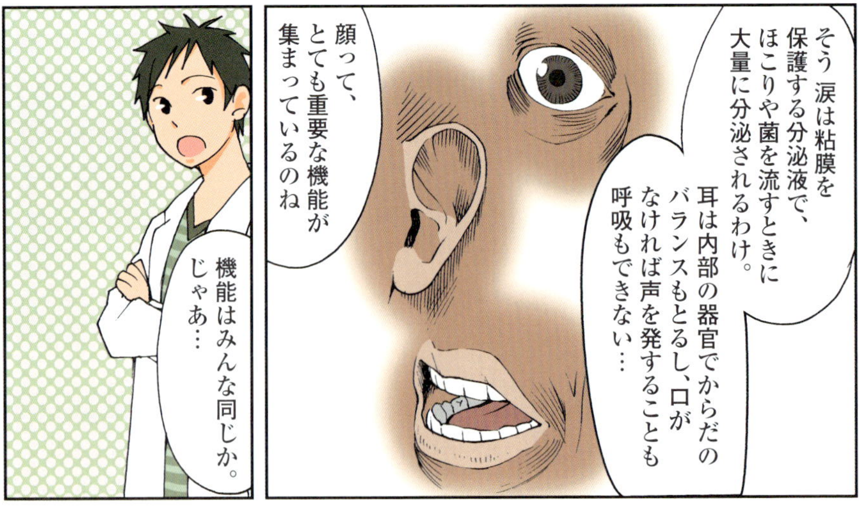

そう 涙は粘膜を保護する分泌液で、ほこりや菌を流すときに大量に分泌されるわけ。
耳は内部の器官でからだのバランスもとるし、口がなければ声を発することも呼吸もできない…
顔って、とても重要な機能が集まっているのね
機能はみんな同じじゃあ…

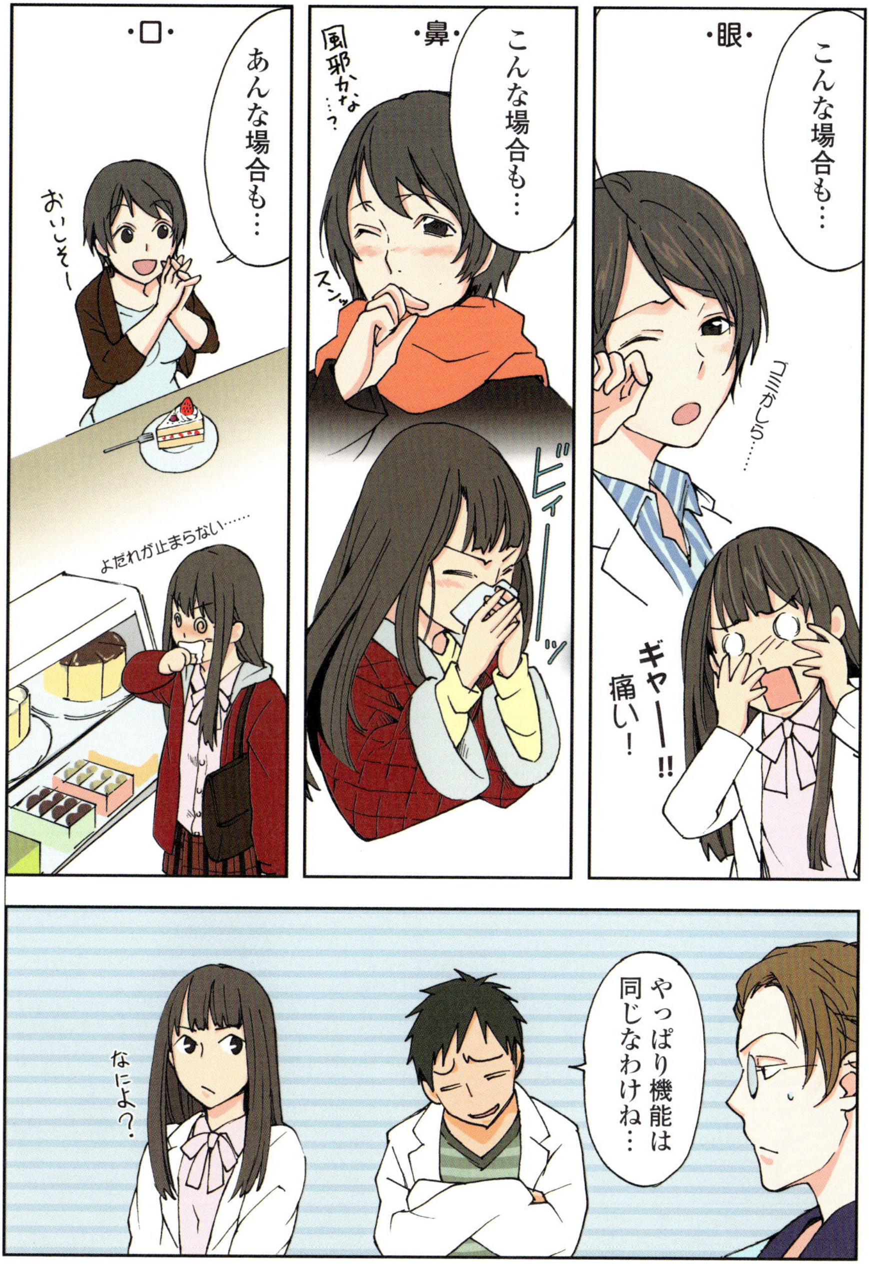

・眼・
こんな場合も…
ゴミかしら……
ギャー!!
痛い!
・鼻・
こんな場合も…
風邪かな…?
スンッ
ビィーーッ
・口・
あんな場合も…
おいしそー
よだれが止まらない……
やっぱり機能は同じなわけね…
なによ?

眼とカメラの機能

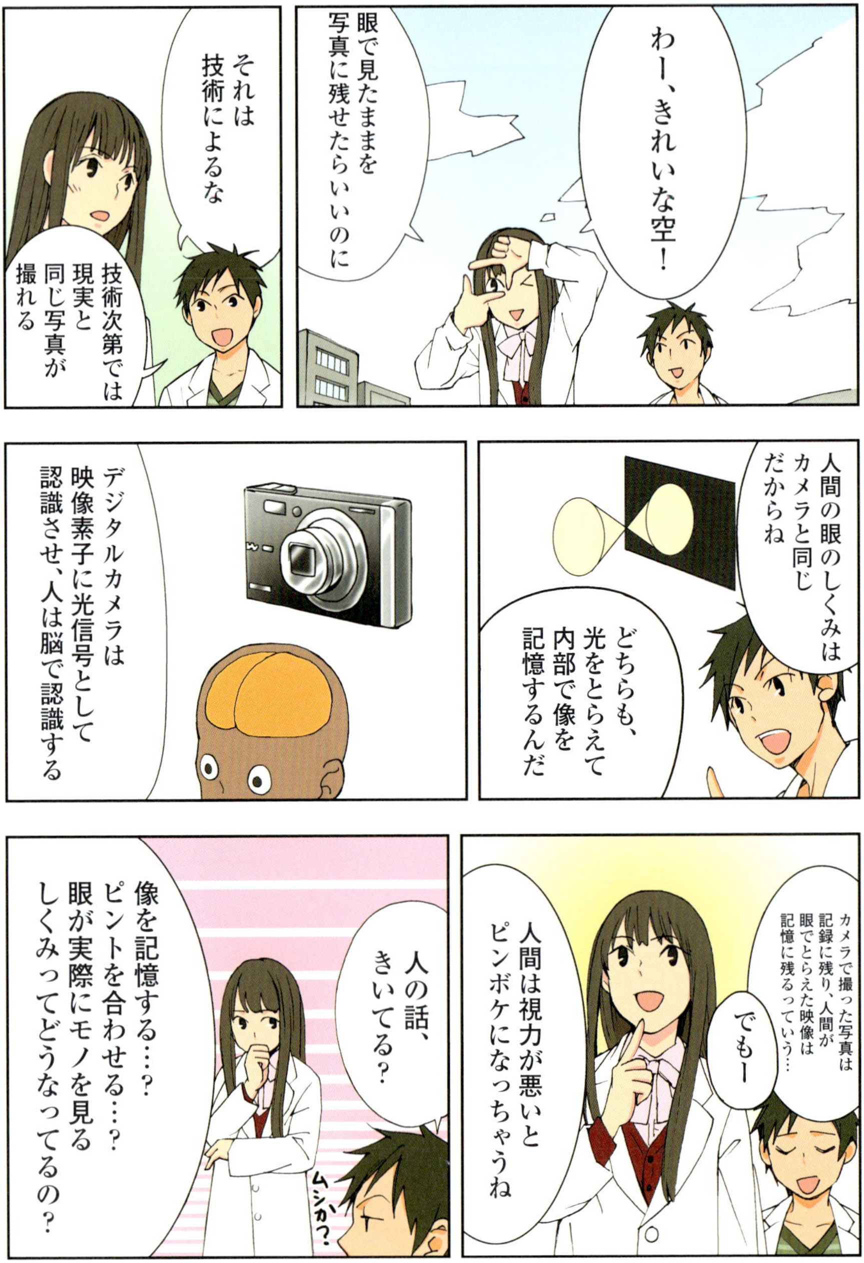
わー、きれいな空！
眼で見たままを写真に残せたらいいのに
それは技術によるな
技術次第では現実と同じ写真が撮れる
人間の眼のしくみはカメラと同じだからね
どちらも、光をとらえて内部で像を記憶するんだ
デジタルカメラは映像素子に光信号として認識させ、人は脳で認識する
カメラで撮った写真は記録に残り、人間が眼でとらえた映像は記憶に残るっていう…
でもー
人間は視力が悪いとピンボケになっちゃうね
人の話、きいてる？
ムシか？
像を記憶する…？ピントを合わせる…？眼が実際にモノを見るしくみってどうなってるの？

•モノが見えるしくみの要所は水晶体

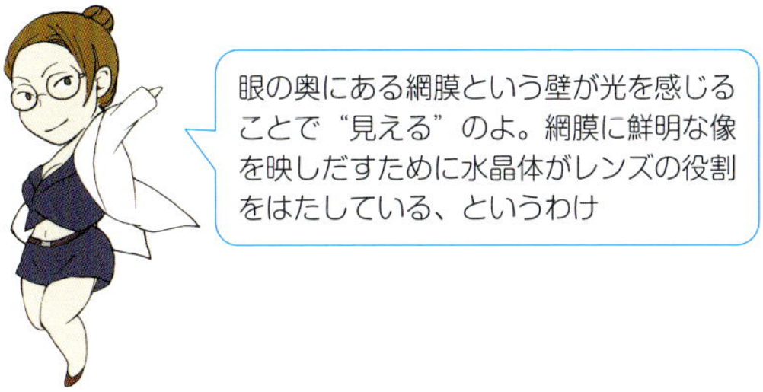
眼の奥にある網膜という壁が光を感じることで“見える”のよ。網膜に鮮明な像を映しだすために水晶体がレンズの役割をはたしている、というわけ

見えるしくみの基本

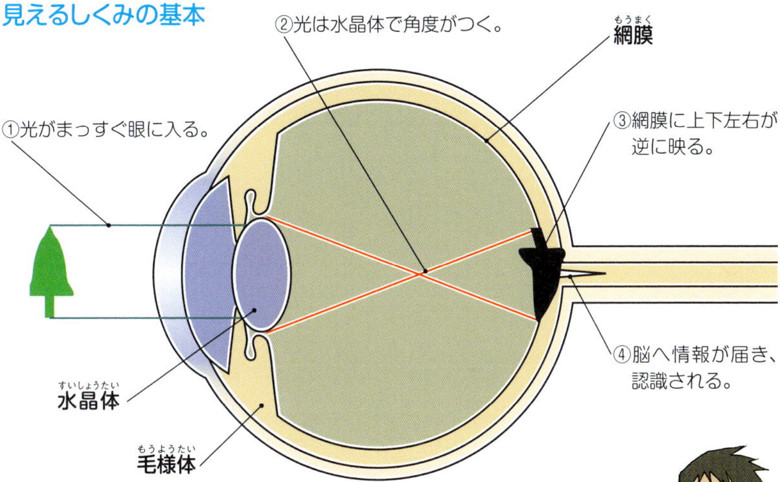
②光は水晶体で角度がつく。
網膜《もうまく》
①光がまっすぐ眼に入る。
③網膜に上下左右が逆に映る。
④脳へ情報が届き、認識される。
水晶体《すいしょうたい》
毛様体《もうようたい》

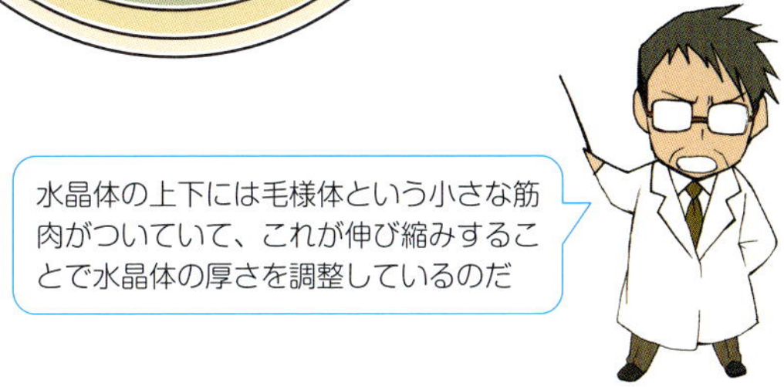
水晶体の上下には毛様体という小さな筋肉がついていて、これが伸び縮みすることで水晶体の厚さを調整しているのだ

近くのモノが見えるしくみ

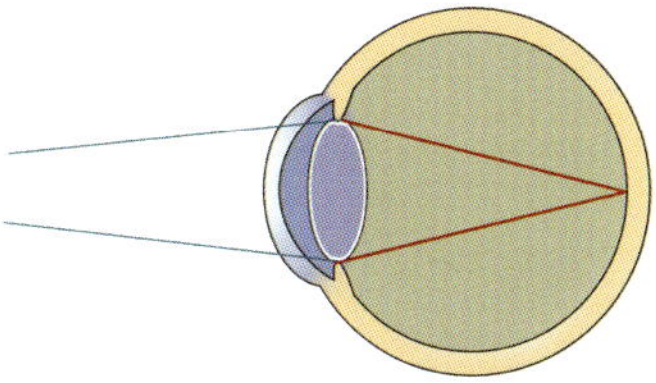

近くのモノを見るとき、水晶体は厚くなることでピントを合わせている。

遠くのモノが見えるしくみ

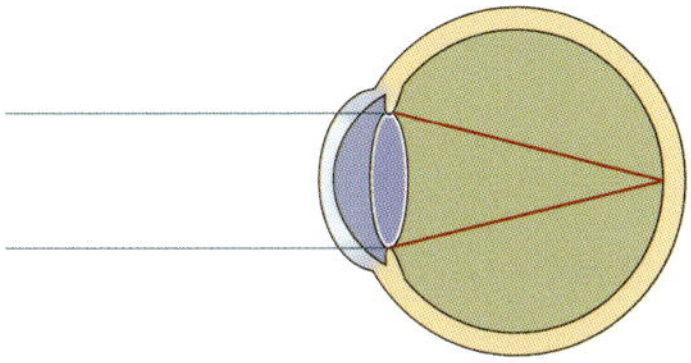

遠くのモノを見るとき、水晶体は薄くなることでピントを合わせている。

網膜が光を感じて機能する眼

眼は外部からの情報を受けとる感覚器のひとつで、わたしたちは視覚からたくさんの情報を得ています。

まず眼の外観を見ていきましょう。黒目の中心にあるのが瞳孔《どうこう》で、瞳《ひとみ》ともいいます。瞳孔のまわりが虹彩《こうさい》で、モノを見るときに光を調節する役割をはたしています。**メラニン色素**が多い日本人の虹彩は黒色です。メラニン色素の少ない白人は虹彩が青色に見えます。白目の部分は強膜《きょうまく》といいます。

眼は10円玉とほぼ同じくらいの直径をもつ眼球を、**外眼筋**《がいがんきん》と総称される6本の筋肉が動かしています。

眼球のなかに収っているのはガラス体（硝子体《しょうしたい》）で、ゼリー状の物質からなります。眼球の壁の部分は3層になっていて、一番内側にあるのが光を感知する網膜《もうまく》、次が虹彩や**毛様体**《もうようたい》を含むブドウ膜、一番外側が丈夫な膜でできた線維膜《せんいまく》です。線維膜の一部が透明な角膜《かくまく》で、虹彩と水晶体をおおっています。線維膜の大部分は白色の強膜《きょうまく》です。

網膜には光の色と明るさを感じる2種類の細胞があります。色を感じる細胞には赤、青、緑の担当があり、この3種類がいろいろな強さで反応することで色を識別しています。

明るさを感じる細胞はとても感度がよく、暗い場所でもかすかな光を感じとりますが、明るい場所でははたらきません。急に暗くなったとき、だんだんとモノが見えてきて、**暗闇に目が慣れた**と感じるのは徐々に光を感じる細胞が活躍しはじめたということです。

メラニン色素
動物や植物に存在する黒色や褐色の色素。紫外線を吸収し、からだを守るはたらきをする。

外眼筋
眼球を上下に動かす上直筋と下直筋、内外に動かす内側直筋と外側直筋、斜め方向に動かす上斜筋と下斜筋がある。

毛様体
水晶体の厚さを調整する筋肉。

暗闇に目が慣れた
明暗順応といい、目が慣れるのには明から暗は4～5分、暗から明は30秒～1分かかる。

•眼球とその周辺の構造

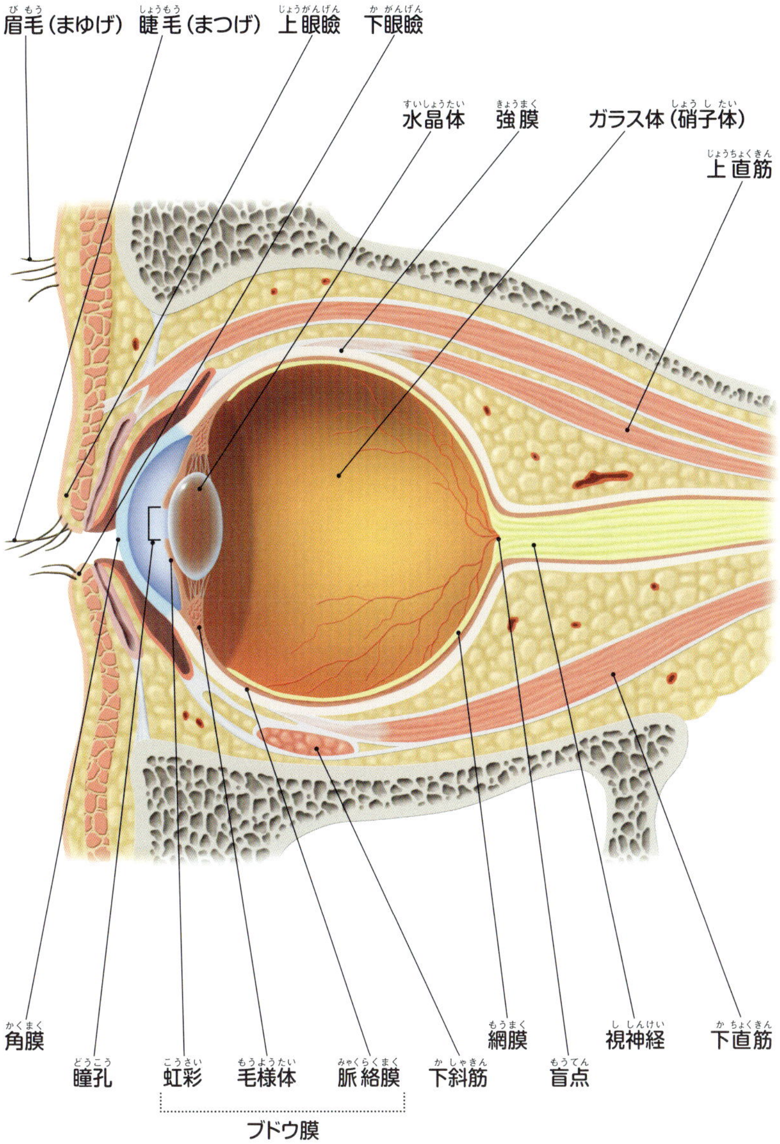

眉毛《びもう》(まゆげ)
睫毛《しょうもう》(まつげ)
上眼瞼《じょうがんげん》
下眼瞼《かがんげん》
水晶体《すいしょうたい》
強膜《きょうまく》
ガラス体(硝子体《しょうしたい》)
上直筋《じょうちょくきん》
角膜《かくまく》
瞳孔《どうこう》
虹彩《こうさい》
毛様体《もうようたい》
脈絡膜《みゃくらくまく》
ブドウ膜
下斜筋《かしゃきん》
網膜《もうまく》
盲点《もうてん》
視神経《ししんけい》
下直筋《かちょくきん》

・上下左右は、どこまで見える──視野

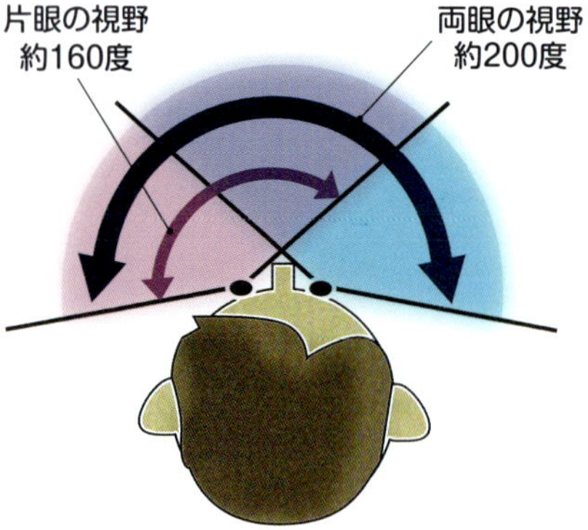
片眼の視野
約160度
両眼の視野
約200度

視野の広さは、置かれた状況によって変化します。自分が速いスピードで動いているときは、眼が処理しきれなくなり、視野が狭くなります。たとえば、ジェットコースターで急坂を下っているときはまわりの風景があまり見えません。

また、視野の範囲外に飛んでいるハエなどを無意識に認知したことがあるでしょう。視野の境界あたりにあるモノは止まっていると見えませんが、動いていると視野の外側であっても見えることがあります。

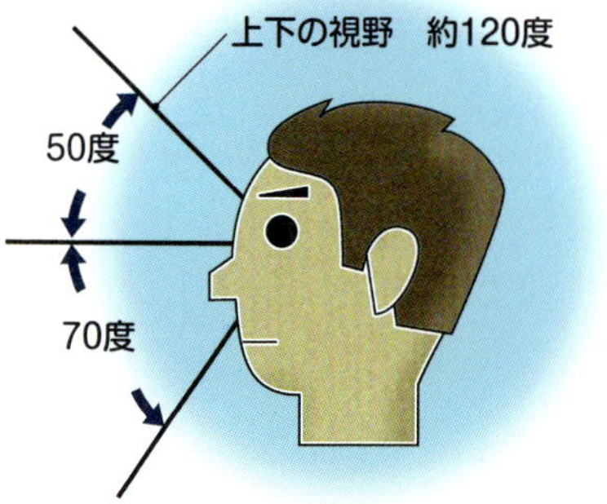
上下の視野　約120度
50度
70度

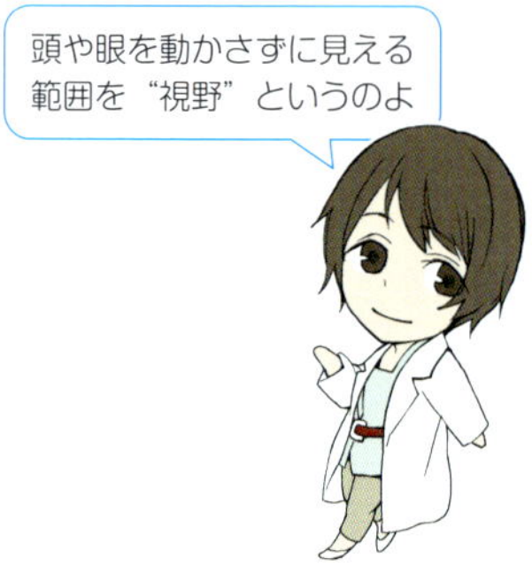
頭や眼を動かさずに見える
範囲を“視野”というのよ

網膜の穴と盲点

網膜には、眼から入った情報を脳に伝える神経の束が通っているところに穴があいていて、そこだけは画像を映す壁がないため見えません。これを盲点といいます。しかし、視界には穴はありません。見えていない点を脳がおぎない、修正して景色を見せてくれているのです。

試してみよう！ 左眼を閉じて、右眼で左の●を見る。眼を少しずつ離していくと、★が見えなくなる場所がある。そのとき、★が盲点（網膜の穴）にさしかかっているということだ。

•眼から涙、そのわけは？

涙のことを涙液（るいえき）といいます。涙液の98%が水分です。残りの成分はナトリウムやカリウム、カルシウム、抗菌作用のあるリゾチームなどが含まれます。

眼では、常に少量の涙液が分泌されており、角膜を乾燥から守っています。

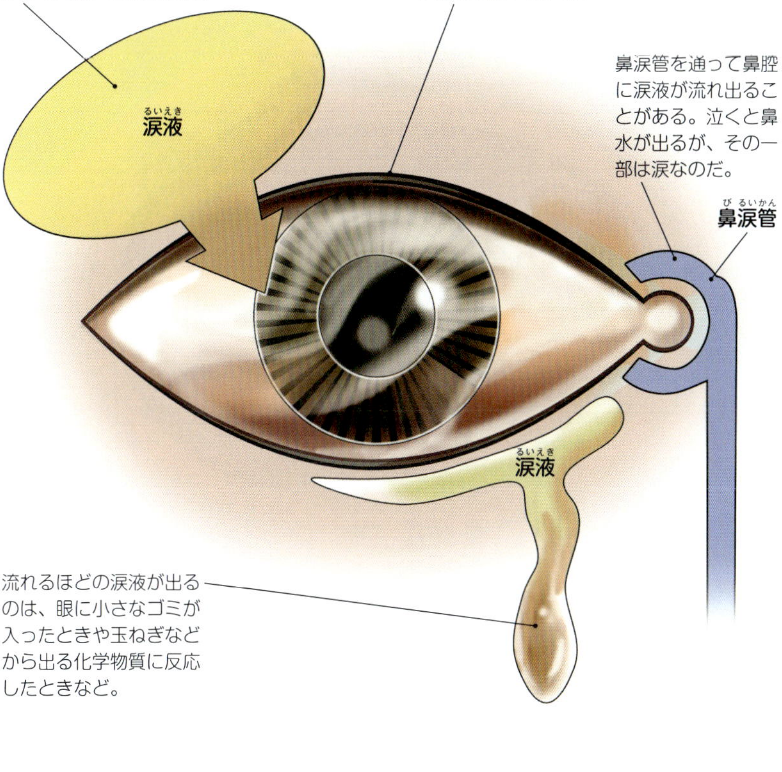

上眼瞼（上まぶた）のなかにある涙腺から涙液が分泌され、導管を通って角膜へと流れだす。
眼瞼（まぶた）がまばたきをすることで角膜の表面をぬぐい、涙液を角膜全体に広げ、眼の乾燥を防いでいる。
涙液《るいえき》
鼻涙管を通って鼻腔に涙液が流れ出ることがある。泣くと鼻水が出るが、その一部は涙なのだ。
鼻涙管《びるいかん》
涙液《るいえき》
流れるほどの涙液が出るのは、眼に小さなゴミが入ったときや玉ねぎなどから出る化学物質に反応したときなど。

眼

感情の変化で涙が出るのはなぜ？

悲しいときやうれしいとき、くやしいとき、感動したときなどにも涙が出ます。こころの変化によって出る涙については謎が多く、実はまだ解明されていません。

一説では、悲しくて涙が出るのは、悲しい気持ちになると体内によくない物質が発生し、それが溜まらないよう、涙で流しだすのだといわれています。

細胞でにおいを感じる

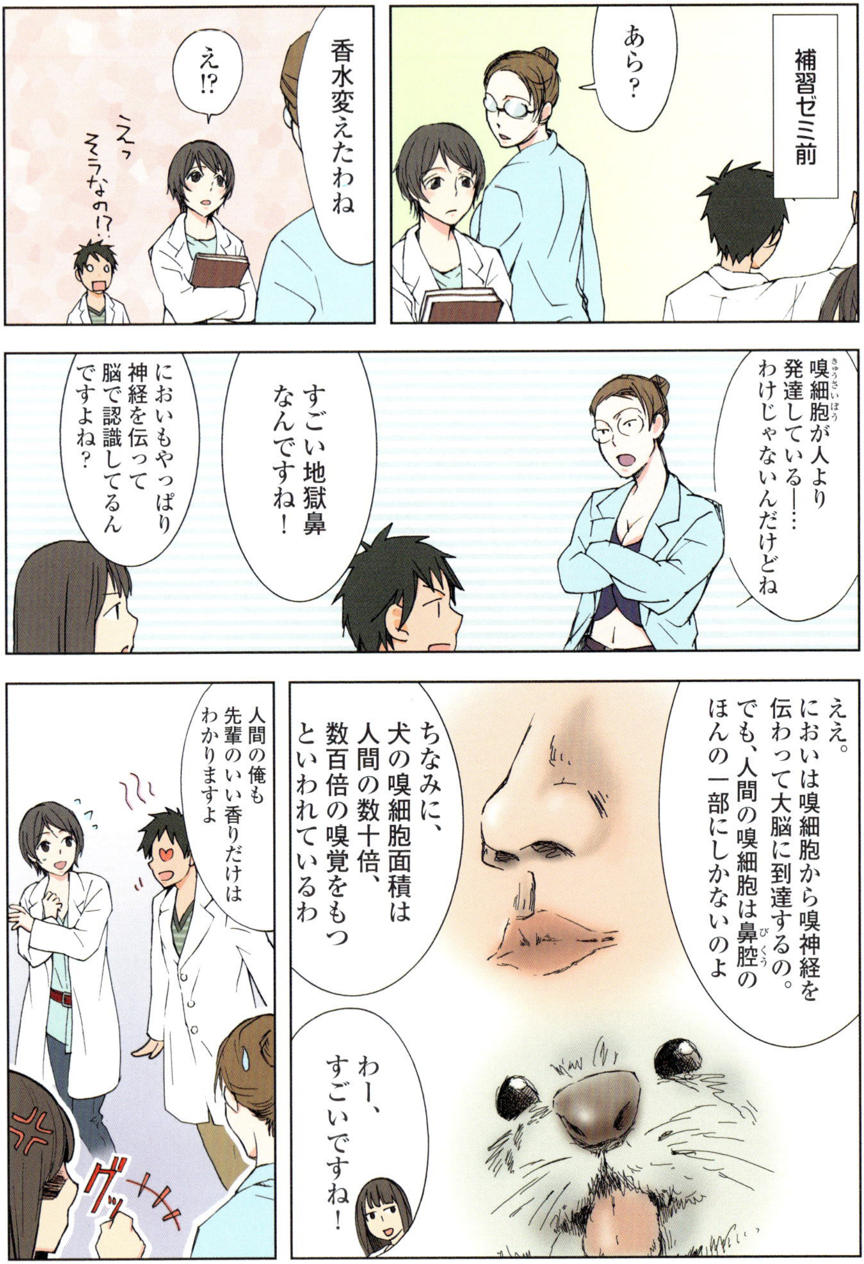
補習ゼミ前
あら？
香水変えたわね
え⁉
えっ そうなの⁉…
嗅細胞《きゅうさいぼう》が人より発達している――…わけじゃないんだけどね
すごい地獄鼻なんですね！
においもやっぱり神経を伝って脳で認識してるんですよね？
ええ。においは嗅細胞から嗅神経を伝わって大脳に到達するの。でも、人間の嗅細胞は鼻腔《びくう》のほんの一部にしかないのよ
ちなみに、犬の嗅細胞面積は人間の数十倍、数百倍の嗅覚をもつといわれているわ
わー、すごいですね！
人間の俺も先輩のいい香りだけはわかりますよ

•においは鼻腔で感じ、脳へ伝えられる

においのもとは分子の小さな粒で、自然界に２万種以上存在すると考えられています。分子がくっつくことで、においを感じとるのは、鼻のなかの空洞で鼻腔（びくう）と呼ばれる場所です。

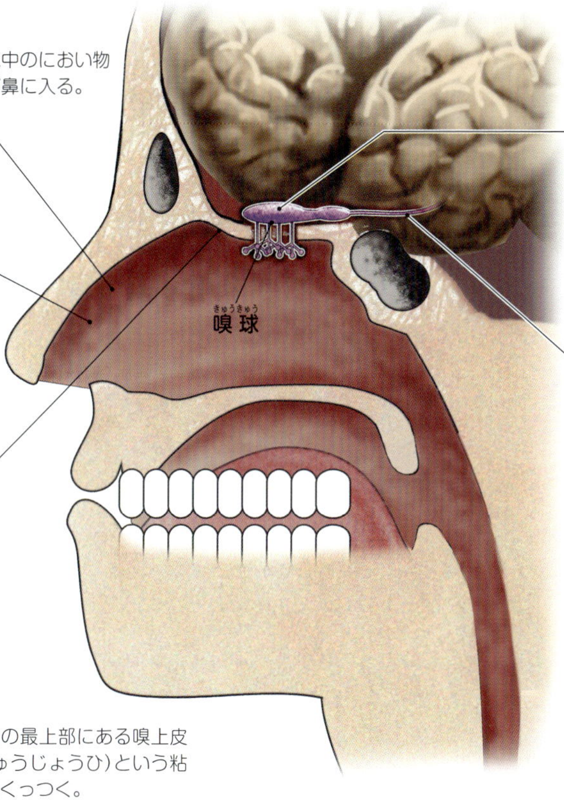
①空気中のにおい物質が鼻に入る。
鼻腔《びくう》
嗅球《きゅうきゅう》
③におい物質が粘膜を通じて液体にとけ、においを感じる細胞を刺激する。
④脳の一部である嗅球（きゅうきゅう）からにおいが脳に伝わる。
②鼻腔の最上部にある嗅上皮（きゅうじょうひ）という粘膜にくっつく。

鼻

においには時間制限がある!?

ずっと同じにおいをかいでいると、においを感じる嗅覚が疲労して、やがて感じなくなります。いいにおいを長く感じていられないのは残念ですが、「うっ、くさい」と最初はつらく感じても、いつのまにか平気になっているという利点（？）もあります。

鼻のキーワードは3つ におい・呼吸・声

鼻

鼻には、感覚器としてにおいを感じること、呼吸器として空気の通り道となること、共鳴器《きょうめいき》として声を出すときに音を響かせることの3つの役割があります。

呼吸器としての鼻は、肺の空気の出し入れ口に加え、温度や湿度を調整するエアコンのような役割もはたしています。肺に入る空気は温度35℃、湿度90%がベスト。温度や湿度が足りないと肺が乾燥して傷ついてしまいます。そんな肺のわがままな要求に応えるのが鼻腔《びくう》です。空気は外鼻《がいび》孔《こう》から鼻腔へと入り、上鼻甲介《じょうびこうかい》、中《ちゅう》鼻《び》中介《こうかい》、下鼻甲介《かびこうかい》と呼ばれる3つの突きだしの下にある上鼻道《じょうびどう》、中鼻《ちゅうび》道《どう》、下鼻道《かびどう》を通りながら鼻腔の粘膜に触れ、**適当な湿気**と温度を与えられて、肺に送られていきます。

また、肺に入る空気は汚れていてもいけません。鼻前庭《びぜんてい》に生えている鼻毛は空気中の小さなゴミをとる空気清浄フィルターの役割を担っています。

ところで、鼻の穴は2つありますが、同時ではなく左右交互に使われているのはご存じでしょうか。からだがそれほど酸素を必要としないときは、片方の鼻甲介を充血させて空気の通り道をふさぎ、休ませて効率よく呼吸しているのです。

鼻の奥の大きな空洞は鼻腔ですが、このほかにも鼻の周囲の骨の内部には空気を含む空洞がいくつかあり、まとめて**副鼻腔**《ふくびくう》と呼ばれています。鼻腔は声をだすとき、音を共鳴させてボリュームを上げ、響《ひび》きをよくするはたらきをしています。

適当な湿気
粘膜だけでなく、鼻の内側にある鼻水も鼻のなかの空気に湿気を与えている。

副鼻腔
前頭洞（ぜんとうどう）や蝶形骨洞（ちょうけいこつどう）など、鼻腔につながっている空洞の総称。副鼻腔には鼻腔におこった炎症が波及することがある。副鼻腔の炎症が慢性化したものが副鼻腔炎＝蓄膿症（ちくのうしょう）だ。

•鼻の構造

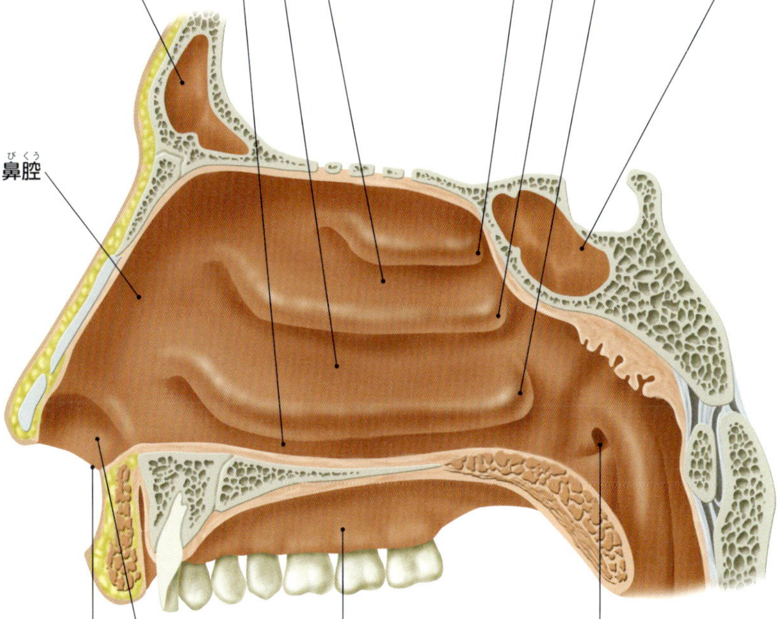
前頭洞《ぜんとうどう》
上鼻道《じょうびどう》
中鼻道《ちゅうびどう》
下鼻道《かびどう》
上鼻甲介《じょうびこうかい》
中鼻甲介《ちゅうびこうかい》
下鼻甲介《かびこうかい》
蝶形骨洞《ちょうけいこつどう》
鼻腔《びくう》
外鼻孔《がいびこう》
鼻前庭《びぜんてい》
口腔《こうくう》
耳管咽頭口《じかんいんとうこう》

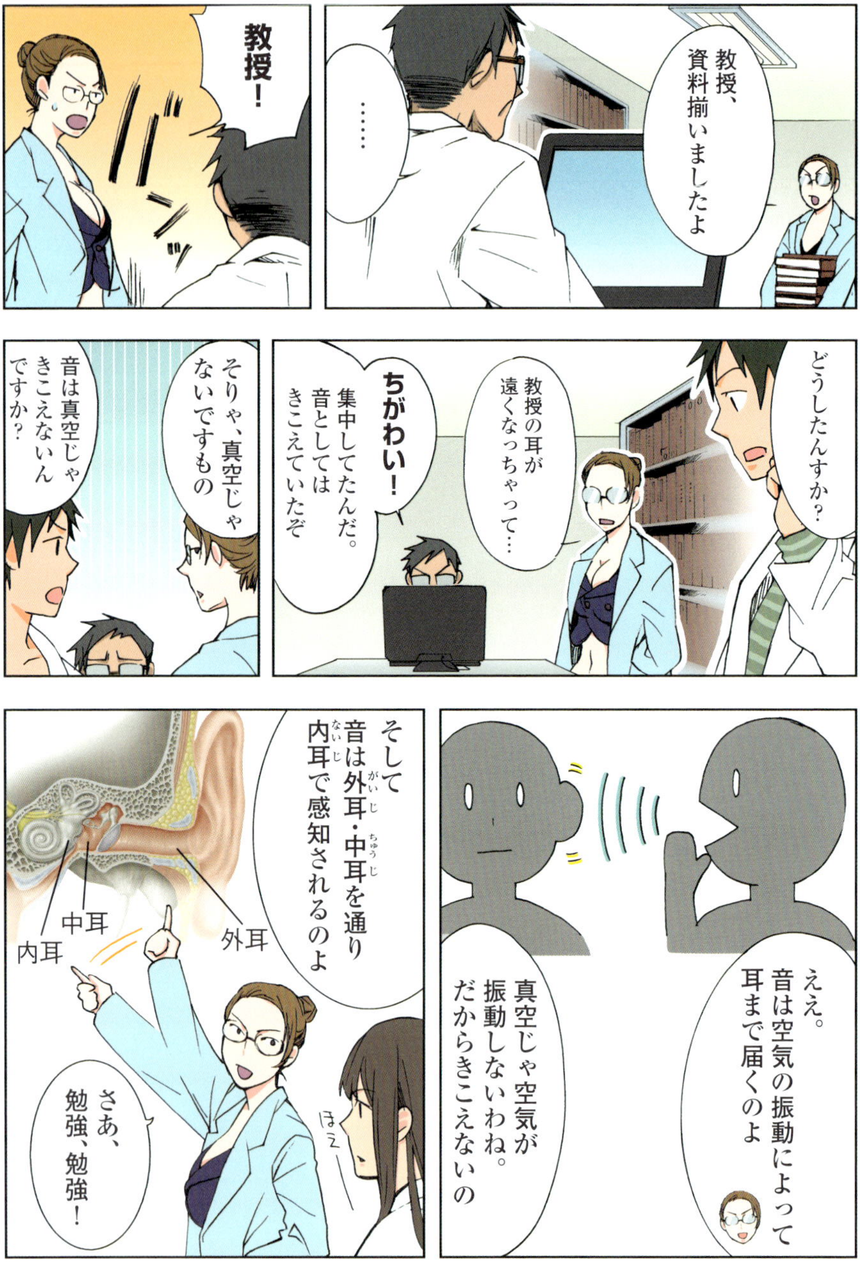
教授、資料揃いましたよ
……
教授！
どうしたんすか？
教授の耳が遠くなっちゃって…
ちがわい！
集中してたんだ。音としてはきこえていたぞ
そりゃ、真空じゃないですもの
音は真空じゃきこえないんですか？
ええ。音は空気の振動によって耳まで届くのよ
真空じゃ空気が振動しないわね。だからきこえないの
そして音は外耳《がいじ》・中耳《ちゅうじ》を通り内耳《ないじ》で感知されるのよ
外耳
中耳
内耳
さあ、勉強、勉強！

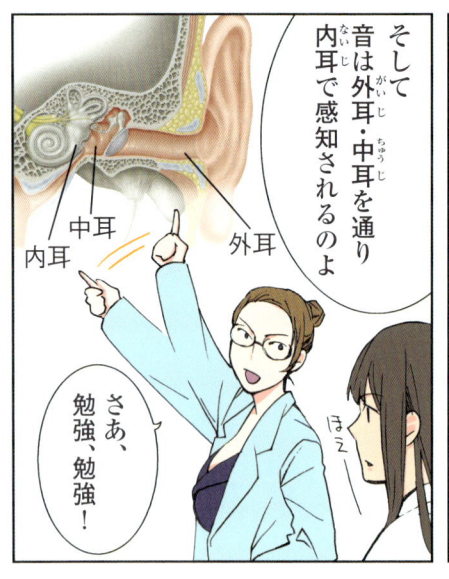

•音がきこえるしくみ——空気から液体の振動へ

音の正体は振動です。空気の振動は外耳、中耳、内耳の順に伝わっていき、リンパ液で満たされた内耳の蝸牛（かぎゅう）のなかにある感覚細胞が、リンパ液の振動を脳に送る電気信号にかえることで、音の情報を脳に伝えています。

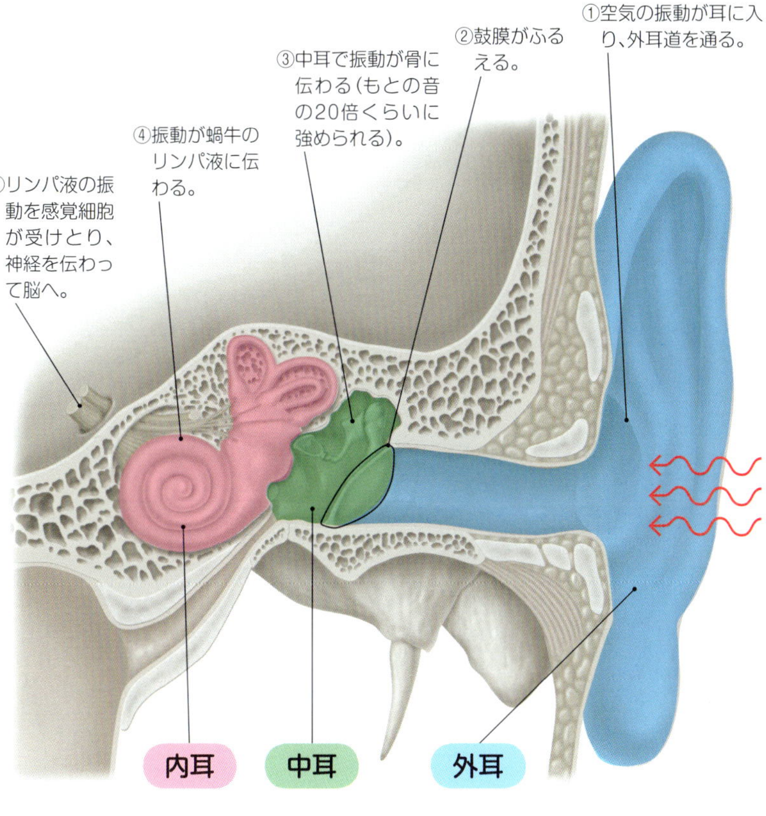

①空気の振動が耳に入り、外耳道を通る。
②鼓膜がふるえる。
③中耳で振動が骨に伝わる（もとの音の20倍くらいに強められる）。
④振動が蝸牛のリンパ液に伝わる。
⑤リンパ液の振動を感覚細胞が受けとり、神経を伝わって脳へ。
内耳
中耳
外耳

耳

！ 2つのきこえ方

耳がきく音の伝わり方には、２種類あります。ひとつは空気の振動を感じる「空気伝導」、もうひとつは頭の骨を伝わる「骨伝導（こつでんどう）」です。伝わり方が違えば、音の感じ方も違ってきます。録音された自分の声をきいたことがありますか？　普段、自分の声は骨伝導できいているので、空気伝導で耳に入ってくる自分の声は全然違う感じにきこえます。

耳には外・中・内の3つの部分がある

「耳」ときいてまず思い浮かべるのは、顔の左右両側についている耳介《じかい》でしょう。外耳の一部である耳介は、内部に軟骨の骨組みがあり、皮膚でおおわれています。正面から見ると頭部から張りだしてパラボラアンテナのような形をしていますが、これはたくさんの音を集めるためです。

外耳道《がいじどう》は長さ2~3cmの通路で、入り口にはゴミの侵入を防ぐための毛が生えています。外耳道の皮膚には**アポクリン腺**があり、ここからの分泌物が耳垢《じこう》(みみあか)になります。外耳道の奥には斜めに傾いた直径1cmほどの薄い膜、鼓膜《こまく》があります。

鼓膜の奥、中耳《ちゅうじ》には鼓室《こしつ》という空間があり、耳小骨《じしょうこつ》という3つの小さな骨があります。これらは鼓膜の振動を内耳《ないじ》に効率よく伝えるはたらきをしており、いずれも骨の形が似ている道具の名前からツチ(槌)骨、キヌタ(砧)骨、アブミ(鐙)骨という名がついています。

気圧が変動すると耳がボーっとすることがありますが、これは鼓室内の空気の体積が変わって鼓膜を圧迫しているためです。この気圧の変動に対処しているのが耳管《じかん》です。耳管は**咽頭**《いんとう》につながっており、普段は閉じているのですが、ものを飲み込む動作をしたときに一時的に開いて気圧を調整しています。

耳の構造のうち、一番奥にある内耳は、**側頭骨**《そくとうこつ》のなかにあります。カタツムリのような渦巻き型の蝸牛《かぎゅう》と3本のループ状の管が垂直に配置されている**半規管**《はんきかん》、蝸牛と半規管の中間に位置する前庭《ぜんてい》からなります。

アポクリン腺
皮膚の内部にあって汗を分泌する腺。毛穴から汗をだす。56ページ参照。

咽頭
のどの奥にある筋肉でできた管で、呼吸によって空気が出入りし、嚥下(えんげ)によって飲み込んだ食物が通る。94ページ参照。

側頭骨
頭蓋骨を形成している15種23個の骨のうち、左右の側面に各1個ある骨。

半規管
半規管は3つあるため、総称して三半規管と呼ばれることもある。

•耳の構造

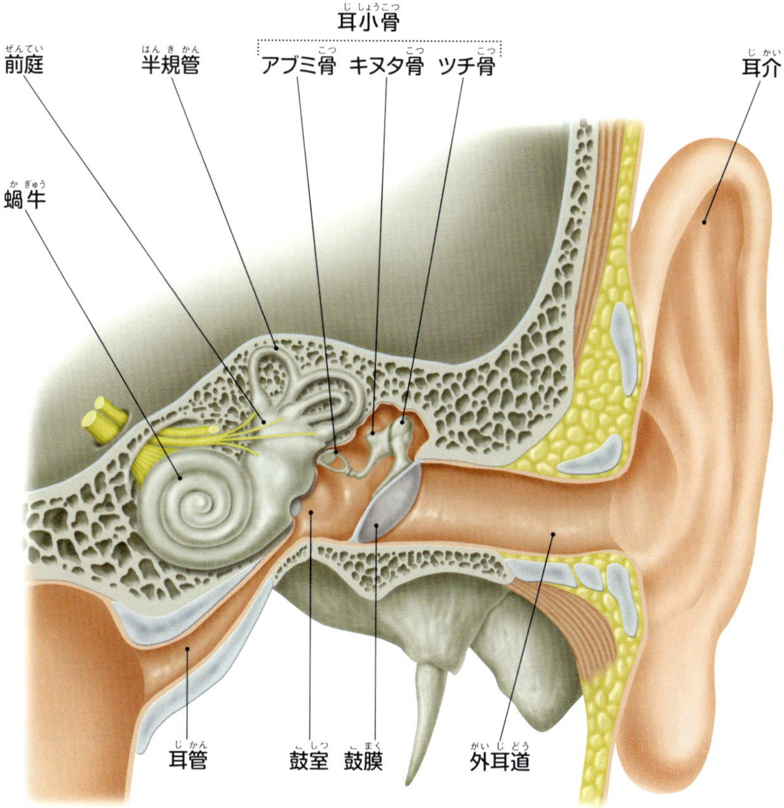
耳小骨《じしょうこつ》
前庭《ぜんてい》
半規管《はんきかん》
アブミ骨《こつ》
キヌタ骨《こつ》
ツチ骨《こつ》
耳介《じかい》
蝸牛《かぎゅう》
耳管《じかん》
鼓室《こしつ》
鼓膜《こまく》
外耳道《がいじどう》

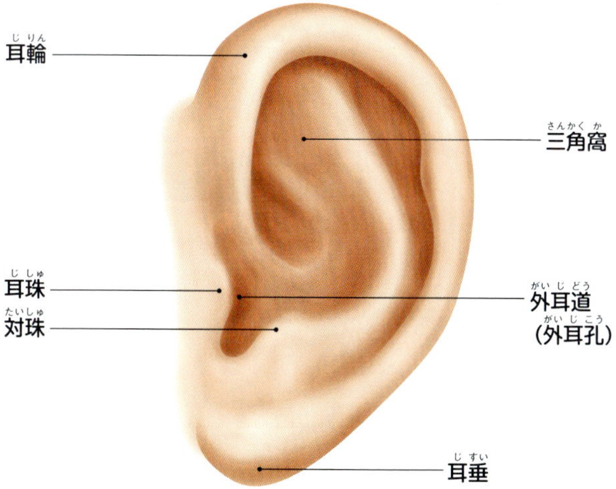
耳輪《じりん》
三角窩《さんかくか》
耳珠《じしゅ》
対珠《たいしゅ》
外耳道《がいじどう》
(外耳孔《がいじこう》)
耳垂《じすい》

•耳がからだのバランスをとっている！

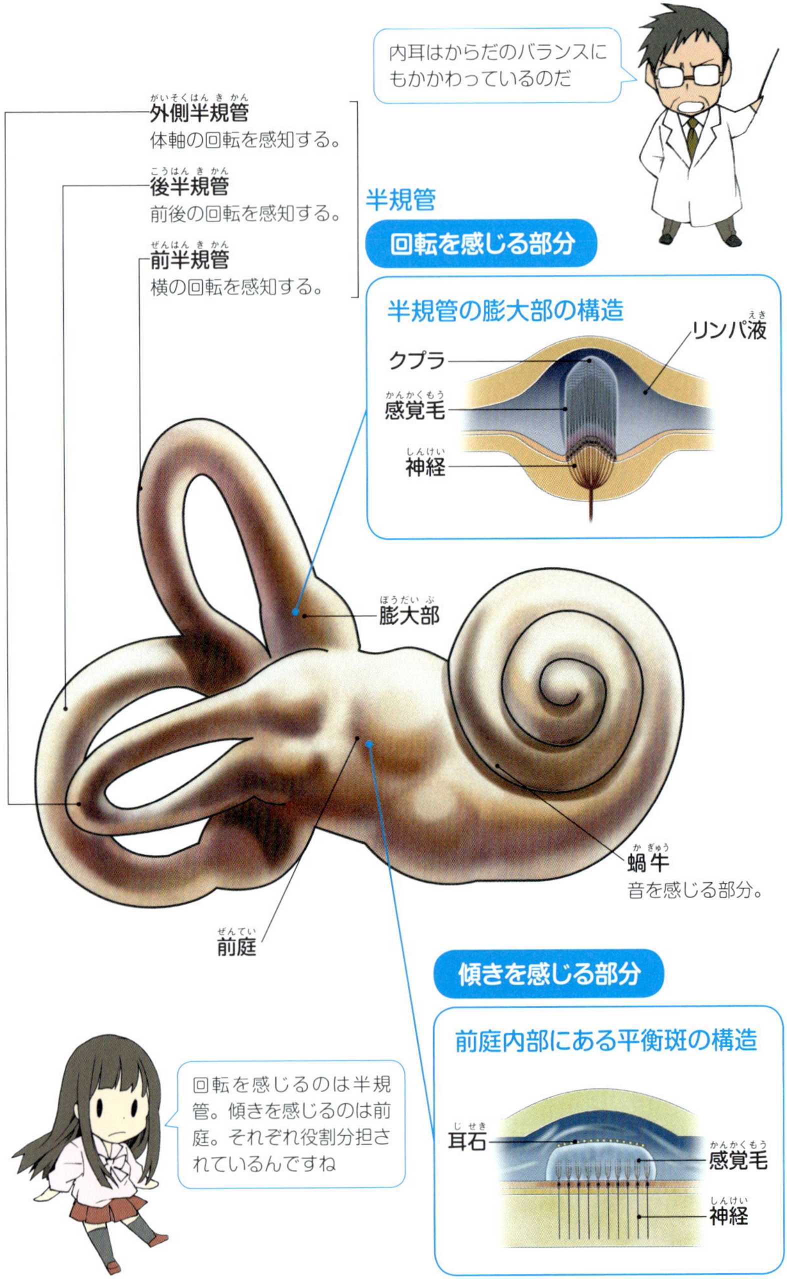
内耳はからだのバランスにもかかわっているのだ
外側半規管《がいそくはんきかん》
体軸の回転を感知する。
後半規管《こうはんきかん》
前後の回転を感知する。
前半規管《ぜんはんきかん》
横の回転を感知する。
半規管
回転を感じる部分
半規管の膨大部の構造
リンパ液《えき》
クプラ
感覚毛《かんかくもう》
神経《しんけい》
膨大部《ぼうだいぶ》
蝸牛《かぎゅう》
音を感じる部分。
前庭《ぜんてい》
傾きを感じる部分
前庭内部にある平衡斑の構造
耳石《じせき》
感覚毛《かんかくもう》
神経《しんけい》
回転を感じるのは半規管。傾きを感じるのは前庭。それぞれ役割分担されているんですね

•回転と傾きを感じるしくみ

〔回転を感じる流れ〕

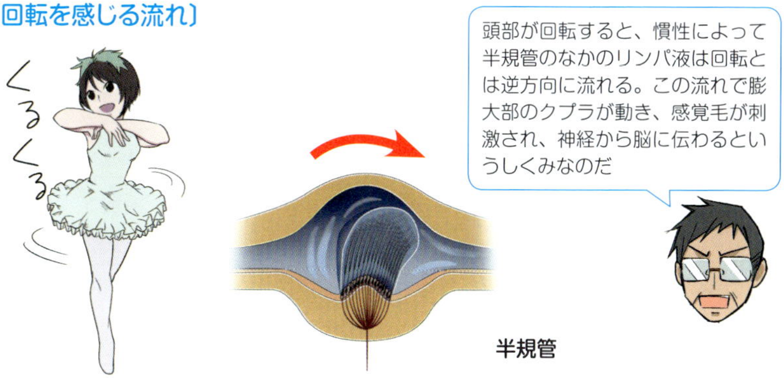
くるくる
頭部が回転すると、慣性によって半規管のなかのリンパ液は回転とは逆方向に流れる。この流れで膨大部のクプラが動き、感覚毛が刺激され、神経から脳に伝わるというしくみなのだ
半規管

〔傾きを感じる流れ〕

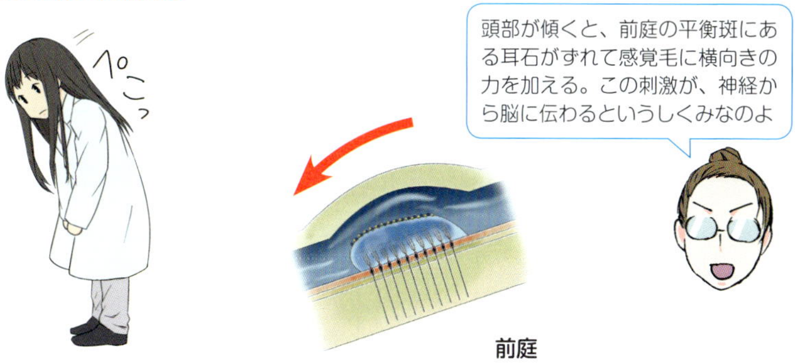
ぺこっ
頭部が傾くと、前庭の平衡斑にある耳石がずれて感覚毛に横向きの力を加える。この刺激が、神経から脳に伝わるというしくみなのよ
前庭

ヘッドホンで難聴!?

ヘッドホンやイヤホンをして、周囲にきこえるほどのボリュームで音楽をきく人がいます。「耳が悪くなるよ」と注意されることもありますが、はたして本当なのでしょうか。

耳へのダメージが大きい音とは、大きな音、長時間の音、高周波の音。高周波の音は空気中を飛ぶ間に弱くなるのですが、音を直接耳に入れる場合、弱まることがありません。このような音を大音量で長時間きくと、内耳がダメージを受け、難聴になるリスクが高まります。

難聴は治療により進行しないようにすることはできますが、回復は難しいのです。節度あるきき方をしましょう。

かみくだく"口"

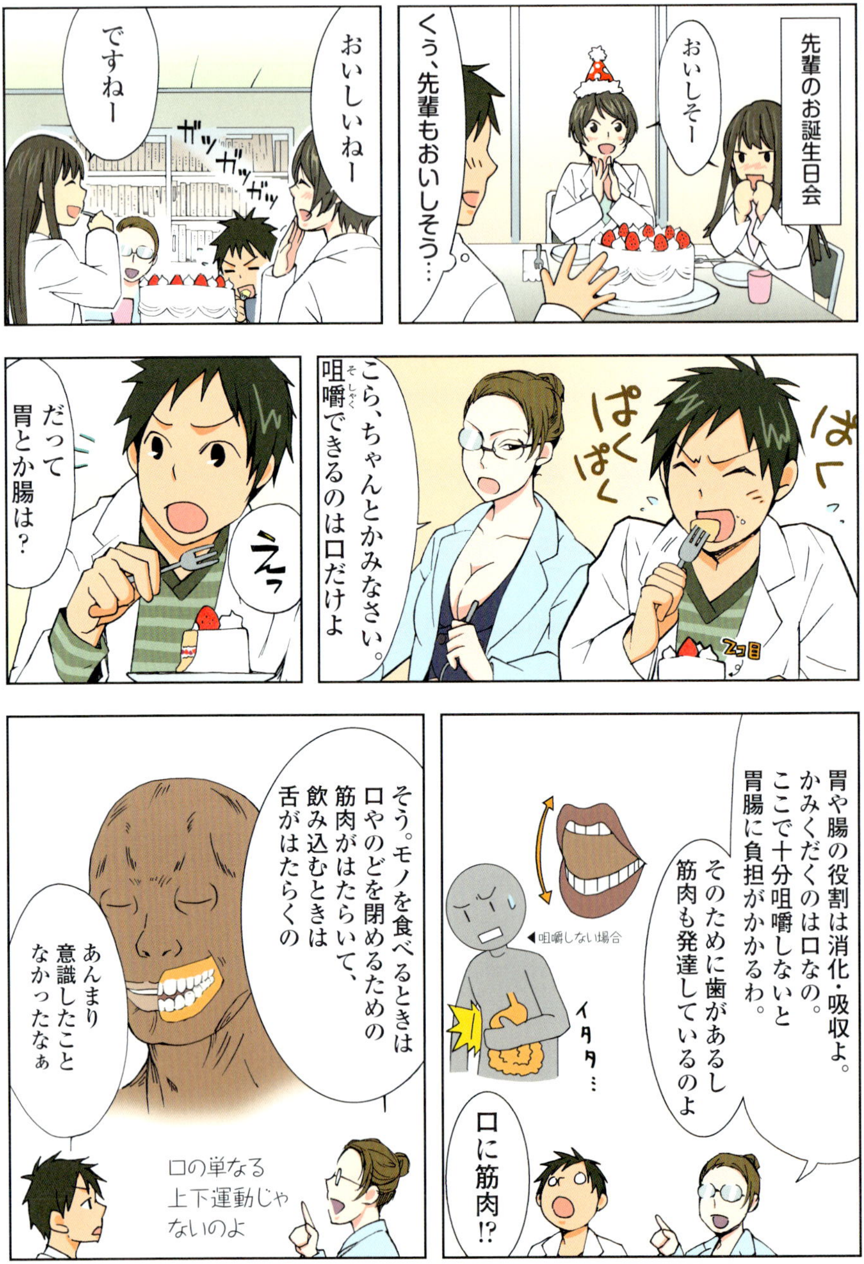

先輩のお誕生日会
おいしそー
くぅ、先輩もおいしそう…
おいしいねー
ですねー
ガッガッガッ
ぱくぱく
こら、ちゃんとかみなさい。咀嚼《そしゃく》できるのは口だけよ
えっ
だって胃とか腸は？
胃や腸の役割は消化・吸収よ。かみくだくのは口なの。ここで十分咀嚼しないと胃腸に負担がかかるわ。
そのために歯があるし筋肉も発達しているのよ
◀咀嚼しない場合
イタタ…
口に筋肉!?
そう。モノを食べるときは口やのどを閉めるための筋肉がはたらいて、飲み込むときは舌がはたらくの
あんまり意識したことなかったなぁ
口の単なる上下運動じゃないのよ

•“食べる”動きの巧妙さ

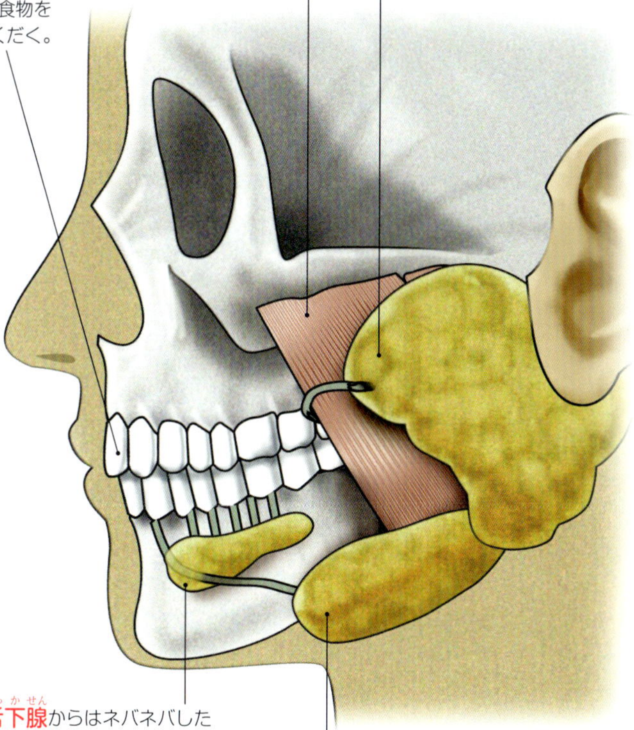
あごを動かす咀嚼筋《そしゃくきん》はからだのなかでもっとも強力な筋肉。一方で、マシュマロを歯でくわえることができるほど繊細な動きもできる。
耳下腺《じかせん》からサラサラした唾液が出る。
歯は水晶と同じくらいの硬さで食物を切り、かみ、くだく。
舌下腺《ぜっかせん》からはネバネバした唾液が出る。
顎下腺《がくかせん》からはサラサラとネバネバの中間くらいの唾液が出る。

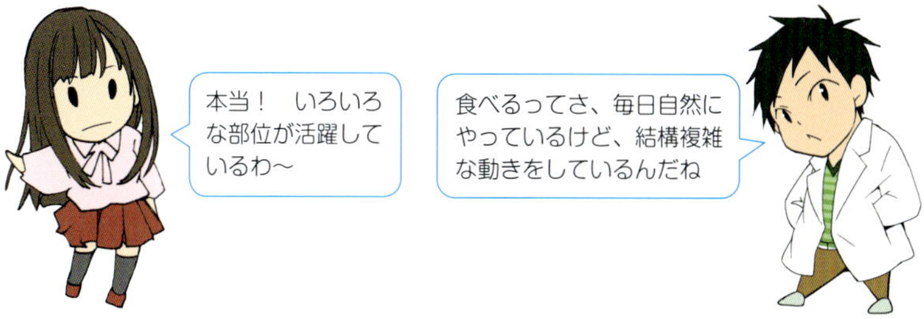
本当！　いろいろな部位が活躍しているわ〜
食べるってさ、毎日自然にやっているけど、結構複雑な動きをしているんだね

食べて、話して、吸い込んで、大忙し！の口

基本的には閉じていて、必要に応じて開かれる口。閉じた状態で見えるのは上唇《じょうしん》と下唇《かしん》だけです。口をガバッと開けて、口腔《こうくう》を見てみましょう。口の内と外をへだてるのが上下の口唇で、口腔の奥には口峡《こうきょう》があり、**咽頭**《いんとう》へとつながります。

口腔の天井は口蓋《こうがい》といい、大部分は骨でできていて硬口蓋と呼ばれます。奥の3分の1くらいは筋肉になっていてよく動く軟口蓋《なんこうがい》です。舌を前方から後方へなでるようにあてていくと、硬さの違いがわかります。口蓋から垂れ下がるいわゆる「のどちんこ」は口蓋垂《こうがいすい》と名づけられています。

口腔の側壁は頬《ほほ》、床には舌があります。口腔には中仕切りのように上下の歯列があり、それぞれ下顎骨《かがくこつ》と上顎骨《じょうがくこつ》に生えています。

空気のメインの出入り口は鼻ですが、咽頭とつながっているので、口でも空気の出入りが可能です。また、**声帯**でつくられた音が声となって意味をもつようになるのも口腔と口唇、歯、舌のはたらきです。

そして、口は咀嚼《そしゃく》という重大な仕事をしています。咀嚼は舌顎骨《ぜつがくこつ》を動かして歯列の間で食物をくだくはたらきです。また、咀嚼時には**3つの唾液腺**からは唾液が分泌されています。唾液には消化酵素という物質が含まれており、炭水化物を分解するはたらきがあります。唾液と食物が混ざり合うことで、食物のうまみが引きだされて味覚が刺激されたり、咀嚼や**嚥下**《えんげ》がスムーズになったりします。

咽頭
のどの奥の突きあたりにある部分で、空気と食物の通り道。94ページ参照。

声帯
声をつくる器官。97ページ参照。

3つの唾液腺
耳下腺、舌下腺、顎下腺のこと。85ページ参照。

嚥下
ごくりと飲み込むこと。

• 口腔内の名称

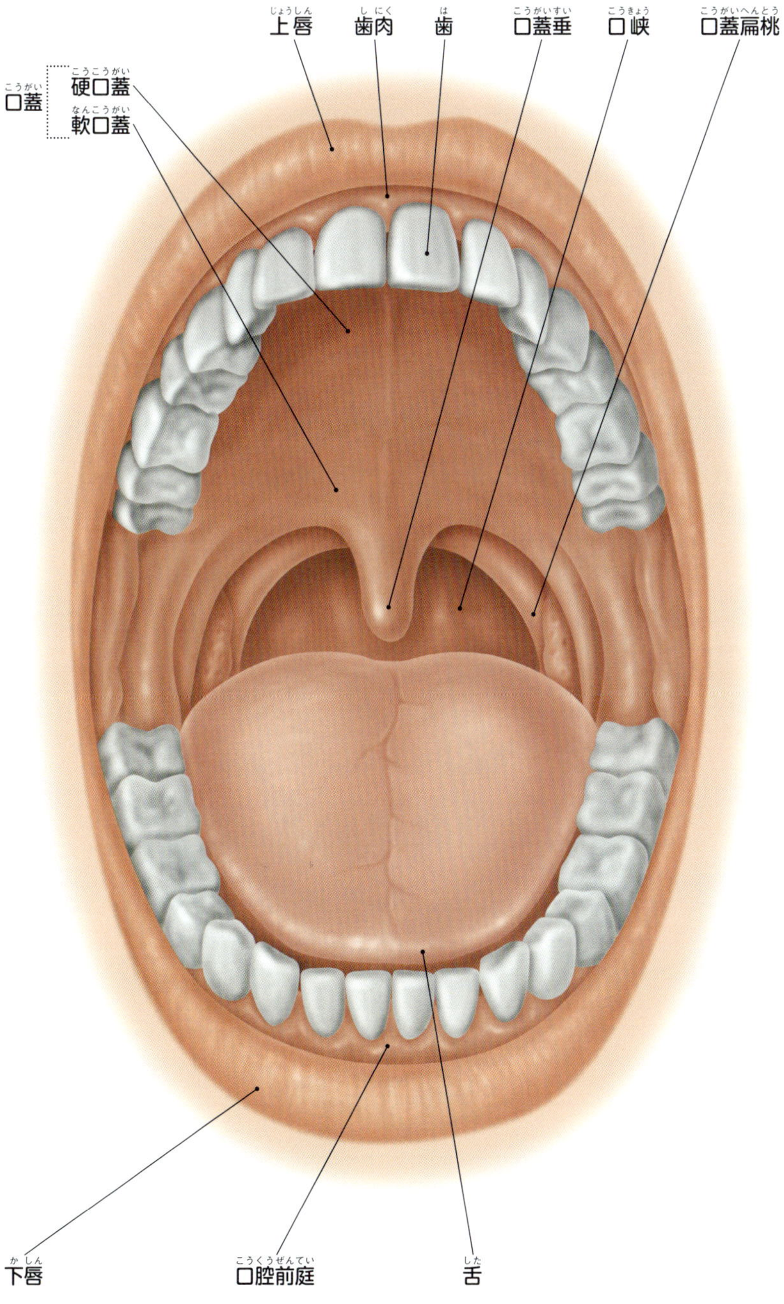

上唇《じょうしん》
歯肉《しにく》
歯《は》
口蓋垂《こうがいすい》
口峡《こうきょう》
口蓋扁桃《こうがいへんとう》
口蓋《こうがい》
硬口蓋《こうこうがい》
軟口蓋《なんこうがい》
下唇《かしん》
口腔前庭《こうくうぜんてい》
舌《した》

パワフルに食物をかみくだく歯

歯は象牙質《ぞうげしつ》、エナメル質、セメント質の3種類の硬い組織からできており、からだのなかでもっとも硬い部分です。そして、非常に強い咀《そ》嚼筋《しゃくきん》の力を受けて、**体重と同じくらいの力**をかけて食物をかみくだくのですから、その力に耐えられるだけの強い素材が必要というわけです。歯の内部には細い血管や神経が通っており、歯根《しこん》と呼ばれる根元の部分では歯根膜《しこんまく》という結合組織で周囲の骨とつながれています。

生まれたての赤ちゃんは1本も歯が生えていませんが、やがて乳歯《にゅうし》が生えはじめ、3歳ごろまでに20本が生え揃います。乳歯の下には永久《えいきゅう》歯《し》が準備をしており、**28～32本**の永久歯へと徐々に生えかわっていきます。歯が生えかわるのは、成長とともに大きくなるあごのサイズに対応するためです。

永久歯《えいきゅうし》は、切歯《せっし》、犬歯《けんし》、小臼《しょうきゅう》歯《し》、大臼歯《だいきゅうし》の4種類に分かれており、それぞれのはたらきが決まっています。切歯で食物をかみ切り、犬歯で肉などを引き裂き、小臼歯と大臼歯で細かくすりつぶす。歯や歯肉が弱っていると、食物をよくかめなくなってしまいます。歯を強く保つためには、食べカスに細菌がとりついてできた歯垢《しこう》を取り除くことが必要です。

歯はきれいに並び、上下がきちんとかみ合わさることも大切です。かみ合わせはあごや首、肩の筋肉に影響をおよぼし、かみ合わせが悪いことでからだの重心がずれ、肩こり、頭痛などにいたることもあります。

体重と同じくらいの力
かむ力のことを咬合力（こうごうりょく）という。通常の食事は20～40kgの力でかんでいる。

28～32本
奥歯にあたる第二大臼歯や第三大臼歯（親知らず）が生えない人もいるため、本数には個人差がある。

•歯の断面

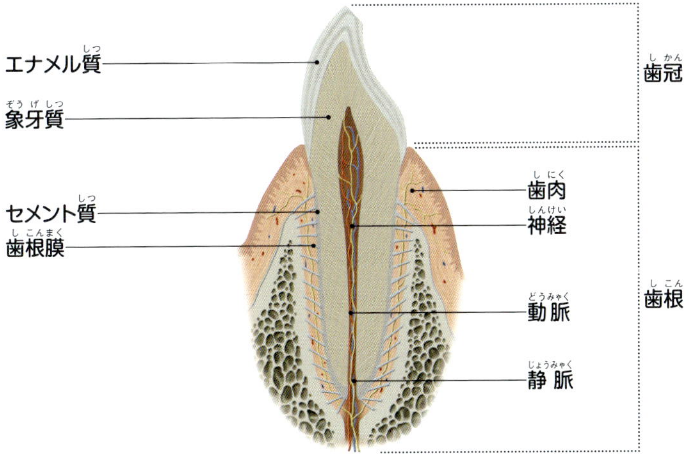

エナメル質《しつ》
象牙質《ぞうげしつ》
セメント質《しつ》
歯根膜《しこんまく》
歯冠《しかん》
歯肉《しにく》
神経《しんけい》
歯根《しこん》
動脈《どうみゃく》
静脈《じょうみゃく》

•歯の種類

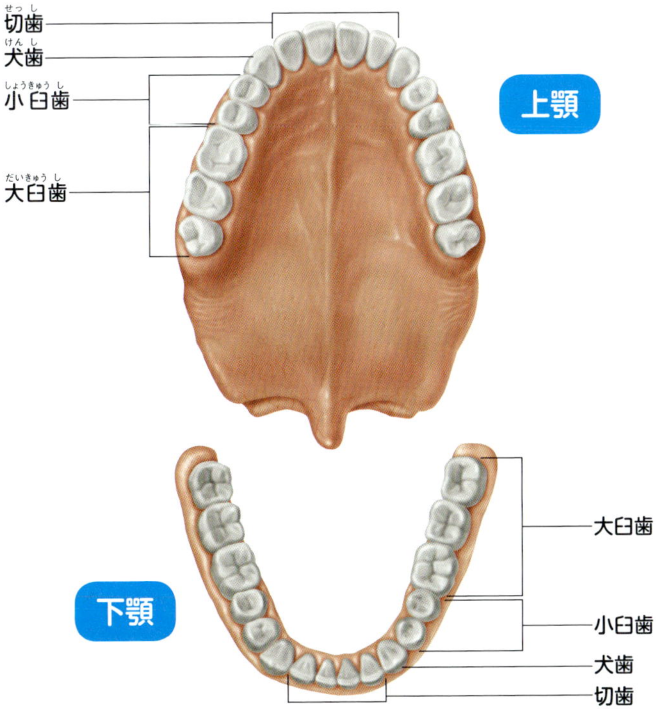

切歯《せっし》
犬歯《けんし》
小臼歯《しょうきゅうし》
大臼歯《だいきゅうし》
上顎
下顎
大臼歯
小臼歯
犬歯
切歯

舌は感受性の豊かな筋肉

　舌は口の床から突き出た骨格筋のかたまりです。食物を飲み込むときにはその動きで嚥下《えんげ》を助けますし、言葉を話すときにも発音を助ける大事な役割をはたしています。そして舌の役割として真っ先に思い浮かぶのは、味を感じる味覚のはたらきでしょう。
　舌で感じる味の基本は4種類。甘い、すっぱい、にがい、塩からいで、これらの組み合わせでいろいろな味を感じています。また、**うまみ**も5つ目の味として研究が進められ、国際的に認められつつあります。
　舌の表面には乳頭《にゅうとう》という小さなブツブツがあり、その一部に味を感じる味蕾《みらい》があります。舌についた味の物質が唾液にとけて混ざり、味蕾のなかに入ると、味を感じる細胞がその情報を神経から脳へ伝えるというしくみになっています。
　舌は味覚だけでなく**触覚**も感じることができます。食物のなかに変な感触のものが入っているとすぐにわかりますし、うっかり舌をかむと痛いです。プチプチのいくら、プルンとした豆腐、コリコリした砂肝《すなぎも》などの独特の感触も感じることができます。これらは味とは別の神経で脳に伝えられています。
　お医者さんに「舌を見せて」と言われたことがあるでしょう。舌は疲れているときや病気のときには表面がザラザラしたり、コケのようなものが出たり、腫《は》れたりします。舌の状態で健康チェックができることから「健康のバロメーター」といわれています。

うまみ
だしなどから感じられるこくのある味。うま味物質として知られているものにグルタミン酸、イノシン酸、グアニル酸などがある。

触覚
さわった感じ。

•味は口全体で感じている

味を感じる味蕾は8000～9000個もあり、舌の表面だけでなく、口の奥やのどの粘膜にも存在します。口のなか全体で味を感じているといえるでしょう。

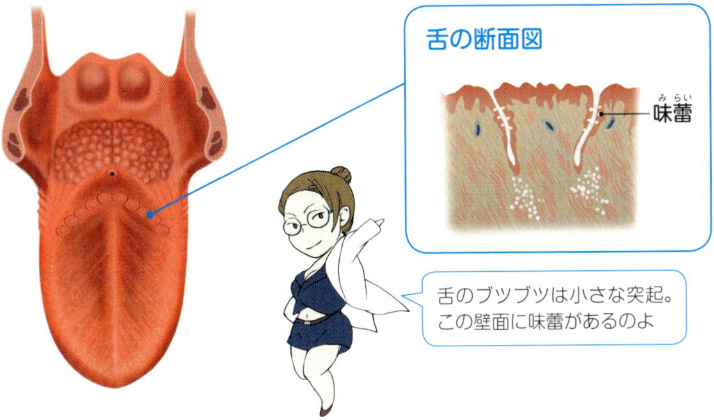
舌の断面図
味蕾《みらい》
舌のブツブツは小さな突起。
この壁面に味蕾があるのよ

•味蕾で味を感じるしくみ

味孔から入った味の成分に対し、味細胞が興奮して求心性腺維に情報を伝えるというしくみになっています。

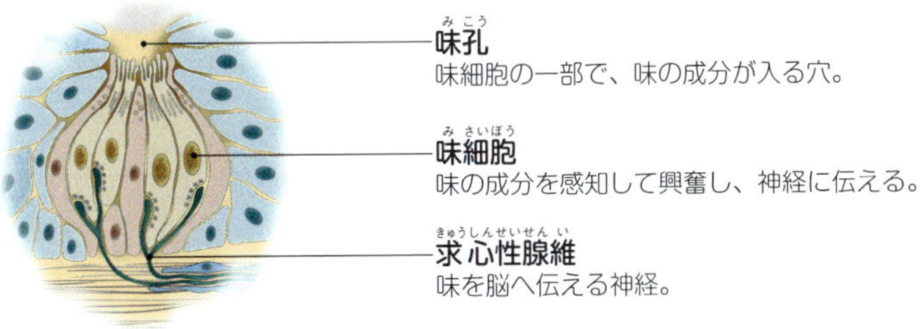
味孔《みこう》
味細胞の一部で、味の成分が入る穴。
味細胞《みさいぼう》
味の成分を感知して興奮し、神経に伝える。
求心性腺維《きゅうしんせいせんい》
味を脳へ伝える神経。

1日1リットル！　唾液のチカラ

唾液は１日に１リットルも分泌されています。唾液には消化作用はもちろんのこと、口のなかの消毒作用もあり、ウイルスや細菌を退治するチカラを発揮し、虫歯の発生や口臭の予防にも役立っています。

緊張して口のなかがカラカラになったという経験はありませんか？　実はストレスがかかると唾液の分泌が抑えられ、口が乾くということがわかっています。

のどが食道・気管を使い分ける

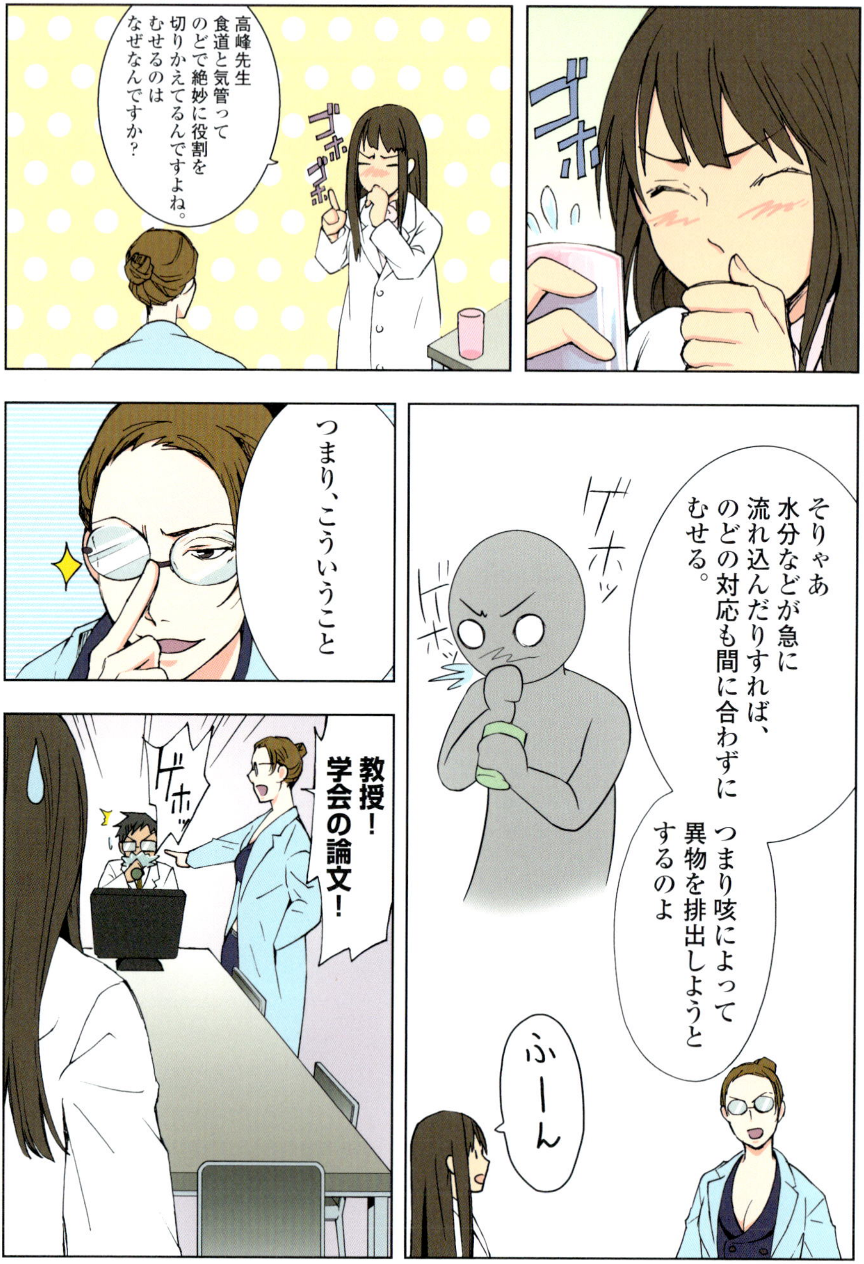

ゴホ
ゴホゴホ
高峰先生 食道と気管って のどで絶妙に役割を 切りかえてるんですよね。 むせるのは なぜなんですか？
つまり、こういうこと
教授！学会の論文！
ゲホッ
そりゃあ 水分などが急に 流れ込んだりすれば、 のどの対応も間に合わずに むせる。
ゲホッ
ゲホッ
つまり咳によって 異物を排出しようと するのよ
ふーん

•呼吸と嚥下の切りかえ役は喉頭蓋《こうとうがい》

口の奥は、空気を肺に取り込むときと、食物を食道へと運ぶときでは、違った動きをしています。その切りかえをおこなっているのが、喉頭蓋という部分です。

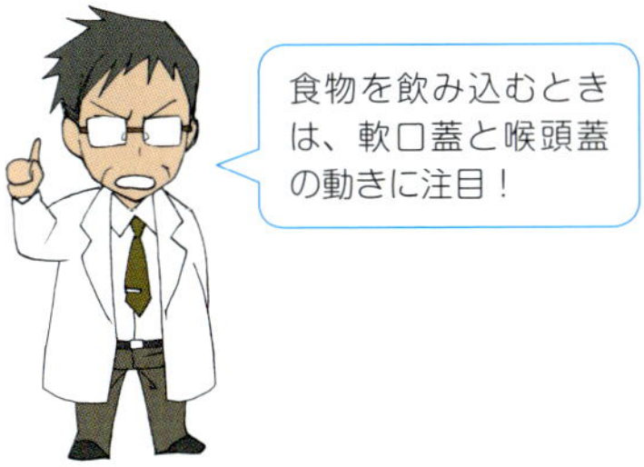
食物を飲み込むときは、軟口蓋と喉頭蓋の動きに注目！

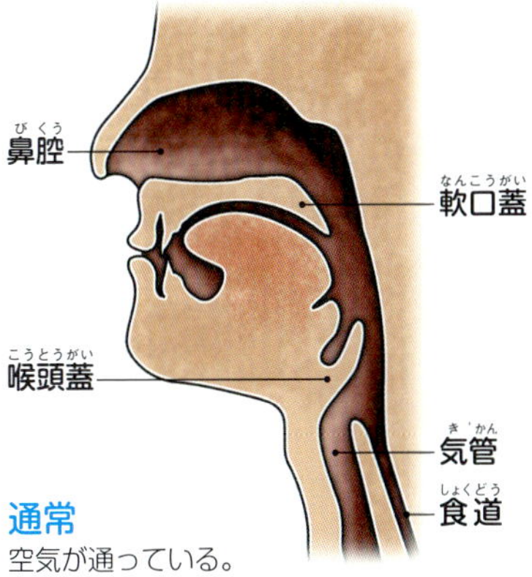
鼻腔《びくう》
軟口蓋《なんこうがい》
喉頭蓋《こうとうがい》
気管《きかん》
食道《しょくどう》

通常
空気が通っている。

1

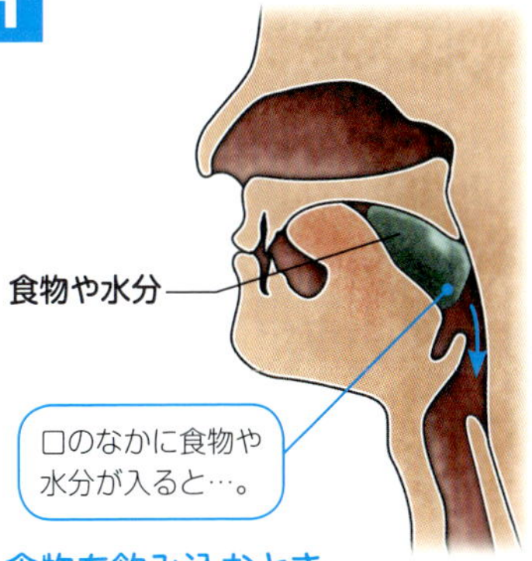
食物や水分
口のなかに食物や水分が入ると…。

食物を飲み込むとき
軟口蓋が動いて鼻腔との連絡を閉じ、喉頭蓋が下がることにより、喉頭の入り口が閉じられる。

2

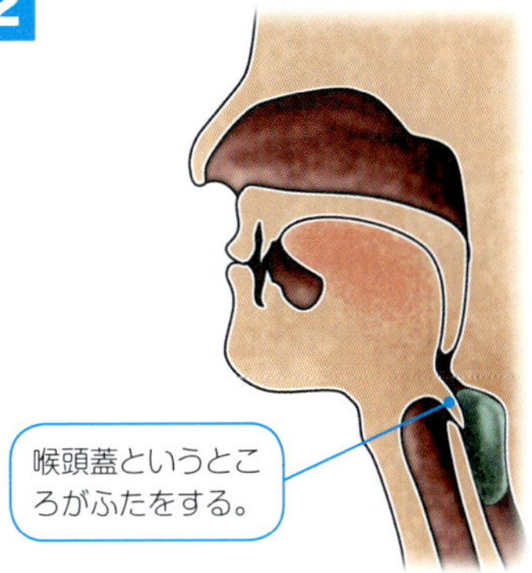
喉頭蓋というところがふたをする。

食道に入ったら
食道壁の蠕動運動により、速やかに胃に運ばれていく。

！ 逆立ちして食事はできるのか？

逆立ちの状態で食物を飲み込むと、はたしてどうなるのでしょうか。食道は筋肉の管でミミズのような動き（蠕動運動）で食物を下へ下へと運んでいきます。ですから、どんな姿勢でも、飲み込んだ食物は逆流することなく胃へと運ばれていくのです。

のどは、気管と食道を制御する交差点

一般的に「のど」というのは、鼻の奥から気管のはじまりまでをさします。これが咽頭《いんとう》と喉頭《こうとう》と呼ばれる部分です。

口を大きく開けたとき、のどの奥の突きあたりに見えるのが咽頭の一部。咽頭は筋肉でできた管で、呼吸によって空気が出入りし、嚥下《えんげ》によって飲み込んだ食物が通ります。空気と食物は咽頭で分岐します。

下咽頭の分岐点を通過すると、空気は喉頭から気管へ入って肺に向かい、食物は**食道**《しょくどう》、そして胃へと入っていきます。このように気道と食道に分岐する構造になっているのは人間のみです。ほかの哺乳類《ほにゅうるい》は気道と食道が別々にあり、交わることなくクロスしています。

ときどき飲み込もうとした食物が喉頭から気管のほうにいってしまい、咳《せき》をしたりむせたりすることがありますが、これを誤嚥《ごえん》といいます。高齢者や脳の病気がある人は喉《こう》頭蓋《とうがい》のはたらきが低下し、誤嚥がおこりやすくなります。誤嚥が原因で細菌が気管や肺に入ってしまい、「誤嚥性肺炎《ごえんせいはいえん》」にかかる恐れがありますので注意が必要です。

喉頭を外から見ると、ちょうど**のどぼとけ**のあたりです。のどぼとけは喉頭の軟骨の一部で、成人男性は首の前面に飛びだしていてわかりやすいですが、子どもや女性もさわって確認できます。喉頭は軟骨で囲まれた箱のようになっており、咽頭から気管に向かう空気の取り入れ口の役割をはたしています。また、喉頭の内部にある**声帯**で音声を発します。

食道
のどぼとけのあたりから、みぞおちのあたりまで、大人で約25㎝くらいの長さがある。

のどぼとけ
正式名称は喉頭隆起（こうとうりゅうき）。喉頭軟骨のうちもっとも大きい甲状軟骨が、成人になると特に男性で前方に飛びだしてくる。

声帯
ヒダを振動させて音声をつくるはたらきをする部分。96ページ参照。

•咽頭と喉頭

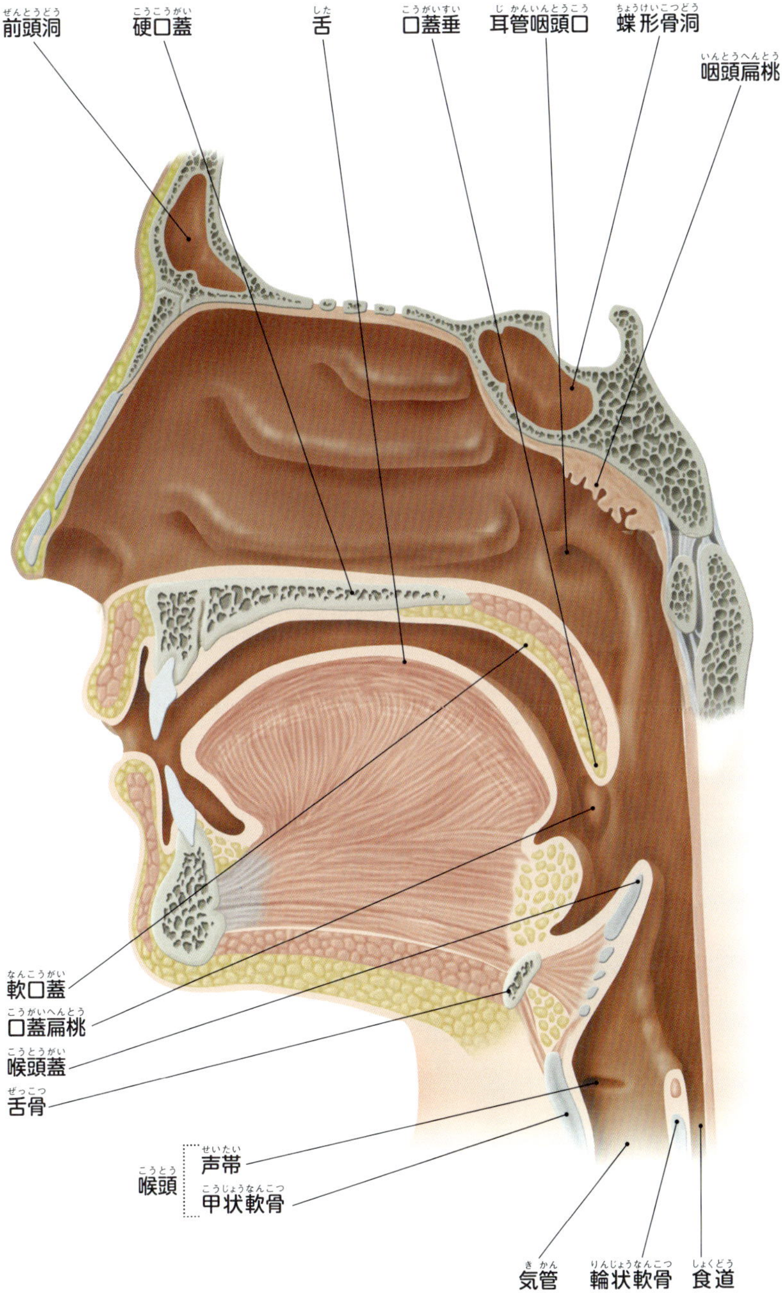

前頭洞《ぜんとうどう》
硬口蓋《こうこうがい》
舌《した》
口蓋垂《こうがいすい》
耳管咽頭口《じかんいんとうこう》
蝶形骨洞《ちょうけいこつどう》
咽頭扁桃《いんとうへんとう》
軟口蓋《なんこうがい》
口蓋扁桃《こうがいへんとう》
喉頭蓋《こうとうがい》
舌骨《ぜっこつ》
喉頭《こうとう》
声帯《せいたい》
甲状軟骨《こうじょうなんこつ》
気管《きかん》
輪状軟骨《りんじょうなんこつ》
食道《しょくどう》

声は小さなコンサートホールで響かせて音をだす

のどの重要なはたらきのひとつが声をだすこと。声をつくる器官を声《せい》帯《たい》といいます。声帯は、喉頭《こうとう》の内部に位置する左右の壁から突き出た声帯ヒダの部分をさします。この声帯ヒダは、普段呼吸するときは開いていますが、声をだすときは閉じられます。

もう少し具体的に見ていきましょう。声をだす瞬間には、閉じられた声帯ヒダの間にできる**声門**《せいもん》に、空気を通して振動させることで音が出ます。また、声帯は、単に音を発するだけではなく、声色をかえたり音の高低を表現したりすることができます。これは、声帯の緊張度や声門の開き具合、息の強さなどを微妙に調節しているためです。

声帯でつくられた音は、口や鼻の空間を通って外へと出ていきます。

鼻へと抜ける音は鼻腔《びくう》を通ることで、響きがよくなります。鼻腔は声のボリュームを上げるだけでなく、サイズや形により空気の震え方がかわりますので、それぞれの人がオリジナルの小さなコンサートホールをもっているようなものです。

口へと抜ける音は、**口腔**《こうくう》のなかで音波を共鳴させ、口唇、歯、舌の形や動きを変化させることで発音を可能にしています。

人間と近い類人猿であるチンパンジーやゴリラも人間に似た顔つきや知能をもっていますが、人間と同じような言葉を話すことはできません。これは、声帯でつくられた音に変化を加える十分な空間がほとんどないからだといわれています。

声門
左右の声帯ヒダの間にあるわずかなすきまのことで、声門裂ともいい、幅をかえることができる。

口腔
口のなかの空間のこと。

•声をだすしくみ

声帯のヒダが閉じた状態で振動することで声が出ます。風邪などの病気で一時的に声帯のヒダが開いたままになると、「声が出ない」という状態になることもあります。

人間の声帯を上から見たところ

呼吸をしているとき、声帯のヒダは開いている。

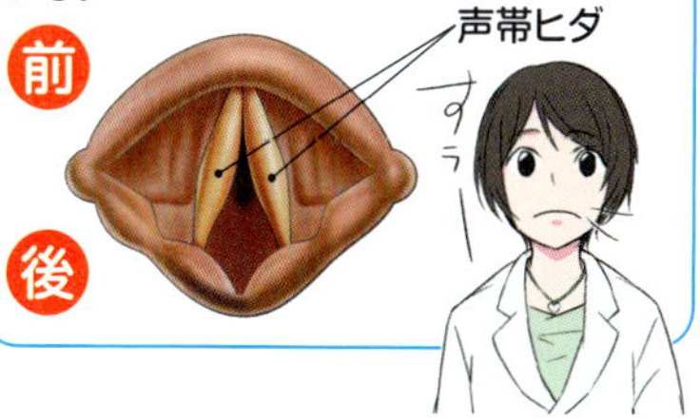

声をだしているとき、声帯のヒダは閉じている。

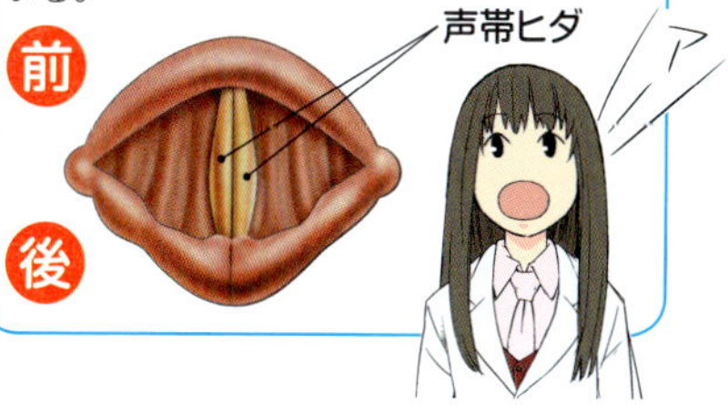

•声の高さや声色を決める内喉頭筋

声帯のヒダの閉じ具合や緊張の度合いを変化させることで、声を高くしたり低くしたり、いろいろな声色をだすことができます。これらを可能にしているのは、内喉頭筋（ないこうとうきん）という6種類の筋肉です。ここでは代表的な2つを説明します。

輪状甲状筋《りんじょうこうじょうきん》

内喉頭筋のうち、輪状甲状筋は声の高さを変化させるときにはたらく。

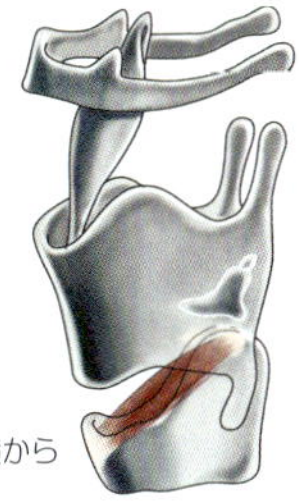

※声帯のあたりを横から見たところ

横披裂筋《おうひれつきん》・斜披裂筋《しゃひれつきん》

内喉頭筋のうち、横披裂筋と斜披裂筋は左右の披裂軟骨を近づけるはたらきがある。声帯のヒダをしっかりと閉じると、空気の流れにより声帯が振動する。

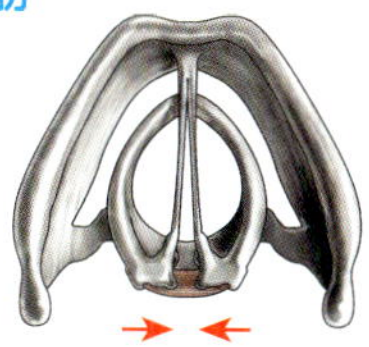

※声帯のあたりを上から見たところ

どうなっているの？ 腹話術

一人の人がパペットと呼ばれる人形を手に、まるで会話しているかのように愉快な話芸を披露する腹話術。ポイントは、自分の普段の声色とは違う声（パペットが話す声）をだせるようにする「ボイスコントロール」と唇を動かさずに舌の動きだけで発音できるようにする「リップコントロール」なのだとか。いずれも日ごろの訓練がものをいいます。

COLUMN2

歯周病《ししゅうびょう》は万病のもと

日本人の８割が歯周病 !?

「日本人の80%が歯周病」とよくいわれます。たしかに、厚生労働省の「平成17年歯科疾患実態調査」によると、25歳以上の人の約80%が、歯とその周囲の状態が健全ではないという結果が出ています。歯周病とまではいかなくても、多くの人がなんらかのトラブルを抱えているようです。

歯周病とは、通常より深くなってしまった歯と歯ぐきの間（歯周ポケット）にたまった歯垢《しこう》（プラーク）にすみついた歯周病菌が、歯ぐきにダメージを与え、歯を支える組織を破壊してしまう病気の総称です。

歯周病が怖いのは、歯を失うだけでなく、全身に影響をおよぼすこと。血液に流れ込んだ歯周病菌は、心臓に到達して心臓病を引きおこすことがあります。また、メタボリックシンドローム、認知症、肺炎などと歯周病との関連も指摘されています。

歯周病は予防できる

もし歯周病になってしまった場合は、歯科医師や歯科衛生士が専門的に歯垢や歯《し》石《せき》を取って、歯周病の原因を除去します。

歯周病予防の基本は、毎日の歯みがきによるセルフケア。しかし、きちんと歯をみがいているつもりでも、みがき残しがあるものです。また、歯並びによっては特に注意してみがいたほうがよい場所もあります。

そういったところを教えてもらい、セルフケアでは足りない部分をサポートしてくれるのが、歯科医師や歯科衛生士によるプロフェッショナルケアです。歯周病は初期段階では自覚症状がほとんどありませんから、定期的に歯科健診を受けてチェックしてもらうことが必要です。

歯肉は自然治癒力がないので、歯周病などで痛めてしまうと、再生することができません。一生使う歯を守るためにも、大切にケアしたいところです。

第3章

胸部について知ろう

顔の次は胸。
胸部には、呼吸をつかさどる肺、
血液を送り続ける心臓といった、
大切な臓器が2つも肋骨に守られ、収められています。

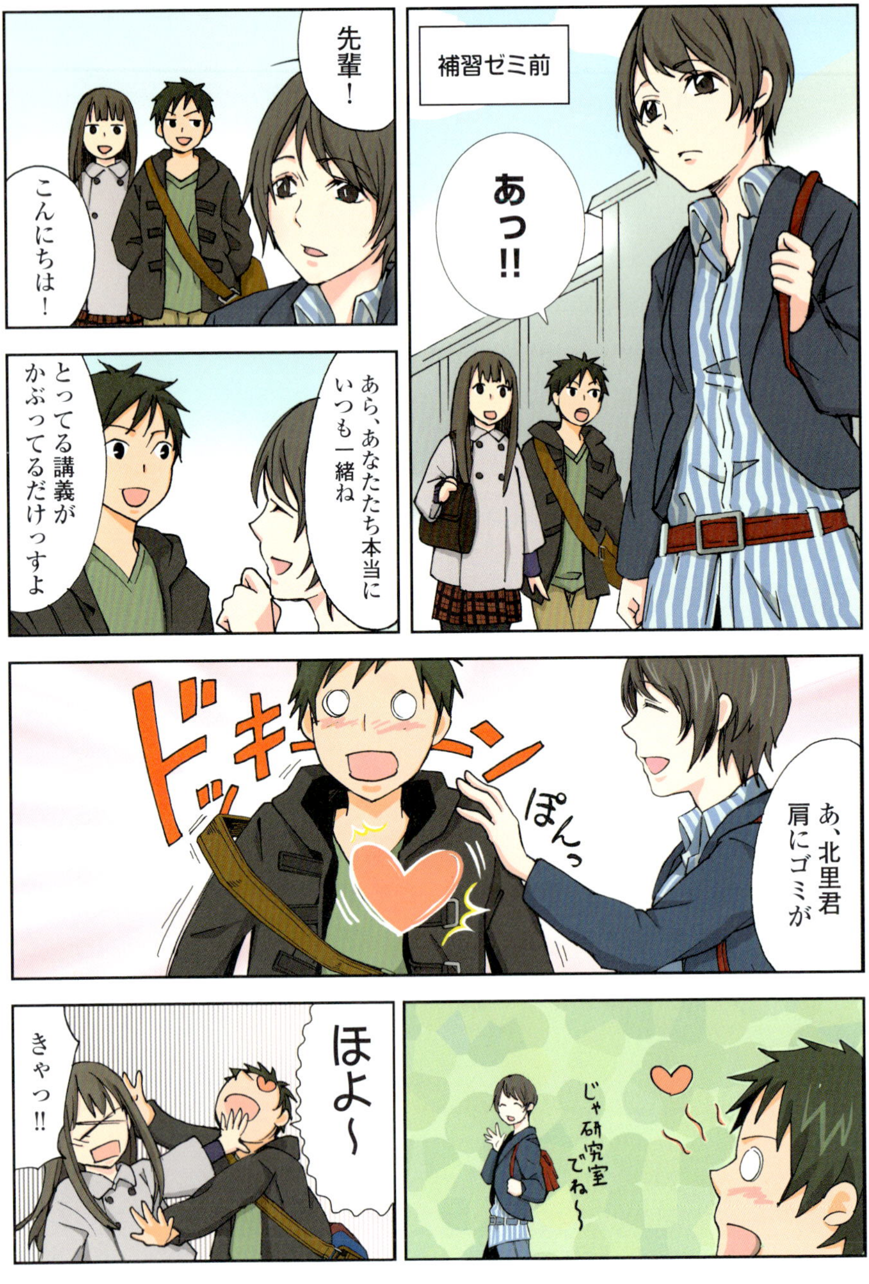
補習ゼミ前
あっ!!
先輩!
こんにちは!
あら、あなたたち本当にいつも一緒ね
とってる講義がかぶってるだけっすよ
ドッキーーン
あ、北里君肩にゴミが
ぽんっ
じゃ研究室でね〜
ほよ〜
きゃっ!!

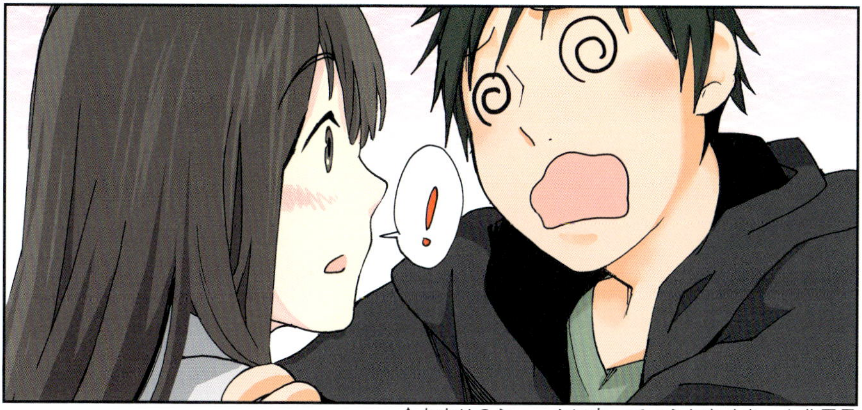
!

↑あまりのショックに立っていられなくなった北里君

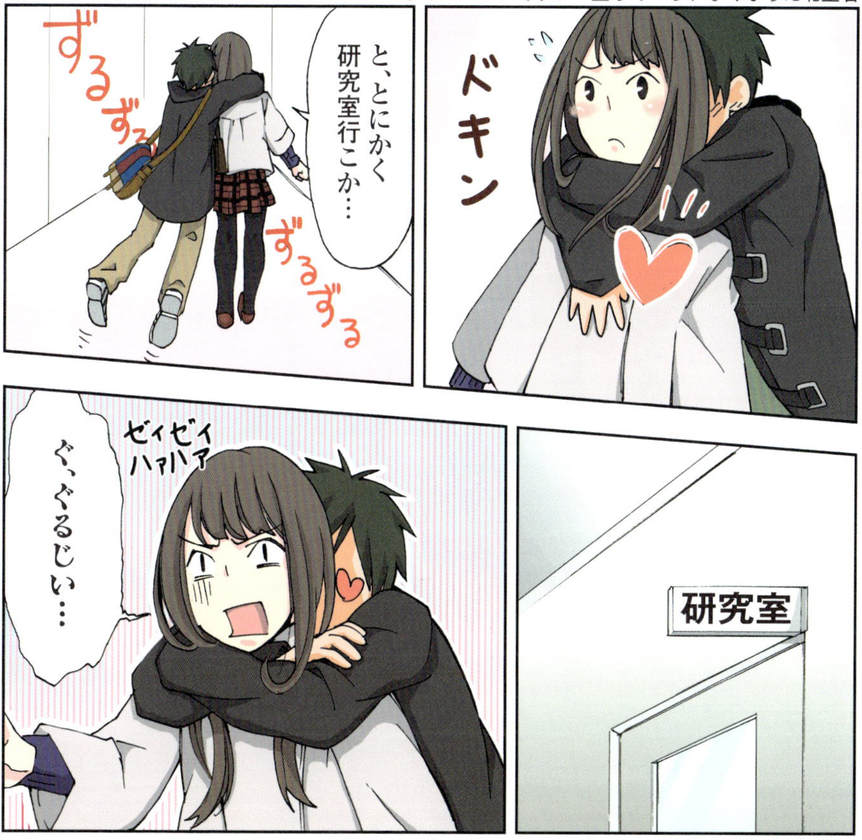
ドキン
と、とにかく研究室行こか…
ずるずる
ずるずる
研究室
ぐ、ぐるじい…
ゼィゼィハァハァ

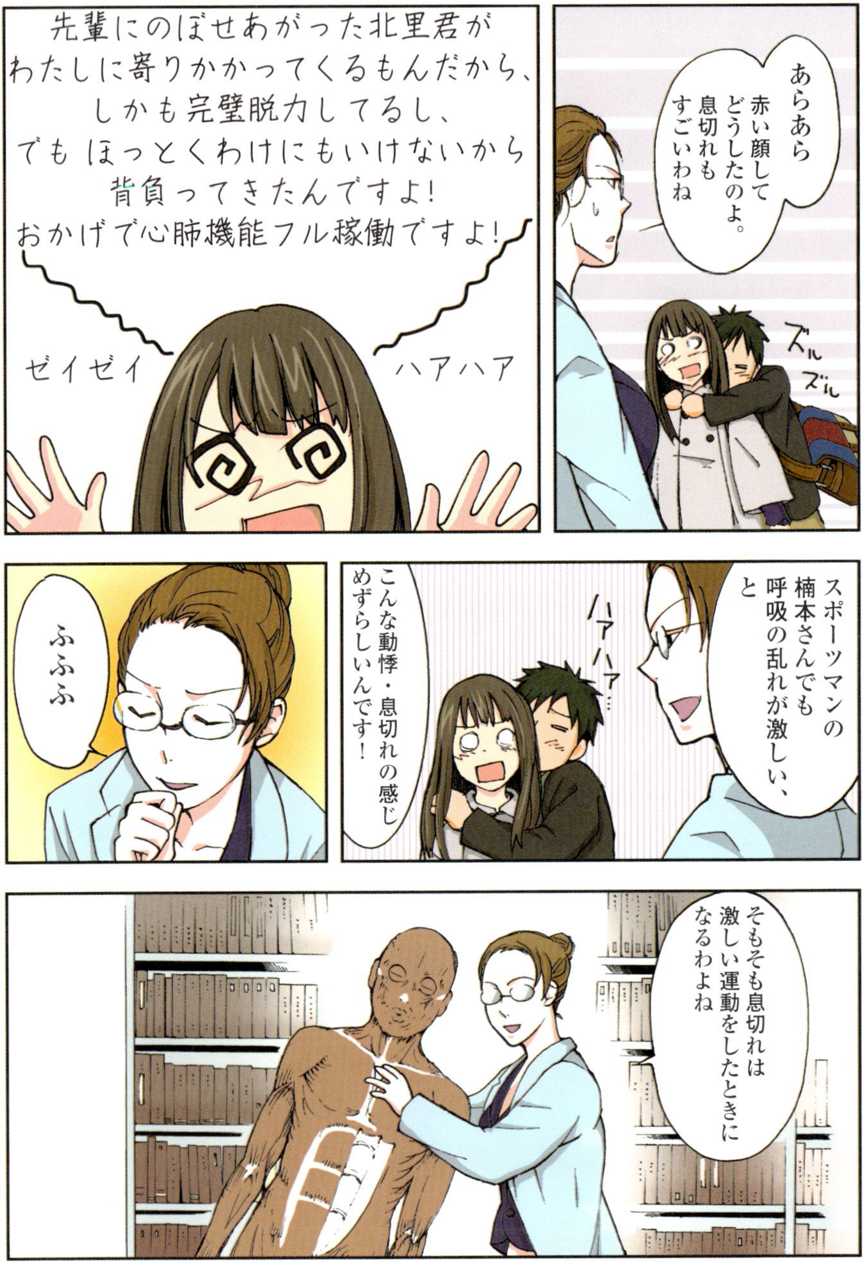
あらあら
赤い顔して
どうしたのよ。
息切れも
すごいわね
ズル
ズル
先輩にのぼせあがった北里君が
わたしに寄りかかってくるもんだから、
しかも完璧脱力してるし、
でも ほっとくわけにもいけないから
背負ってきたんですよ!
おかげで心肺機能フル稼働ですよ!
ハアハア
ゼイゼイ
スポーツマンの
楠本さんでも
呼吸の乱れが激しい、
と
ハアハア…
こんな動悸・息切れの感じ
めずらしいんです!
ふふふ
そもそも息切れは
激しい運動をしたときに
なるわよね

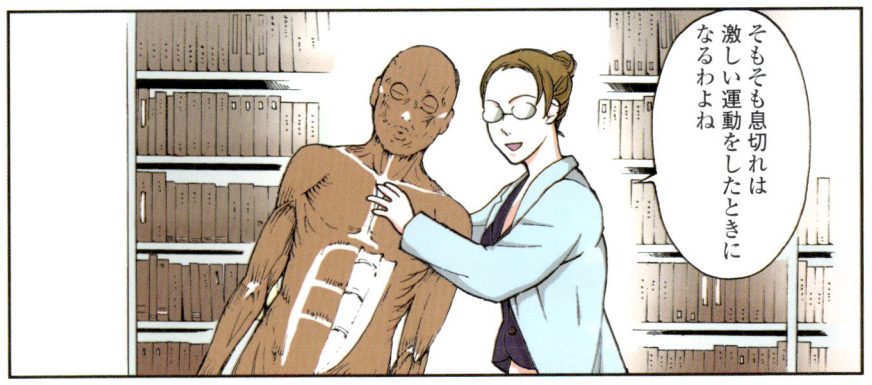

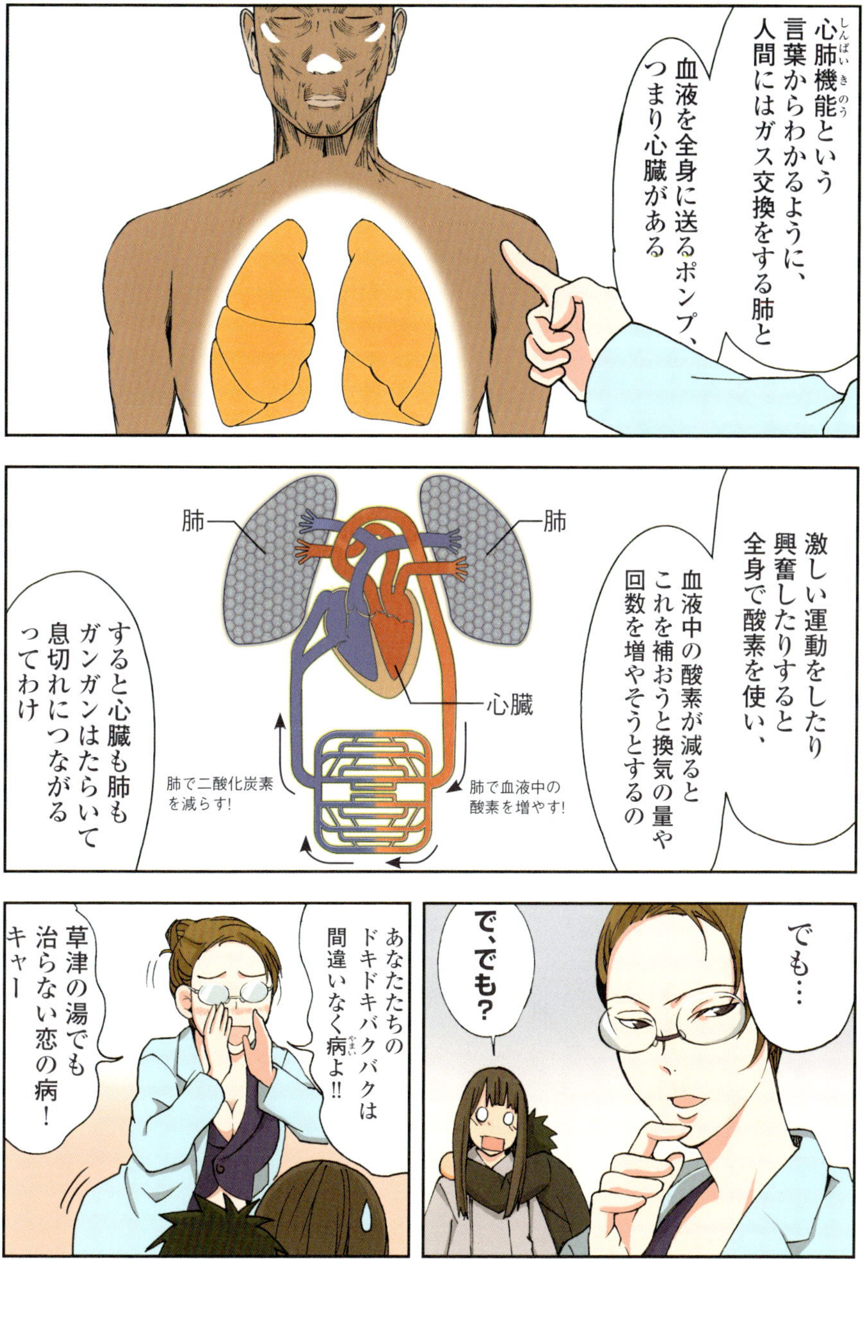
心肺機能《しんぱいきのう》という
言葉からわかるように、
人間にはガス交換をする肺と
血液を全身に送るポンプ、
つまり心臓がある
激しい運動をしたり
興奮したりすると
全身で酸素を使い、
血液中の酸素が減ると
これを補おうと換気の量や
回数を増やそうとするの
肺
肺
心臓
肺で二酸化炭素を減らす!
肺で血液中の酸素を増やす!
すると心臓も肺も
ガンガンはたらいて
息切れにつながる
ってわけ
でも…
で、でも?
あなたたちの
ドキドキバクバクは
間違いなく病《やまい》よ!!
草津の湯でも
治らない恋の病!
キャー

呼吸のしくみ

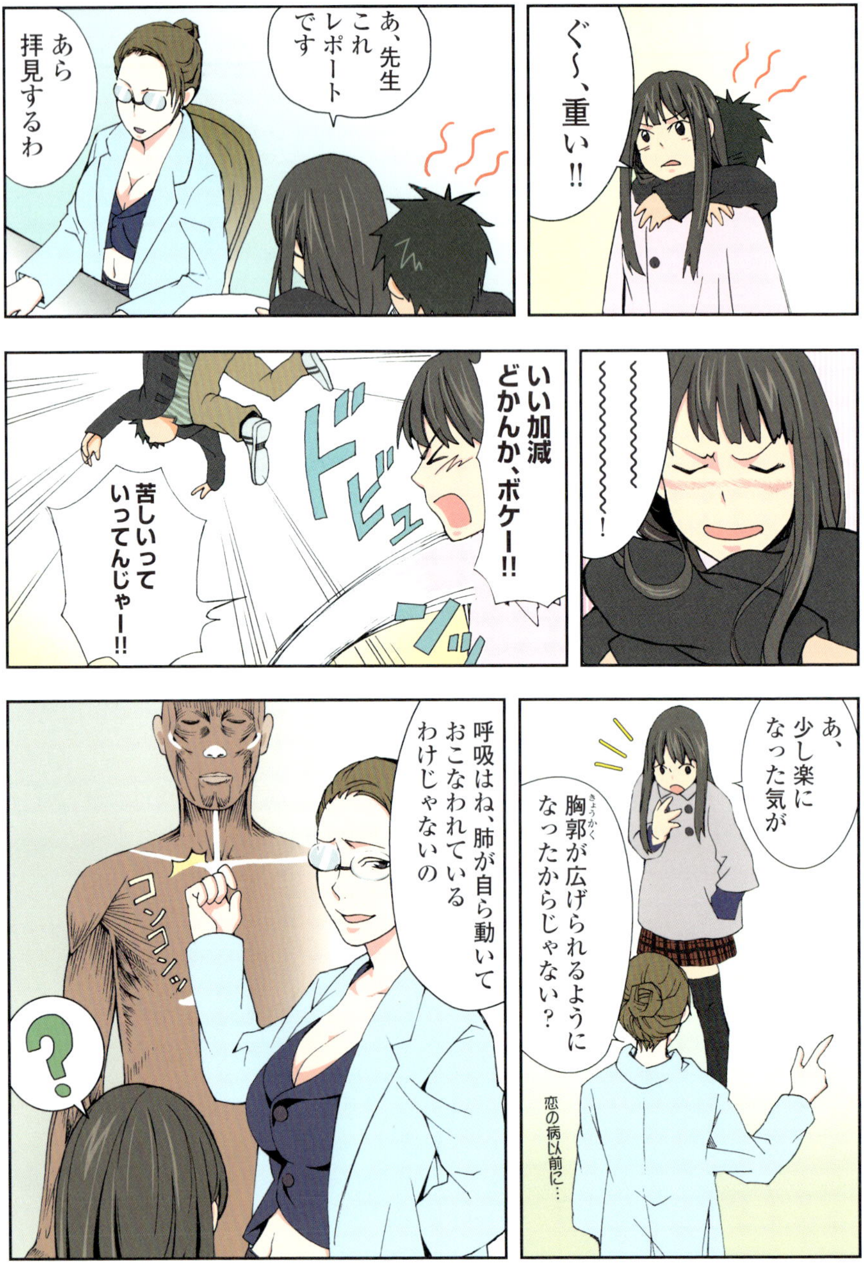
ぐ～、重い!!
あ、先生これレポートです
あら拝見するわ
いい加減どかんか、ボケー!!
ドビュ
苦しいっていってんじゃー!!
あ、少し楽になった気が
胸郭《きょうかく》が広げられるようになったからじゃない？
恋の病以前に…
呼吸はね、肺が自ら動いておこなわれているわけじゃないの
コンコンッ
?

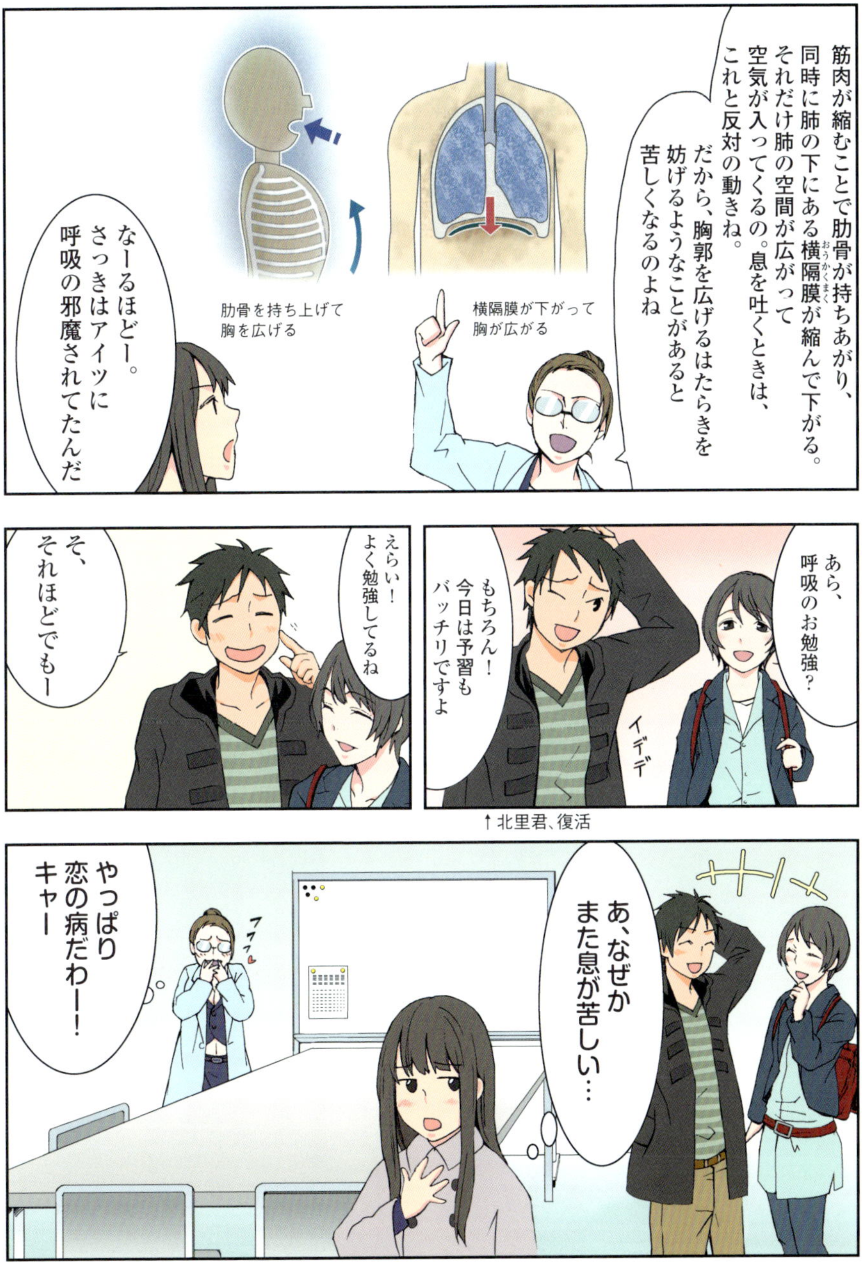

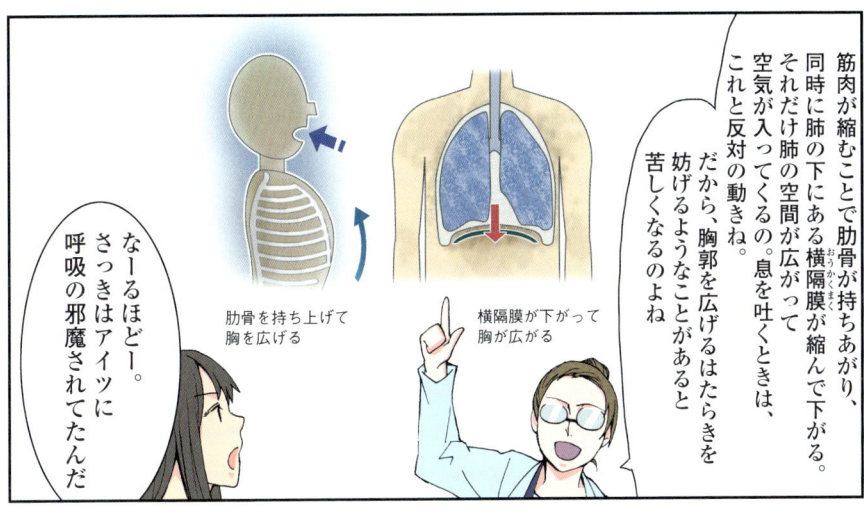

筋肉が縮むことで肋骨が持ちあがり、同時に肺の下にある横隔膜《おうかくまく》が縮んで下がる。それだけ肺の空間が広がって空気が入ってくるの。息を吐くときは、これと反対の動きね。
だから、胸郭を広げるはたらきを妨げるようなことがあると苦しくなるのよね
横隔膜が下がって胸が広がる
肋骨を持ち上げて胸を広げる
なーるほどー。さっきはアイツに呼吸の邪魔されてたんだ
あら、呼吸のお勉強？
もちろん！今日は予習もバッチリですよ
イデデ
えらい！よく勉強してるね
そ、それほどでもー
↑北里君、復活
あ、なぜかまた息が苦しい…
フフフ
やっぱり恋の病だわーー！キャー

肺は空気と血液が行きかう要所

肺は胸部《きょうぶ》にあり、薄く滑らかな**胸膜**《きょうまく》に包まれた袋状の一対《いっつい》の臓器です。一対ですが左右の大きさは違います。なぜかというと多くの人は、左右の肺の間のやや左寄りに心臓が収まっているため、体積にして左肺《さはい》は約1000㎖、右肺《うはい》は約1200㎖と、左肺のほうが少しだけ小さいのです。下方の幅が広くなった部分を肺底《はいてい》といい、**横隔膜**《おうかくまく》の上に位置するため中央部がややくぼんでいます。

右肺は水平裂《すいへいれつ》と斜裂《しゃれつ》という裂け目で上葉《じょうよう》、中葉《ちゅうよう》、下葉《かよう》の三葉に、左肺は斜裂で上葉と下葉の二葉に、合わせて5つのブロックに分けられます。

鼻と口から取り入れた空気は**気管**へと流れ込み、左右2本の主気管支《しゅきかんし》に枝分かれします。主気管支は分岐して葉気管支《ようきかんし》となり、さらに次々に細かく枝分かれしていきます。

気管支は枝分かれを繰り返し、やがて目に見えないほどの細い管となります。最先端には、肺胞《はいほう》というブドウの房のような小さな袋があります。

左右の肺を合わせて約3億個ある肺胞の総面積は60～70㎡、畳40枚分にもなります。この広大な肺胞がおこなっているのが、生きていくために不可欠な「ガス交換」です。

また、肺は心臓と密接な関係にあり、絶えず血液が行き来しています。心臓から出た酸素の少ない血液は肺動脈を通って肺へと流れ込み、肺から出た酸素を含んだ血液は肺静脈を通って心臓へと送られます。

胸膜
肺全体を包む袋のようなもので、呼吸によってふくらんだりしぼんだりするときにまわりとの摩擦を小さくするはたらきがある。

横隔膜
肺の下部にある膜。収縮して呼吸を助けている。109ページ参照。

気管
筋肉と軟骨でできた空気の通り道。95ページ参照。

•肺の各部の名称

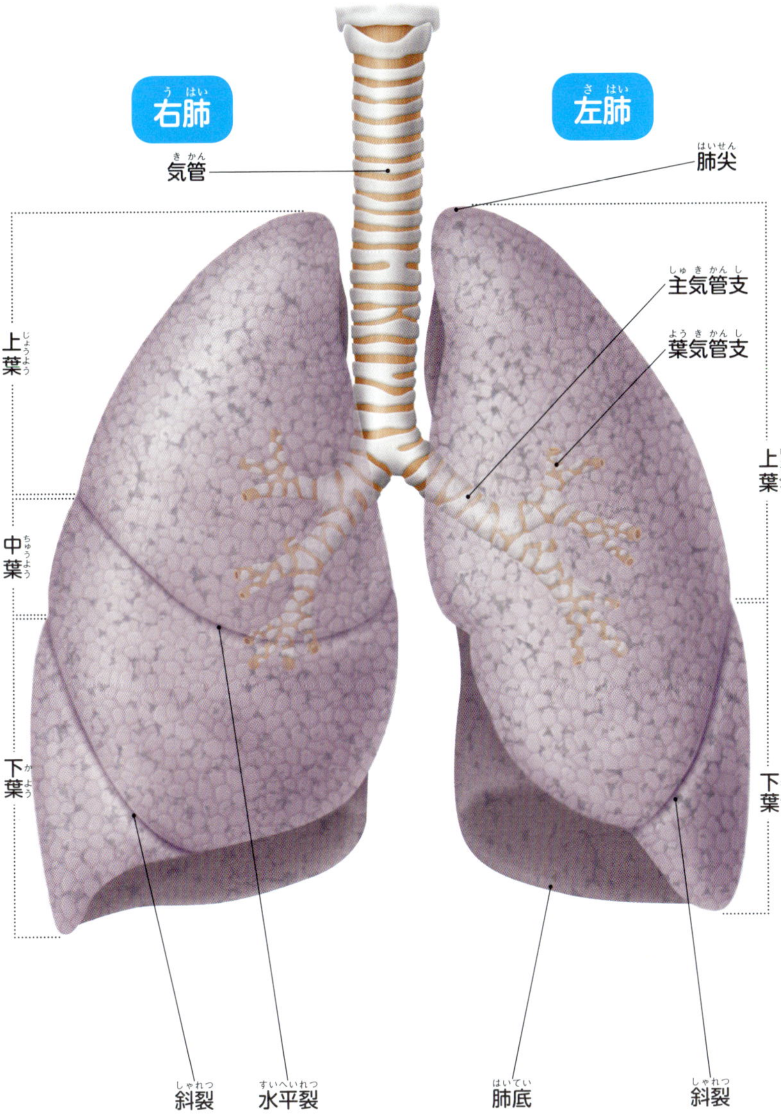

右肺《うはい》
左肺《さはい》
気管《きかん》
肺尖《はいせん》
主気管支《しゅきかんし》
葉気管支《ようきかんし》
上葉《じょうよう》
中葉《ちゅうよう》
下葉《かよう》
上葉《じょうよう》
下葉《かよう》
斜裂《しゃれつ》
水平裂《すいへいれつ》
肺底《はいてい》
斜裂《しゃれつ》

肺

•ガス交換は肺胞で

静脈の血液が運ぶ二酸化炭素を放し、動脈の血液に酸素を運ばせる「ガス交換」の作業は肺胞の薄い壁を通しておこなわれています。

肺胞嚢の外観

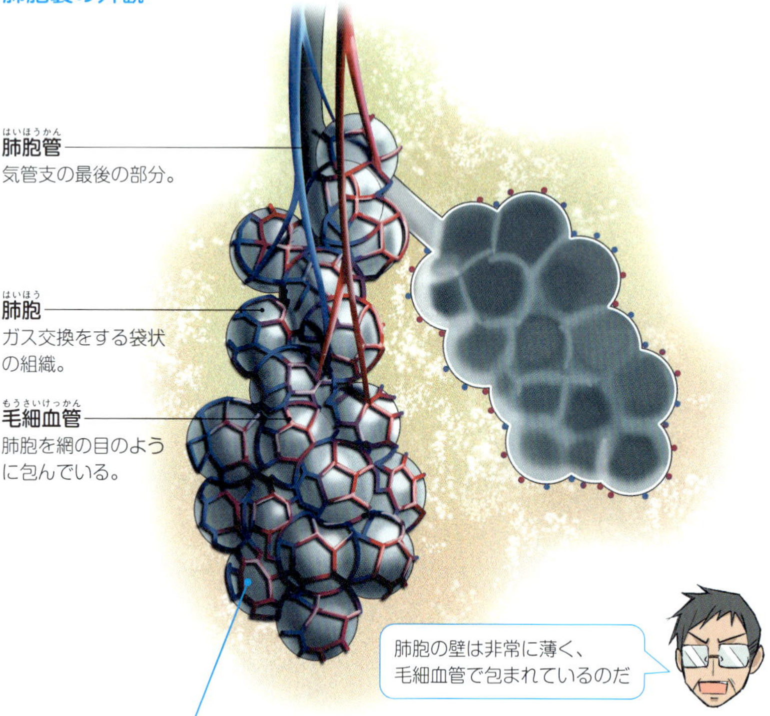
肺胞管《はいほうかん》
気管支の最後の部分。
肺胞《はいほう》
ガス交換をする袋状の組織。
毛細血管《もうさいけっかん》
肺胞を網の目のように包んでいる。
肺胞の壁は非常に薄く、毛細血管で包まれているのだ

肺胞嚢でのガス交換のしくみ

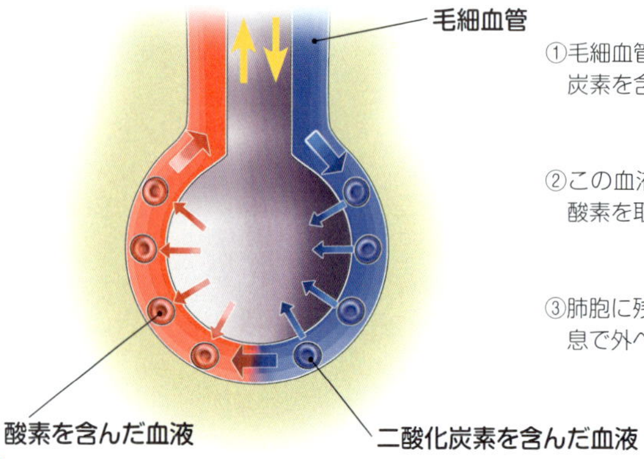
毛細血管
酸素を含んだ血液
二酸化炭素を含んだ血液

①毛細血管に流れてきたのは二酸化炭素を含んだ血液。

②この血液が二酸化炭素を放して、酸素を取り込み、流れ出ていく。

③肺胞に残った二酸化炭素は、吐く息で外へだされるというしくみ。

•呼吸をするのは肺じゃない!?

肺には筋肉がないので、肺自身には空気を吸い入れる力はなく、外からの力で広がったり縮んだりしています。

大きく空気を吸い込んでみましょう。そのとき、からだのどこがおもに動いたかに注目！

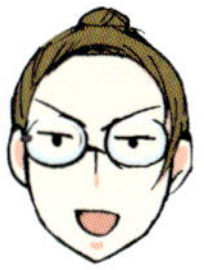

胸がふくらんだ——胸式呼吸

胸部の運動を主とし、胸郭の全体をふくらませたり縮めたりするのが、胸式呼吸です。

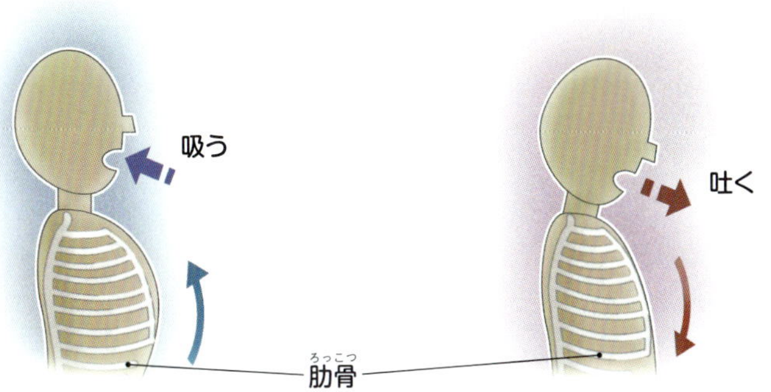

吸う
吐く
肋骨《ろっこつ》

肋骨に付随する筋肉を使って、肋骨を持ち上げるようにして胸を広げることで空気が入る。

肋骨に付随する筋肉を使って、肋骨を下げるようにして胸を縮めることで空気が出る。

お腹がふくらんだ——腹式呼吸

肺の下にある横隔膜をおもに動かしておこなうのが、腹式呼吸です。

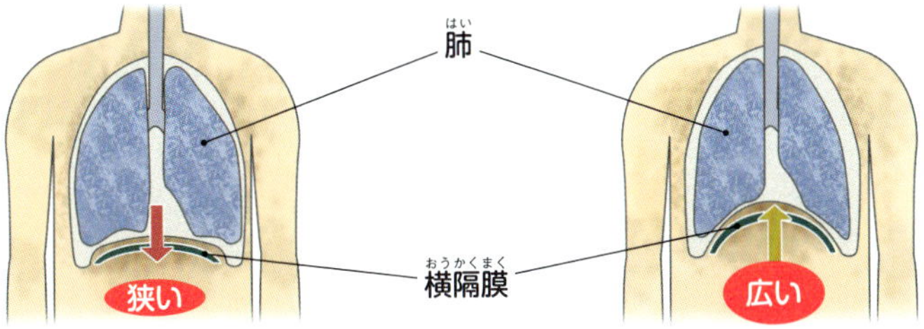

肺《はい》
横隔膜《おうかくまく》
狭い
広い

肺の下にあるドーム状の横隔膜を下げることで胸が広がり、空気が入る。

腹壁の筋肉を緊張させて横隔膜を上げることで胸を縮め、空気が出る。

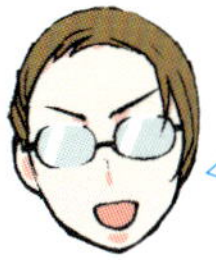

私たちは胸式呼吸と腹式呼吸のどちらかではなく、どちらも合わせて使っているから、胸もお腹もふくらむことがあるわ

周期的に収縮する心臓

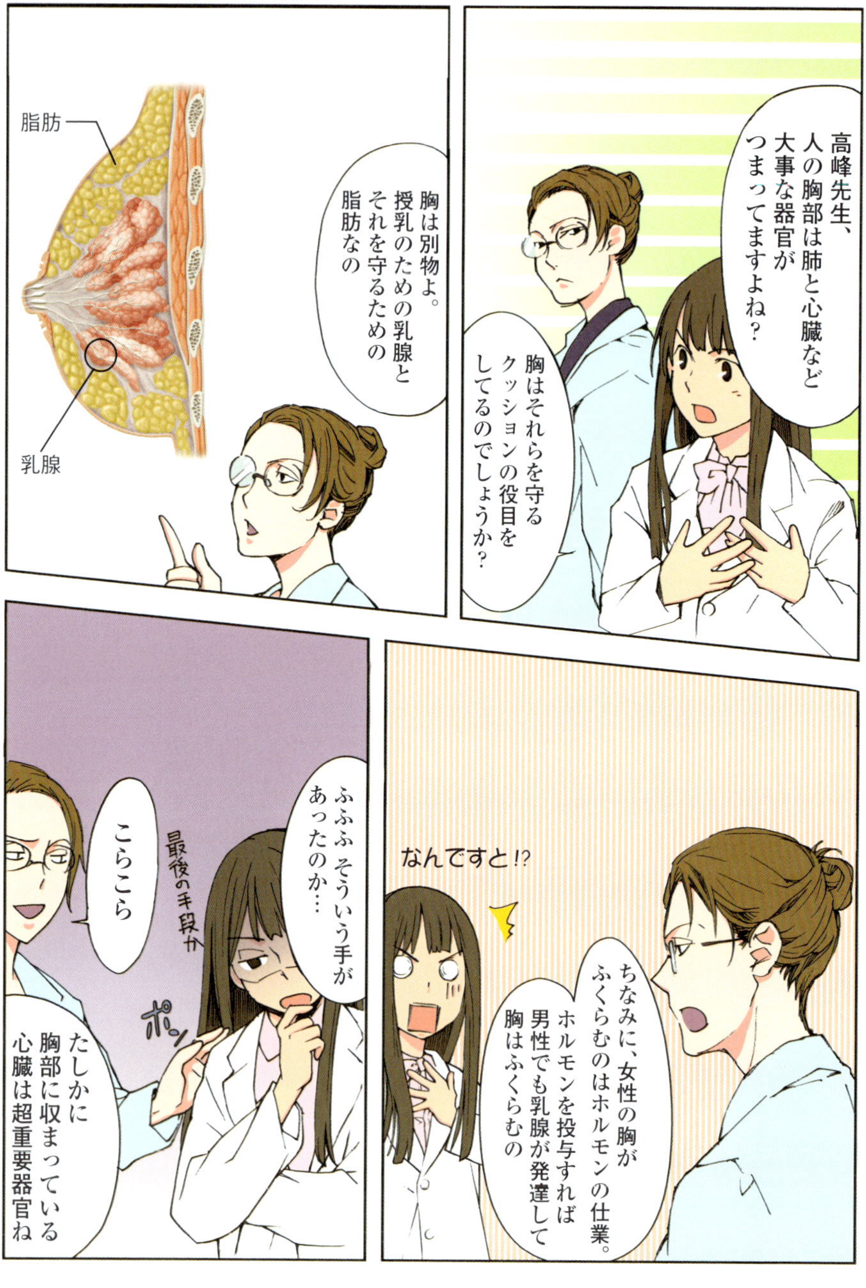
高峰先生、人の胸部は肺と心臓など大事な器官がつまってますよね？
胸はそれらを守るクッションの役目をしてるのでしょうか？
胸は別物よ。授乳のための乳腺とそれを守るための脂肪なの
脂肪
乳腺
なんですと!?
ちなみに、女性の胸がふくらむのはホルモンの仕業。
ホルモンを投与すれば男性でも乳腺が発達して胸はふくらむの
ふふふ そういう手があったのか…
最後の手段か
こらこら
ポン
たしかに胸部に収まっている心臓は超重要器官ね

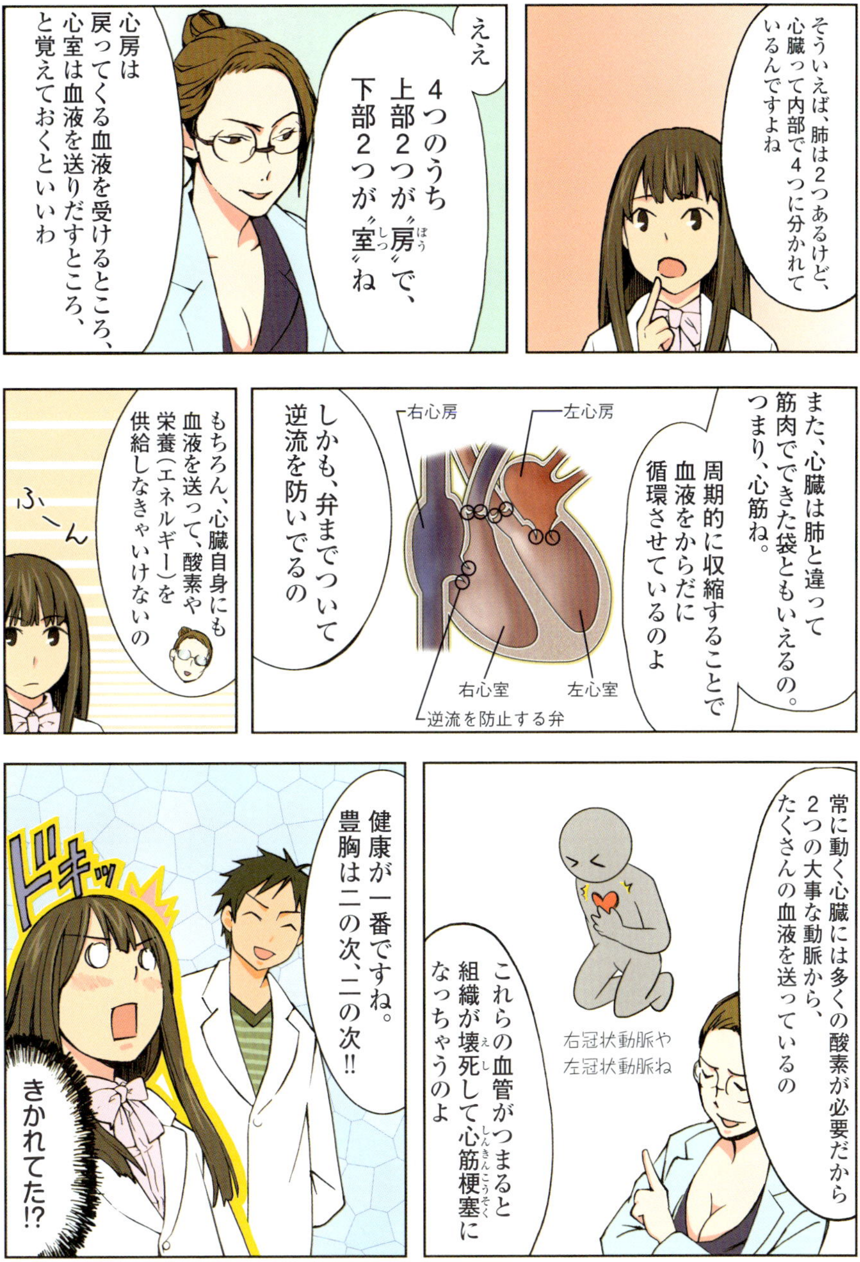
そういえば、肺は2つあるけど、心臓って内部で4つに分かれているんですよね
ええ
4つのうち上部2つが〝房《ぼう》〟で、下部2つが〝室《しつ》〟ね
心房は戻ってくる血液を受けるところ、心室は血液を送りだすところ、と覚えておくといいわ
また、心臓は肺と違って筋肉でできた袋ともいえるの。つまり、心筋ね。
周期的に収縮することで血液をからだに循環させているのよ
右心房
左心房
右心室
左心室
逆流を防止する弁
しかも、弁までついて逆流を防いでるの
ふ〜ん
もちろん、心臓自身にも血液を送って、酸素や栄養(エネルギー)を供給しなきゃいけないの
常に動く心臓には多くの酸素が必要だから2つの大事な動脈から、たくさんの血液を送っているの
右冠状動脈や左冠状動脈ね
これらの血管がつまると組織が壊死《えし》して心筋梗塞《しんきんこうそく》になっちゃうのよ
健康が一番ですね。豊胸は二の次、二の次!!
ドキッ
きかれてた!?

休みなくはたらき続ける血流ポンプ

心臓

心臓の重さは約300gで、サイズは握りこぶしよりやや大きめ。左右の肺の間にあり、**心膜**《しんまく》に包まれています。右手を左の乳房の下あたりにあててみましょう。ドキドキが伝わってきたところが心臓の下部、心《しん》尖《せん》という部分です。心臓はどんぐりの実のような形をしており、からだの後ろのほうから前のほうに斜めに向かって位置しています。

心臓は**心筋**《しんきん》が収縮と**拡張**を繰り返し、常にリズムを刻みながら血液を全身に送りだすポンプのようなはたらきをしています。血圧は、心臓がぎゅっと収縮したときに血管に伝わった圧力で測定します。血圧を測定することで心臓や血管などの健康状態を知ることができるのです。

左右それぞれに、血液を心臓の外に押しだす「心室《しんしつ》」という部分と、血液を一時ためておく「心房《しんぼう》」という部分があり、左心室《さしんしつ》、左心房《さしんぼう》、右《う》心室《しんしつ》、右心房《うしんぼう》の4つの部分からなります。特に全身に血液を送りだしている左心室は心筋が非常に厚くパワフルにはたらいています。

左心室には大動脈、左心房には肺静脈、右心室には肺動脈、右心房には大静脈とそれぞれに重要な血管が接続されています。

また、心室の入り口と出口には、血液の逆流を防ぐための弁《べん》がついています。心房と心室の間で、心室への血液の入り口にある弁を房室弁《ぼうしつべん》といい、左房室弁は僧帽弁《そうぼうべん》、右房室弁は三尖弁《さんせんべん》と呼ばれています。左心室の出口は大動脈弁、右心室の出口は肺動脈弁といいます。

心膜
心臓を包んでいる膜で、まわりとの摩擦を小さくするはたらきをもつ。肺を包む胸膜と合わせて漿膜（しょうまく）と呼ばれる。

心筋
心臓の壁をつくる筋肉。自分の意志で動かすことはできない。40ページ参照。

拡張
心臓は収縮する力が強く、拡張する力はあまりない。拡張しているとき、心臓の筋肉は休んでいる。

•心臓の構造（正面から見たところ）

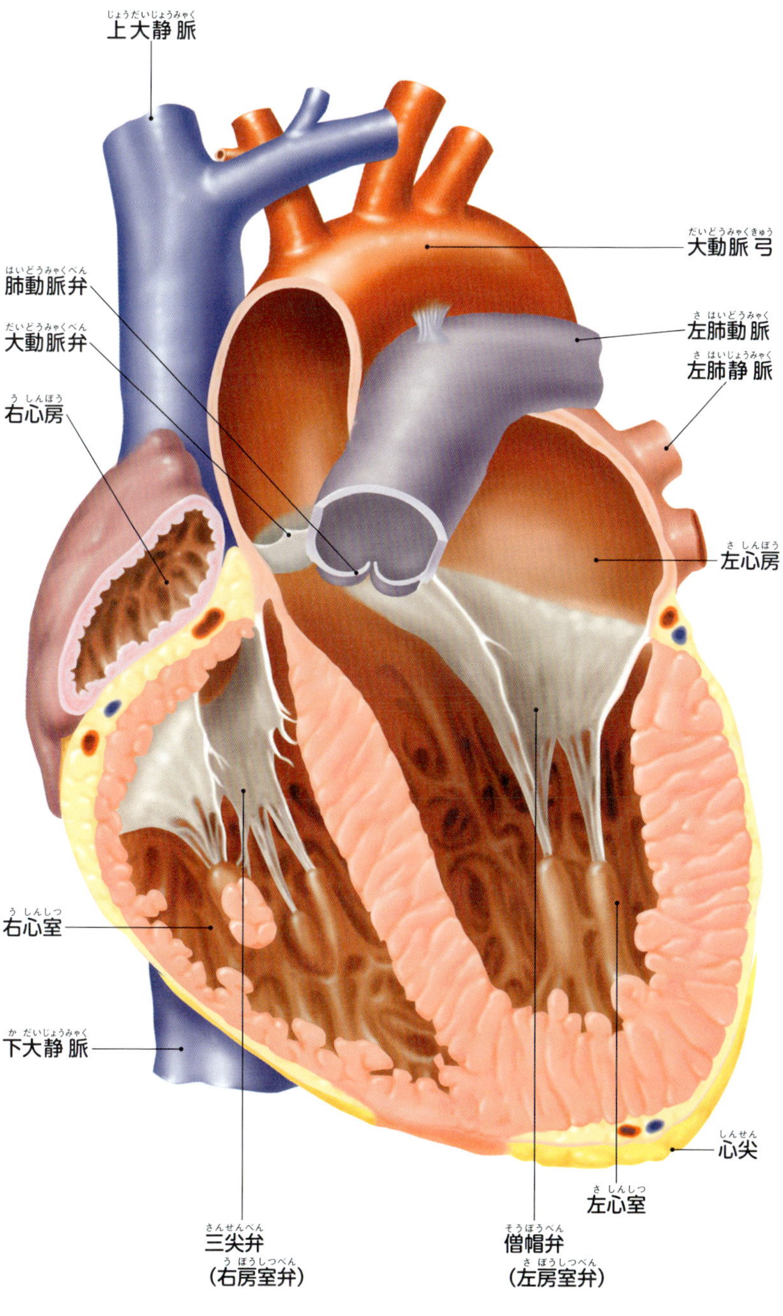
上大静脈《じょうだいじょうみゃく》
大動脈弓《だいどうみゃくきゅう》
肺動脈弁《はいどうみゃくべん》
大動脈弁《だいどうみゃくべん》
左肺動脈《さはいどうみゃく》
左肺静脈《さはいじょうみゃく》
右心房《うしんぼう》
左心房《さしんぼう》
右心室《うしんしつ》
下大静脈《かだいじょうみゃく》
心尖《しんせん》
左心室《さしんしつ》
三尖弁《さんせんべん》
（右房室弁《うぼうしつべん》）
僧帽弁《そうぼうべん》
（左房室弁《さぼうしつべん》）

•心臓からの大きな循環と小さな循環

心臓を出入りする血液の流れには２つの回路があります。ひとつは全身をめぐる大循環、もうひとつは肺と行き来をする小循環で、はたらきが異なります。

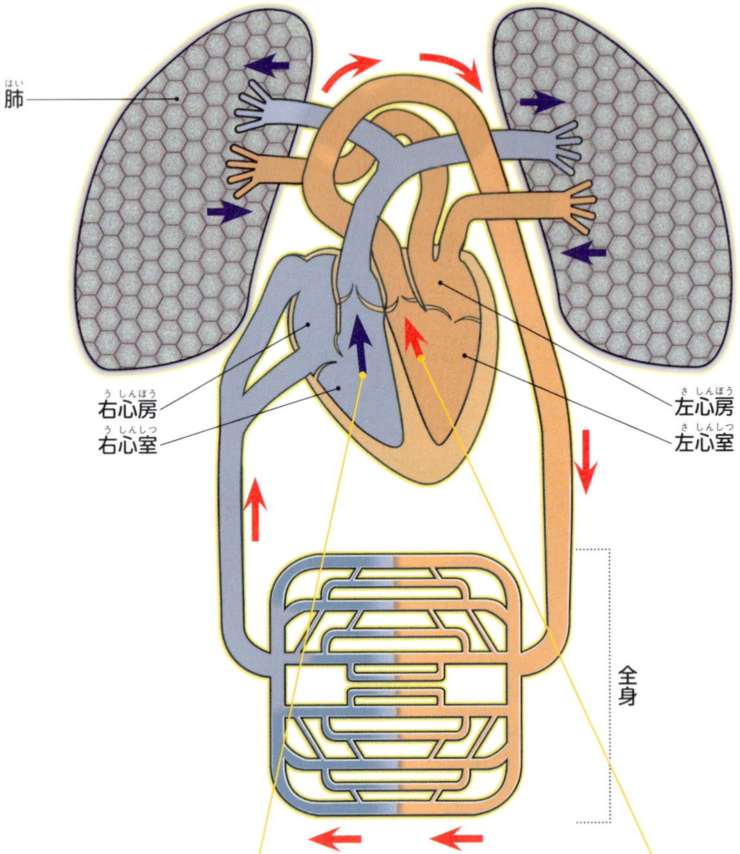
肺《はい》
右心房《うしんぼう》
右心室《うしんしつ》
左心房《さしんぼう》
左心室《さしんしつ》
全身

小循環

血液に酸素を取り入れ、二酸化炭素を捨てる。

右心室発
肺経由
左心房行き

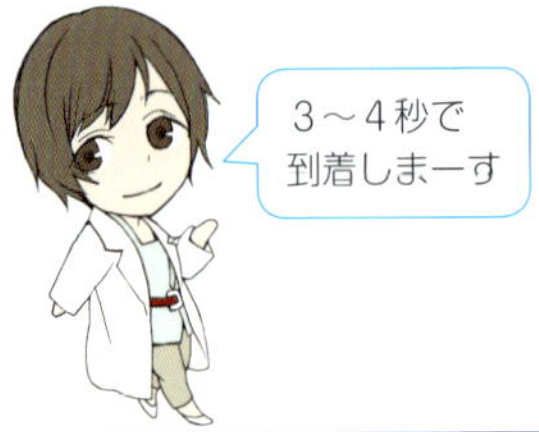
3～4秒で
到着しまーす

大循環

全身に酸素を届け、二酸化炭素などの不要物を集める。

左心室発
全身経由
右心房行き

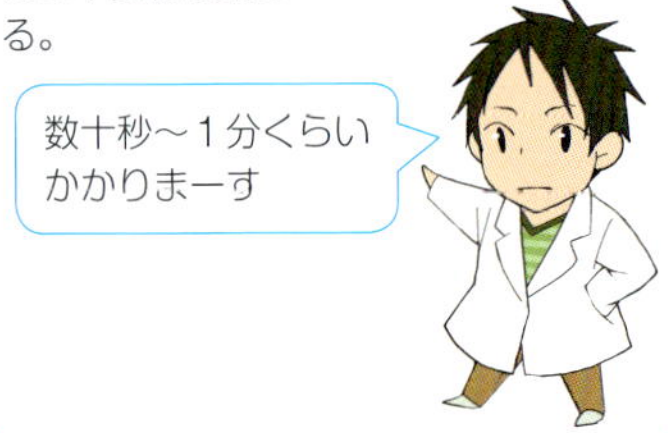
数十秒～1分くらい
かかりまーす

•心臓がポンプとなり、血液をパワフルに流す

心臓が収縮して血液を送りだすとき

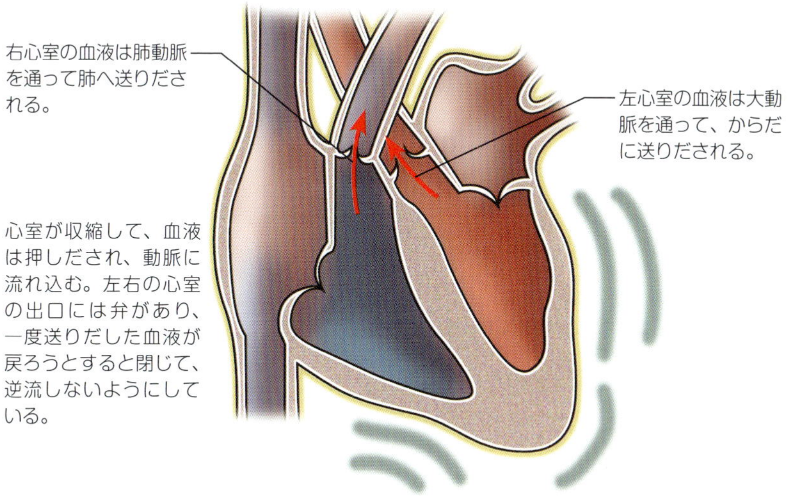
右心室の血液は肺動脈を通って肺へ送りだされる。
左心室の血液は大動脈を通って、からだに送りだされる。
心室が収縮して、血液は押しだされ、動脈に流れ込む。左右の心室の出口には弁があり、一度送りだした血液が戻ろうとすると閉じて、逆流しないようにしている。

心室が広がり、血液で満たされるとき

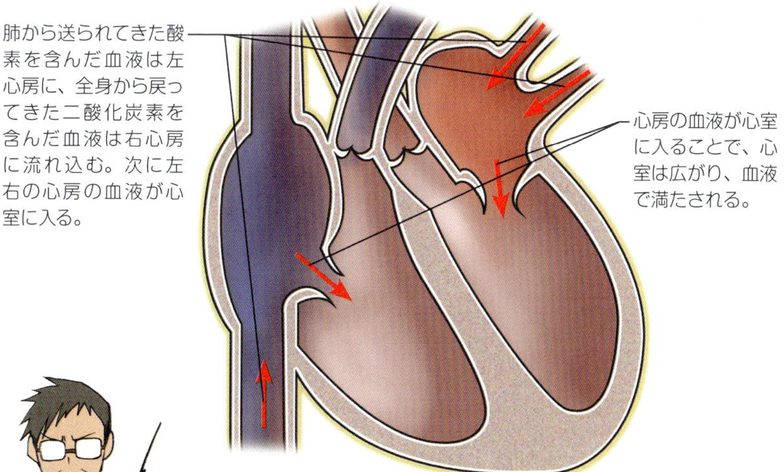
肺から送られてきた酸素を含んだ血液は左心房に、全身から戻ってきた二酸化炭素を含んだ血液は右心房に流れ込む。次に左右の心房の血液が心室に入る。
心房の血液が心室に入ることで、心室は広がり、血液で満たされる。

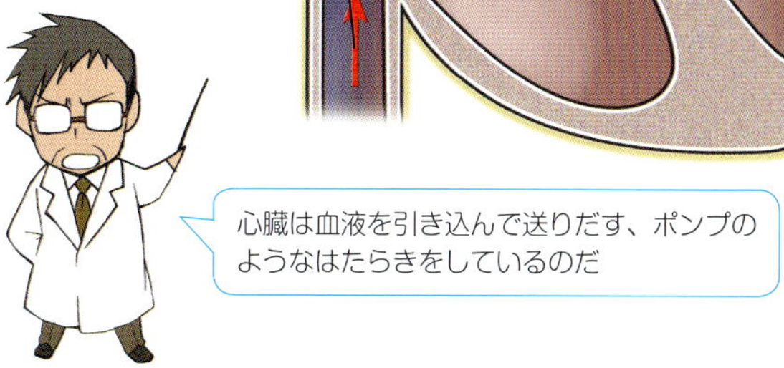
心臓は血液を引き込んで送りだす、ポンプのようなはたらきをしているのだ

胸がドキドキ、心臓は自ら興奮する！

心臓は絶えず動いていますが、普段の生活において常に「心臓が動いている」と感じているわけではなく、激しくからだを動かしたときや心が興奮、緊張したときなどに胸がドキドキすることでその存在を実感したりします。このドキドキを拍動《はくどう》といい、通常は一定のリズムで動いていますが、からだやこころが動くと、**自律神経《じりつしんけい》**や**ホルモン**の影響で、拍動のテンポが速くなるのです。

　拍動は、手首や首などを通る動脈に皮膚の上から触れることで感じることができます。これが脈拍《みゃくはく》です。脈拍数は1分間に60〜75回ですが、大人より子どものほうが速く、男性より女性のほうが速いのが一般的です。脈拍数は健康管理や運動強度の目安に役立ちます。

　心臓の壁は、心臓だけにある心筋という筋肉でできています。心筋は自律神経の支配により、拍動の速さがコントロールされています。しかし心臓が「規則正しく拍動する」という点においては、神経が一定のリズムで指令をだし続けているのではなく、心臓が自ら周期的に興奮する性質が作用しています。このため心臓は体外に取りだしてもしばらく動き続けます。

　心臓のリズムの動力源は、右心房にある洞房結節《どうぼうけっせつ》という特殊な筋細胞の集まりです。洞房結節で電気信号が発生し、それが心臓全体に伝わって拍動がおこるというしくみです。この電気信号をキャッチして、心臓の動きに異常がないかを調べるのが心電図です。

自律神経
内臓などのはたらきを調整する神経。交感神経がはたらくことで拍動のテンポが速くなる。233ページ参照。

ホルモン
内分泌腺でつくられ、体内の特定の臓器に作用する物質。緊張やストレスで分泌されるのはアドレナリンというホルモン。246ページ参照。

•電気信号は右心房から心臓全体へと伝わる

右心房の洞房結節は周期的に興奮しており、それが心臓を収縮させ、拍動をつくっています。この興奮が伝わる一連の流れには時間差があるため、心房の収縮が終わってから心室が収縮します。心房と心室が同時に収縮することはありません。

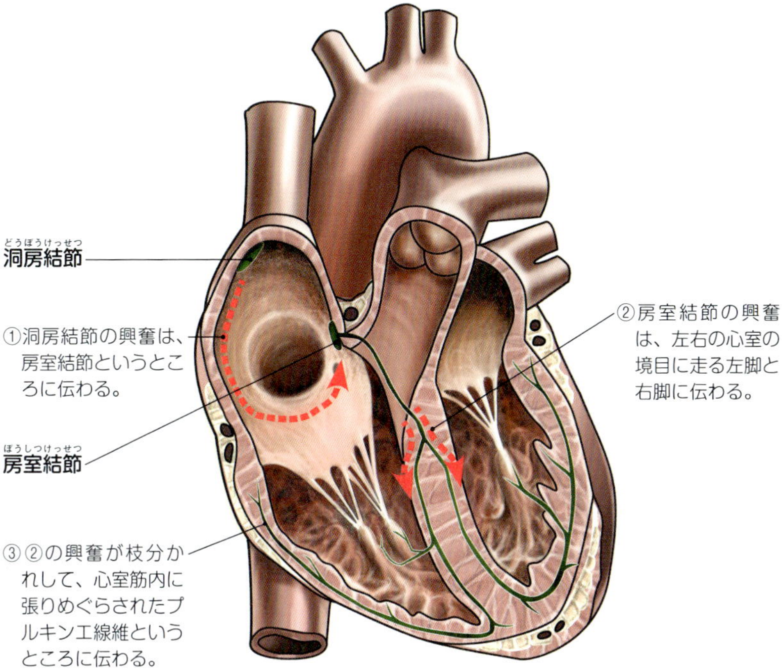
洞房結節《どうぼうけっせつ》
①洞房結節の興奮は、房室結節というところに伝わる。
房室結節《ぼうしつけっせつ》
③②の興奮が枝分かれして、心室筋内に張りめぐらされたプルキンエ線維というところに伝わる。
②房室結節の興奮は、左右の心室の境目に走る左脚と右脚に伝わる。

!「心臓が動いている＝生きている」なのか？

心臓は生きている限り動き続けます。ですから心臓が止まったときは死んだとき、ということになります。ところが医学の進歩により、「心臓が動いていれば生きているのか？」という疑問がおこりました。つまり、心臓は動き続けているのに脳がはたらかなくなり、回復の見込みがないという「脳死」の状態が発生したのです。

臓器移植においては、できるだけからだが生きている状態に近いうちに移植をおこなうことが望まれます。脳死状態の人から臓器を提供してもらえれば、病気の人が助かる可能性が高くなりますが、一方で脳死を人の死としていいのかという意見もあり、難しい問題となっています。

乳房は
脂肪のかたまりだった

成人の男女で見た目が大きく違う乳房《ちぶさ》。女性の乳房は、胸部にほぼ左右対称の2つの盛り上がりがみられ、中央付近には色素の沈着した乳《にゅう》輪《りん》が、そのまん中にやや隆起《りゅうき》した乳《にゅう》頭《とう》があります。乳房のふくらみの約9割は脂肪組織です。

女性の乳房は思春期のころからふくらみはじめます。そのとき乳房のなかでは脂肪がつき、乳管《にゅうかん》が伸びはじめています。男性の乳房は未発達な状態でとどまっています。

女性は、成人して**卵巣**《らんそう》が成熟すると分泌される**エストロゲン**（**卵胞**《らんほう》**ホルモン**）によって乳管の成長が促進され、乳管の先端部分には**プロゲステロン**（**黄体**《おうたい》**ホルモン**）によって乳《にゅう》汁《じる》を分泌する乳腺小葉《にゅうせんしょうよう》が発育します。乳管のもう一方の端は互いに合流し、最終的には12～20本の乳管となって乳口《にゅうこう》へと開口します。乳管の途中、乳口付近には、乳汁を一時たくわえる乳管洞《にゅうかんどう》が生じます。

乳房の状態は月経《げっけい》の周期とともに変化します。月経の時期には乳房が張ったり乳頭が敏感になったりし、月経から排卵《はいらん》までの時期には乳房が充血したり、乳輪に色素が沈着して黒ずんだりすることもあります。

そして乳房が大きく変化するのは妊娠から出産、授乳期《じゅにゅうき》にかけてです。妊娠すると乳腺小葉がぐんと発育して乳房はふくらみを増し、出産が近づくと乳汁の分泌がはじまります。出産と同時に**下垂体**《かすいたい》が「乳汁をだせ」と指令を送り、乳児が乳頭に吸いついて乳汁を吸入することで乳汁の分泌が促進されていきます。

卵巣
子宮とつながっている卵子をつくる器官。189ページ参照。

エストロゲン・プロゲステロン
卵巣でつくられるホルモンで、2つを合わせて女性ホルモンとも呼ばれる。190、248ページ参照。

下垂体
脳の中心部分、間脳にあり、全身に作用するホルモンをだす内分泌腺。246ページ参照。

•乳房の外観

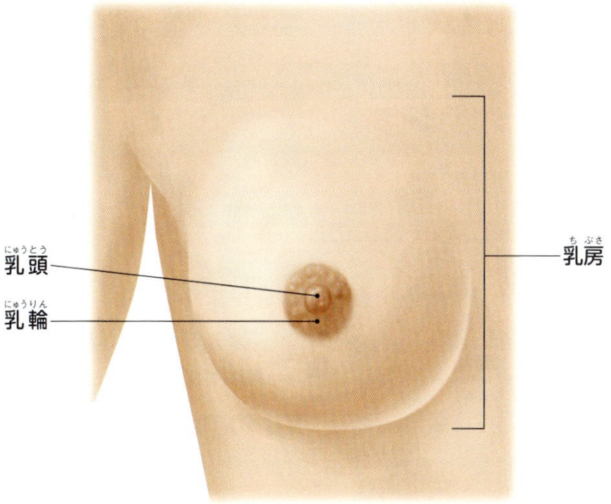
乳頭《にゅうとう》
乳輪《にゅうりん》
乳房《ちぶさ》

•乳房の構造

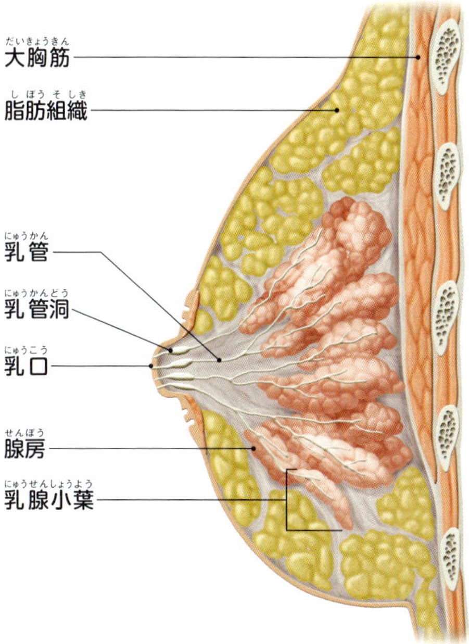
大胸筋《だいきょうきん》
脂肪組織《しぼうそしき》
乳管《にゅうかん》
乳管洞《にゅうかんどう》
乳口《にゅうこう》
腺房《せんぼう》
乳腺小葉《にゅうせんしょうよう》

COLUMN3

母乳の不思議

どうして妊娠中は母乳が出ないのか？

妊娠すると、母乳をつくる準備のために乳房は大きくなりはじめ、産後に授乳が終わるまでの間は、普段より１、２カップサイズがアップします。

乳腺では、妊娠期から母乳をつくりはじめていますが、出はじめるのは、産後すぐくらいからです。なぜ妊娠中は母乳が出ないのでしょうか。秘密は胎盤《たいばん》にあります。下垂体《かすいたい》から出るホルモンの作用により卵巣《らんそう》で分泌されるエストロゲンが、母乳分泌ホルモンであるプロラクチンの作用を打ち消しているのです。分娩《ぶんべん》後に胎盤が娩出《べんしゅつ》されると、エストロゲンが減少し、プロラクチンのはたらきにより母乳が出はじめるというわけです。

母乳に含まれる成分

産後３～５日ごろまでに、やや粘り気があって黄色っぽい母乳が出ます。これを「初乳《しょにゅう》」といい、栄養価が高いうえ、赤ちゃんを感染症から守る免疫物質がたくさん含まれています。その後は、サラサラした白い液体の通常の母乳が出ます。

母乳の原料は血液。血液中のアミノ酸やブドウ糖などの栄養素から母乳はつくられています。母乳のおもな成分は、糖質、脂質、ビタミン、タンパク質のほか、脳の発達に必要なアミノ酸のタウリン、免疫力を高めるラクトフェリンなどが含まれており、赤ちゃんに必要なすべての栄養分が含まれているといわれています。

100㎖の母乳をつくるには、なんと約50ℓの血液が必要です。だからこそ授乳中のお母さんには十分な栄養が必要なのです。

人工栄養の粉ミルクも、長年の研究と改良の結果、母乳に限りなく近いものとなっています。また、母乳成分のなかには赤ちゃんだけでなく、大人にもいいものがある、という考えから、母乳に含まれる成分を配合したサプリメントや大人用の粉ミルクなどが商品化されています。

第4章

腹部について知ろう

ここでは、食道を通過した食物が
どのような過程を経て消化・吸収、
そして排泄されるのか?
胃や小腸、肝臓、最後は膀胱などの臓器を中心に見ていきます。

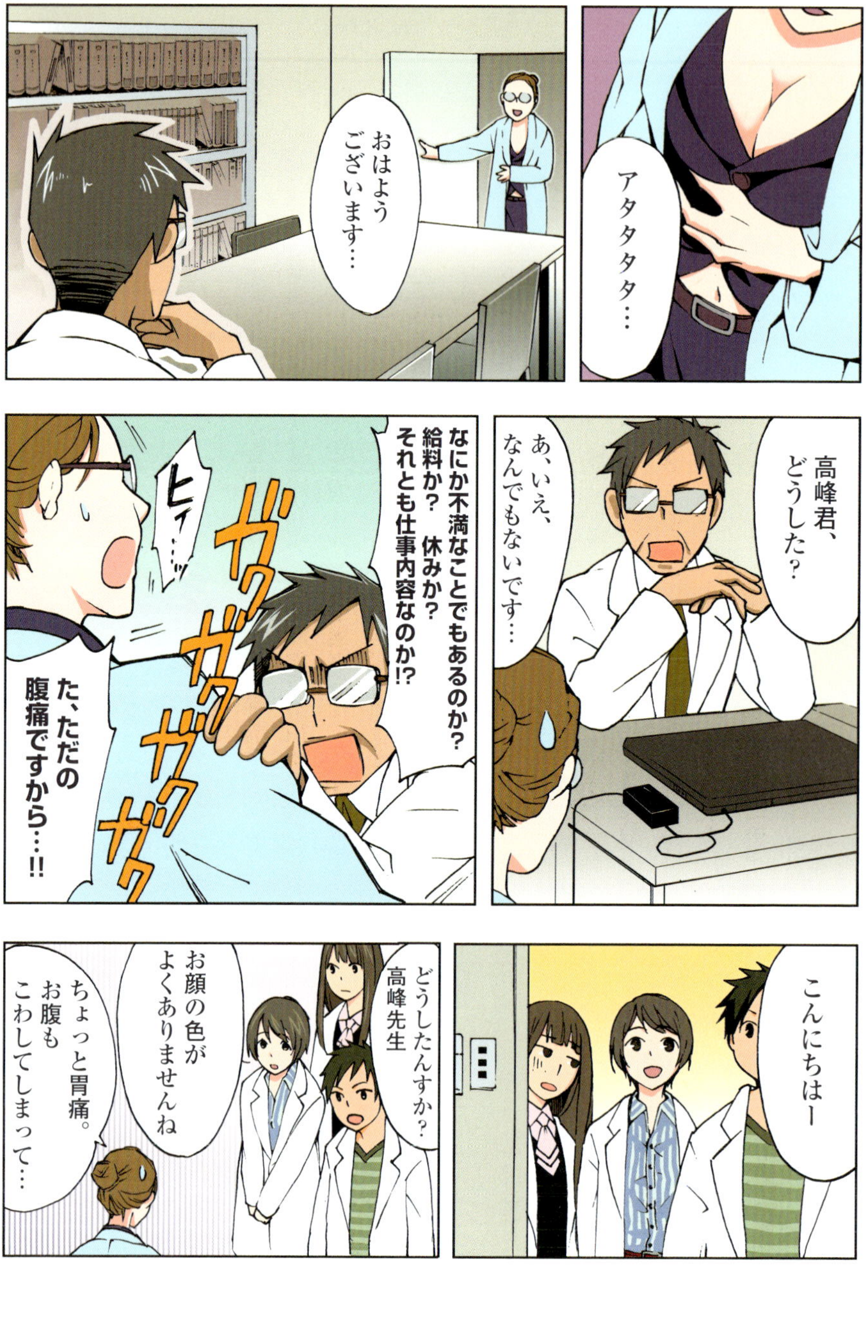
アタタタタ…
おはようございます…
高峰君、どうした？
あ、いえ、なんでもないです…
なにか不満なことでもあるのか？給料か？　休みか？それとも仕事内容なのか!?
ヒィ…
ガクガクガクガク
た、ただの腹痛ですから…!!
こんにちはー
どうしたんすか？高峰先生
お顔の色がよくありませんね
ちょっと胃痛。お腹もこわしてしまって…

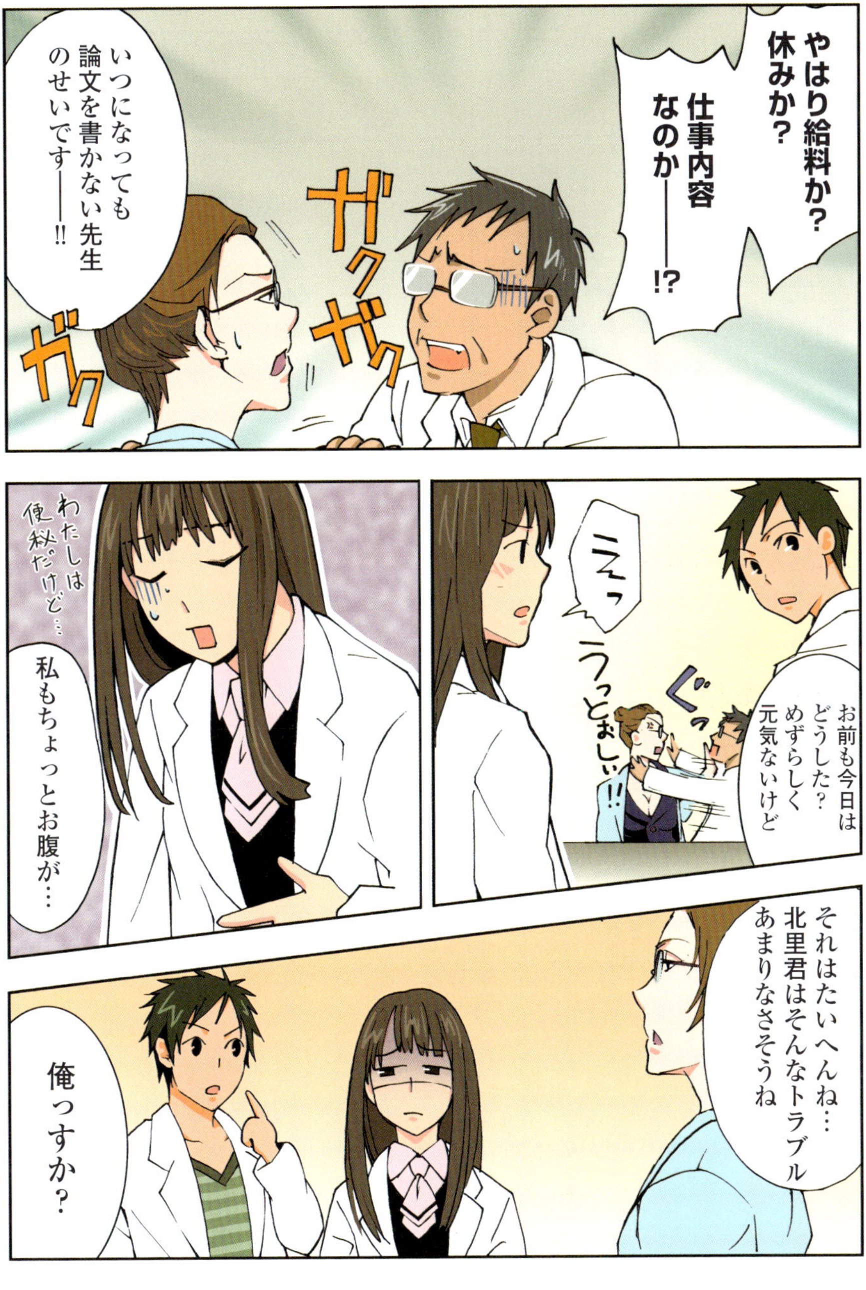
やはり給料か？休みか？
仕事内容なのか――!?
いつになっても論文を書かない先生のせいです――!!
ガクガク
ガク
お前も今日はどうした？めずらしく元気ないけど
ええっ
うっとおしい!!
ぐっ
わたしは便秘だけど…
私もちょっとお腹が…
それはたいへんね…北里君はそんなトラブルあまりなさそうね
俺っすか？

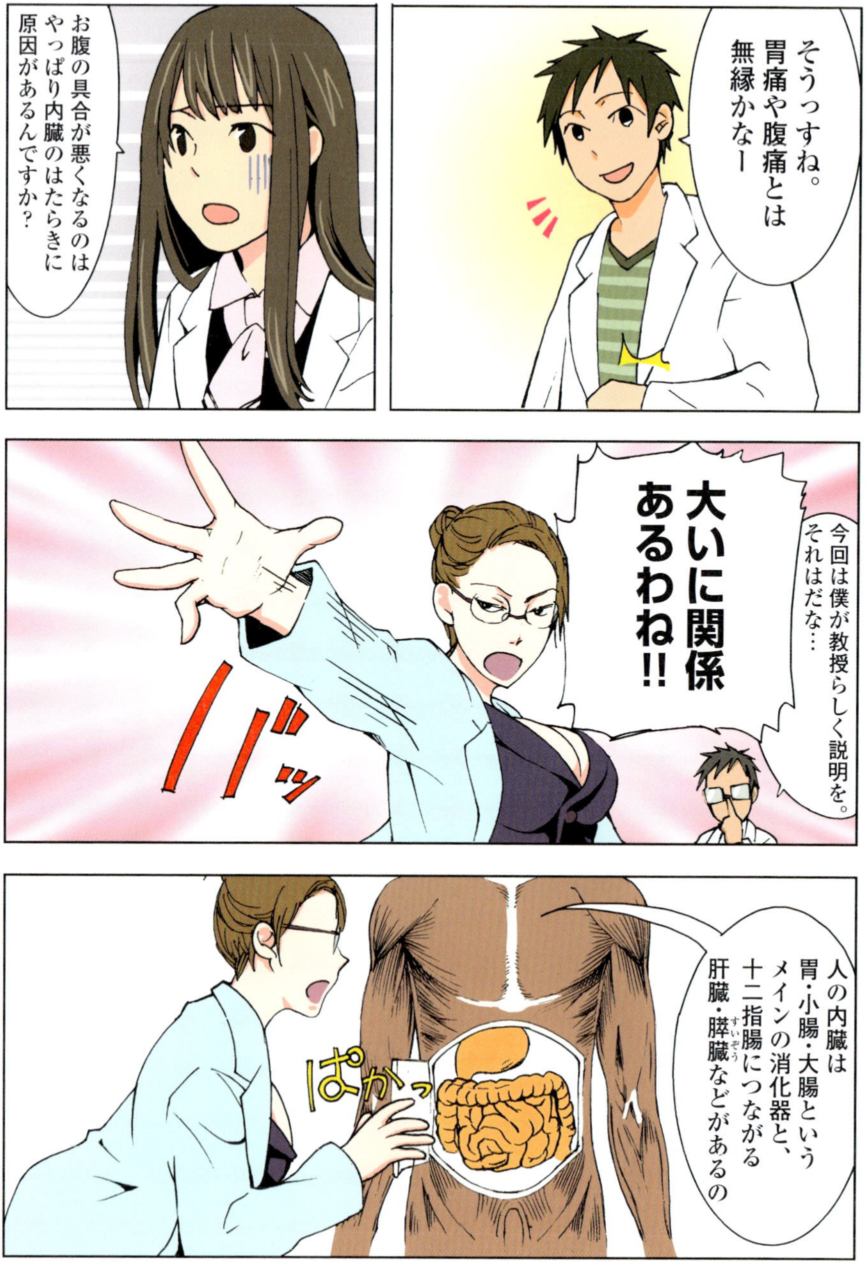
そうっすね。胃痛や腹痛とは無縁かなー
お腹の具合が悪くなるのはやっぱり内臓のはたらきに原因があるんですか？
今回は僕が教授らしく説明を。それはだな…
大いに関係あるわね!!
バッ
人の内臓は胃・小腸・大腸というメインの消化器と、十二指腸につながる肝臓・膵臓《すいぞう》などがあるの
ぱかっ

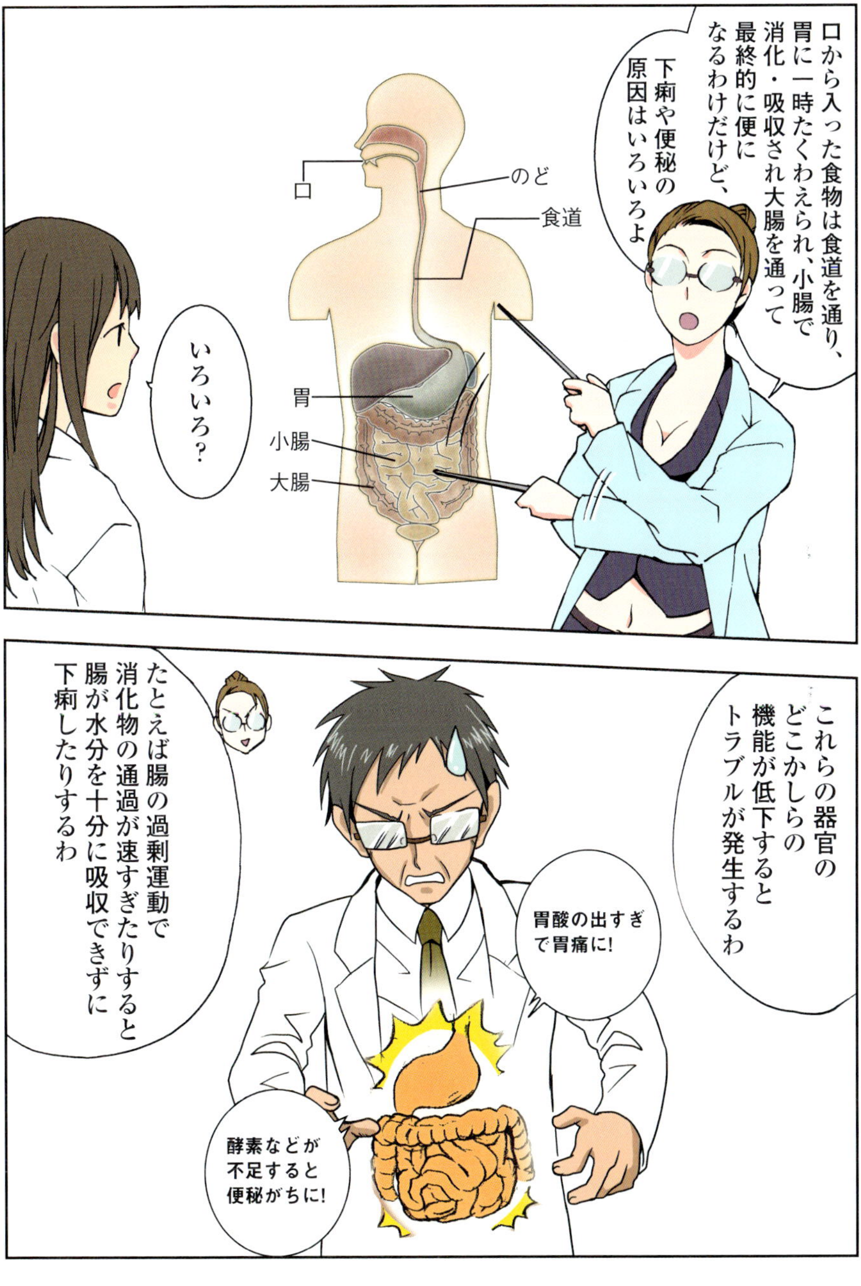
口から入った食物は食道を通り、胃に一時たくわえられ、小腸で消化・吸収され大腸を通って最終的に便になるわけだけど、
下痢や便秘の原因はいろいろよ
いろいろ?
口
のど
食道
胃
小腸
大腸
これらの器官のどこかしらの機能が低下するとトラブルが発生するわ
たとえば腸の過剰運動で消化物の通過が速すぎたりすると腸が水分を十分に吸収できずに下痢したりするわ
胃酸の出すぎで胃痛に!
酵素などが不足すると便秘がちに!

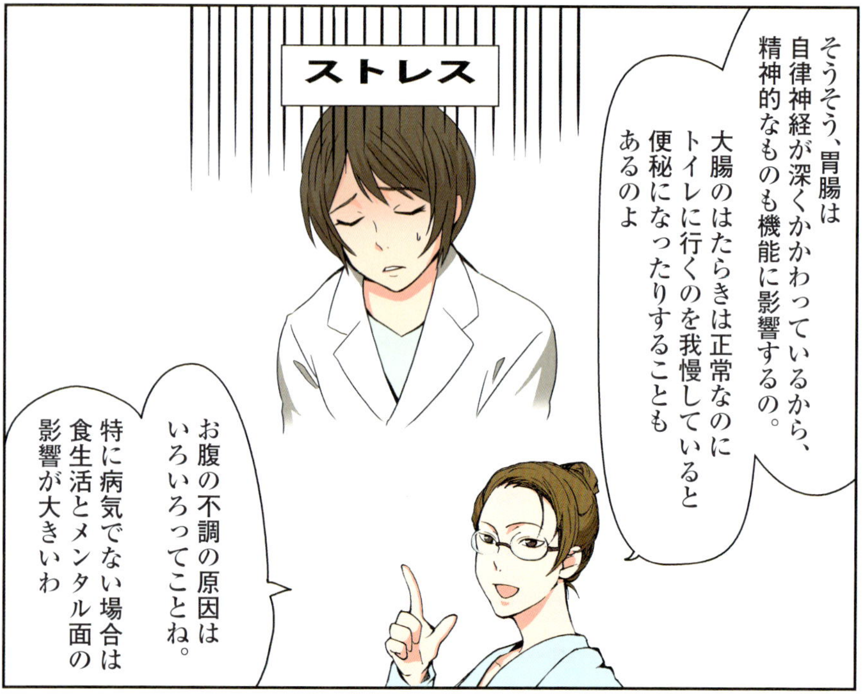
ストレス
そうそう、胃腸は自律神経が深くかかわっているから、精神的なものも機能に影響するの。
大腸のはたらきは正常なのにトイレに行くのを我慢していると便秘になったりすることもあるのよ
お腹の不調の原因はいろいろってことね。
特に病気でない場合は食生活とメンタル面の影響が大きいわ

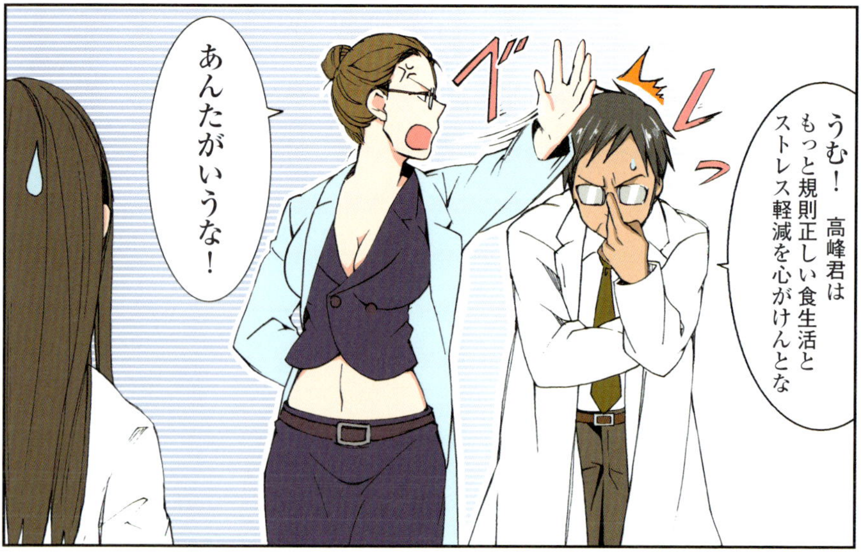
うむ！ 高峰君はもっと規則正しい食生活とストレス軽減を心がけんとな
ベ
し
あんたがいうな！

•消化の旅──消化にかかわる臓器や器官

食物に含まれる栄養素を、からだが吸収できる小さな分子にまで分解することを「消化」といい、それを体内に取り込むことを「吸収」といいます。下図は食物が口に入ってから、消化吸収を経て、残りカスが排出されるまでの流れを示しています。

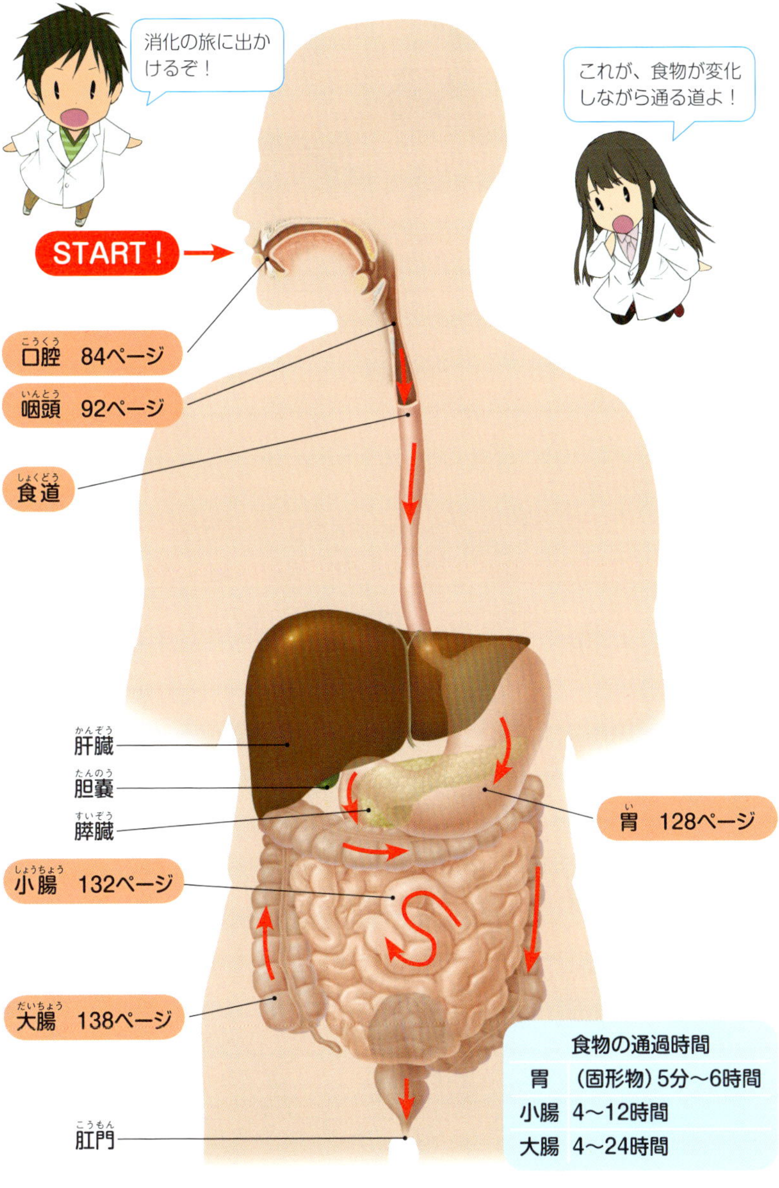

消化の旅に出かけるぞ！
これが、食物が変化しながら通る道よ！
START！
口腔《こうくう》　84ページ
咽頭《いんとう》　92ページ
食道《しょくどう》
肝臓《かんぞう》
胆嚢《たんのう》
膵臓《すいぞう》
胃《い》　128ページ
小腸《しょうちょう》　132ページ
大腸《だいちょう》　138ページ
肛門《こうもん》

食物の通過時間	
胃	(固形物) 5分～6時間
小腸	4～12時間
大腸	4～24時間

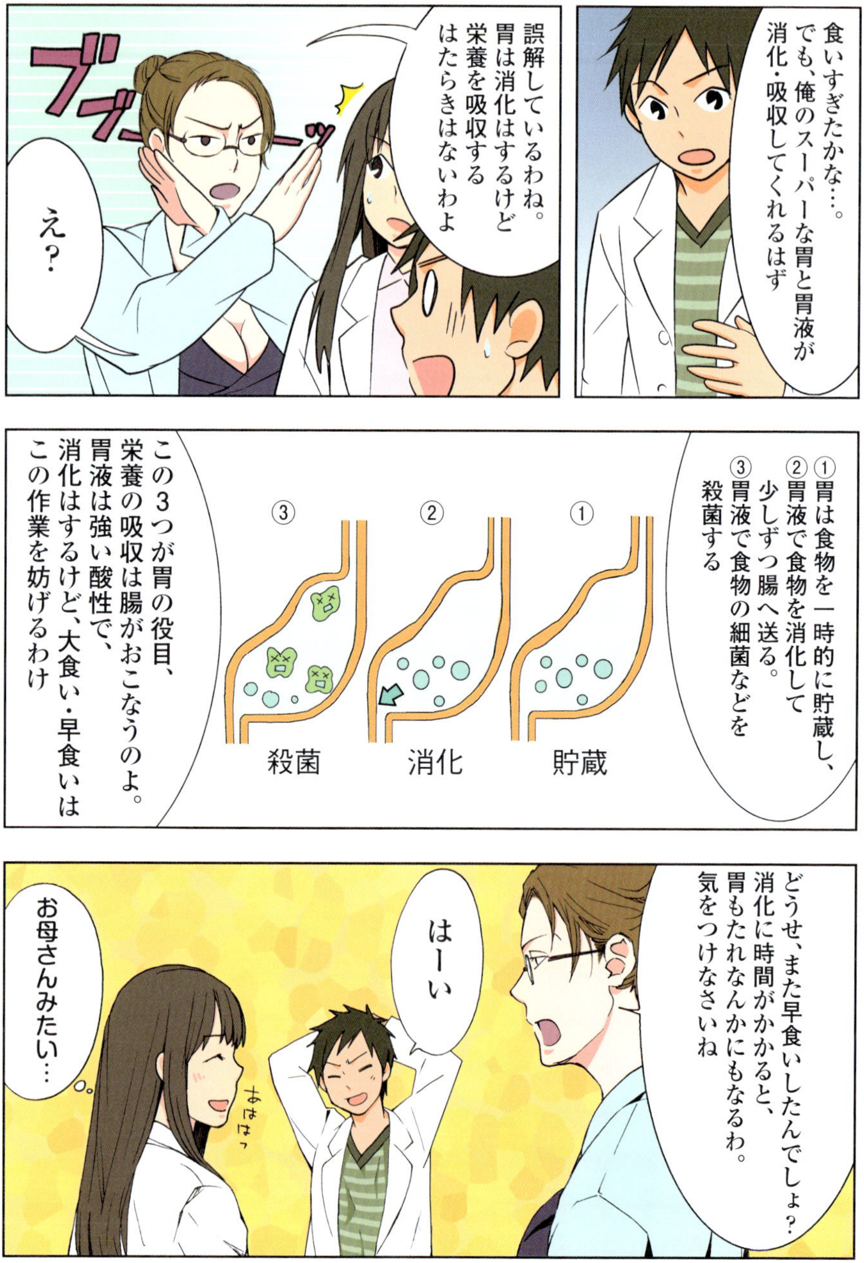
食いすぎたかな…。
でも、俺のスーパーな胃と胃液が消化・吸収してくれるはず
誤解しているわね。胃は消化はするけど栄養を吸収するはたらきはないわよ
ブブーーッ
え?
①胃は食物を一時的に貯蔵し、②胃液で食物を消化して少しずつ腸へ送る。③胃液で食物の細菌などを殺菌する
① 貯蔵
② 消化
③ 殺菌
この3つが胃の役目、栄養の吸収は腸がおこなうのよ。胃液は強い酸性で、消化はするけど、大食い・早食いはこの作業を妨げるわけ
どうせ、また早食いしたんでしょ? 消化に時間がかかると、胃もたれなんかにもなるわ。気をつけなさいね
はーい
あははっ
お母さんみたい…

• 胃は蠕動運動《ぜんどううんどう》で食物を送る

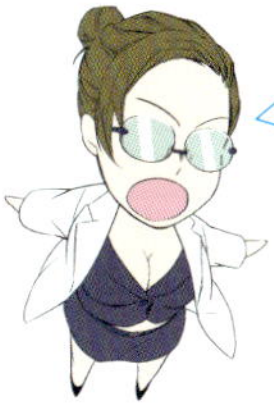

胃のおもなはたらきは、食物と消化液をよーく混ぜて殺菌すること。そして、食物を一時的にたくわえて、少しずつ小腸へと送りだしているの

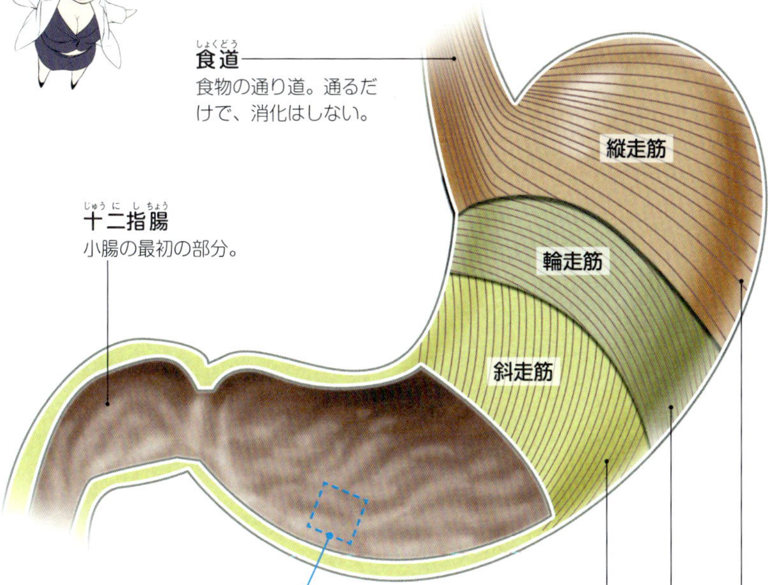

食道《しょくどう》
食物の通り道。通るだけで、消化はしない。

十二指腸《じゅうにしちょう》
小腸の最初の部分。

胃の3つの筋層
縦走筋／輪走筋／斜走筋
縦（縦走筋）、横（輪走筋）、斜め（斜走筋）の３種類の平滑筋が層になっていて、伸び縮みしながら、食物を送る (43 ページ参照)。この動きを蠕動運動という。

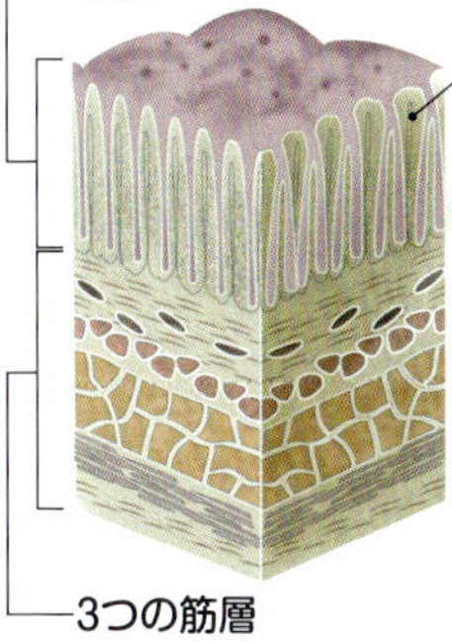

粘膜《ねんまく》

胃腺《いせん》
胃液が分泌される。

3つの筋層

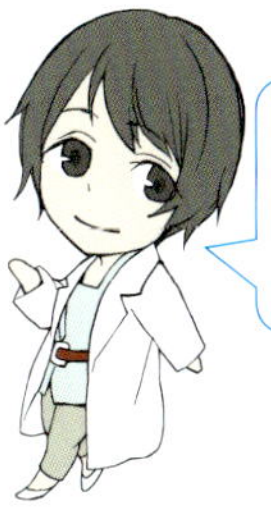

胃液には、細菌を消毒する塩酸、たんぱく質を分解するペプシンという酵素が含まれているのよ

胃は
食物の最初の停留所

食物は食道を通過したあと、胃の入り口である噴門《ふんもん》に到達します。筋肉でできた噴門は、普段は縮んだ状態で、食物が入ってくると広がり、食物を胃へと通します。食物が通過したあとは、縮んで食道と胃の間をふさぎます。右下方に位置する胃の出口は幽門《ゆうもん》といい、十二指腸《じゅうにしちょう》につながっていきます。

　胃は胃袋ともいわれ、まさに袋のようになってはいますが、その形はからだの左側に向かって大きく張りだしていて、ちょっと不思議。胃の左側の張りだしたほうの縁を大弯《たいわん》、右側のへこんだほうの縁を小弯《しょうわん》といい、生まれたばかりの赤ちゃんは小弯が胃の前面、大弯が胃の後面にあります。もともと胃はまっすぐな形だったのです。それが成長とともに右向きにねじれていきます。

　胃の壁は、粘膜《ねんまく》、筋層《きんそう》からなり、外側には腹膜《ふくまく》があります。一番内側の粘膜にある胃腺からは、酸性の強い塩酸を含む胃液が分泌されています。また、塩酸から胃の内部を守るために粘液も同時に分泌されています。胃液の分泌には自律神経が大きくかかわっていて、ストレスなどで自律神経が乱れると、粘液の分泌が鈍り、塩酸によって胃の内壁が溶かされてしまうことがあります。これが胃潰瘍《いかいよう》です。

　筋層は蠕動運動《ぜんどううんどう》をして、食物を小腸へと送っています。

　胃のまわりにある腹膜は、胃だけでなく、小腸や大腸の大部分をも包んでいる膜で、臓器同士の摩擦を軽減する役割をはたしています。

幽門
噴門と同様に筋肉でできており、胃から十二指腸に向かう食物の制御をしている。

十二指腸
幽門から続く小腸の最初の部分。135ページ参照。

自律神経
内臓などのはたらきを調整する神経。

・胃の構造

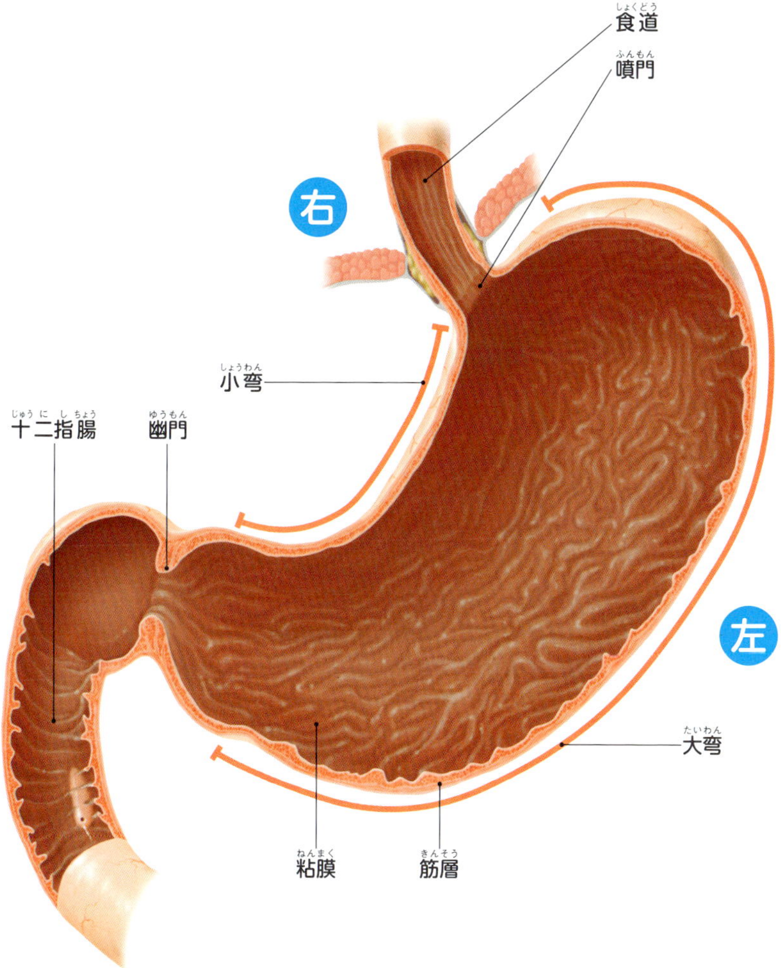
食道《しょくどう》
噴門《ふんもん》
右
小弯《しょうわん》
十二指腸《じゅうにしちょう》
幽門《ゆうもん》
左
大弯《たいわん》
粘膜《ねんまく》
筋層《きんそう》

十二指腸って？

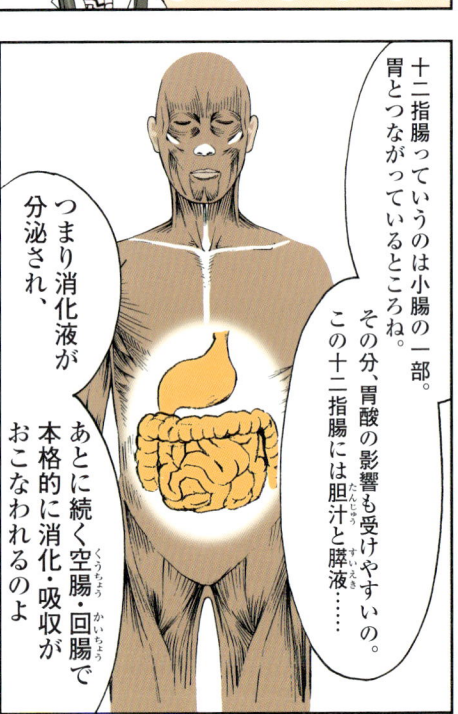

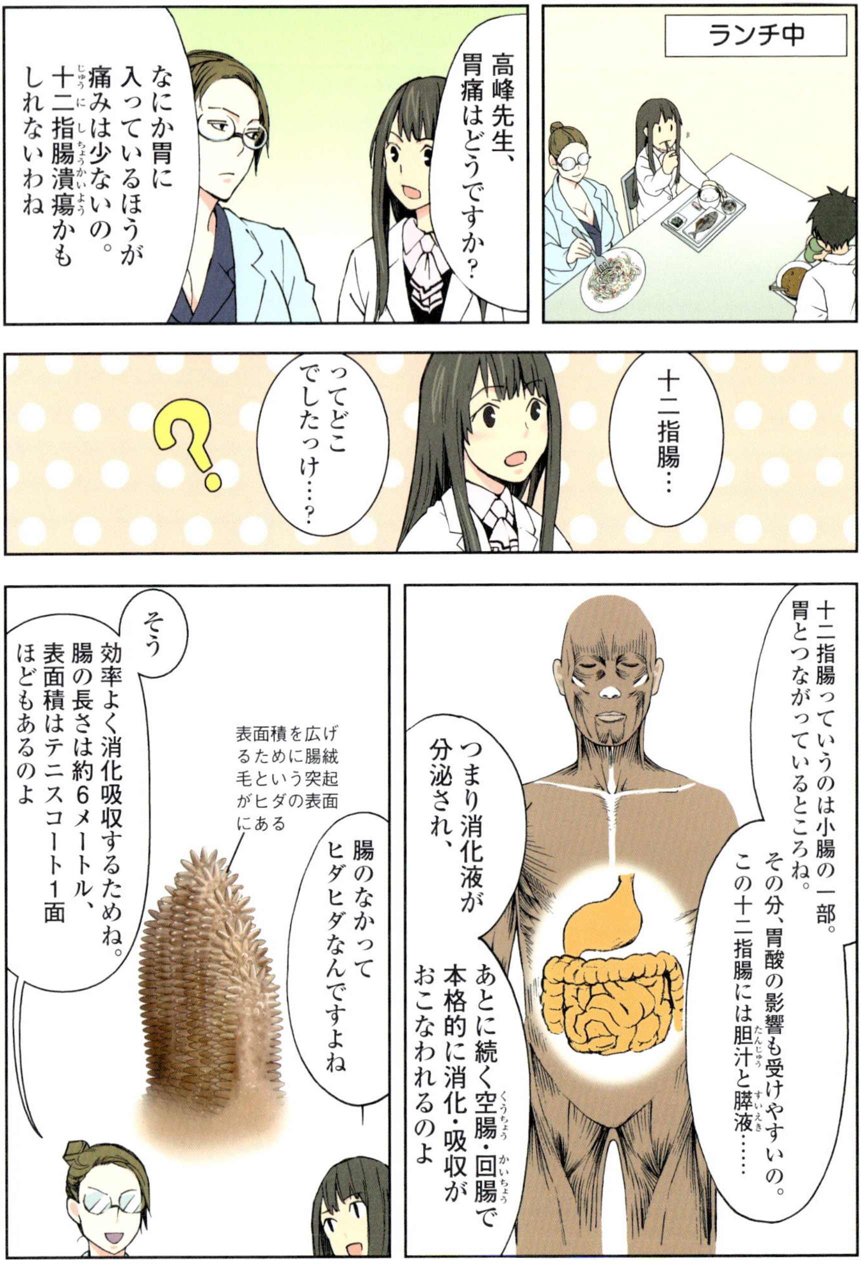
ランチ中
高峰先生、胃痛はどうですか？
なにか胃に入っているほうが痛みは少ないの。十二指腸潰瘍《じゅうにしちょうかいよう》かもしれないわね
十二指腸…
ってどこでしたっけ…？
十二指腸っていうのは小腸の一部。胃とつながっているところね。
その分、胃酸の影響も受けやすいの。この十二指腸には胆汁《たんじゅう》と膵液《すいえき》……
つまり消化液が分泌され、
あとに続く空腸《くうちょう》・回腸《かいちょう》で本格的に消化・吸収がおこなわれるのよ
腸のなかってヒダヒダなんですよね
表面積を広げるために腸絨毛という突起がヒダの表面にある
そう
効率よく消化吸収するためね。腸の長さは約6メートル、表面積はテニスコート1面ほどもあるのよ

•小腸で消化と吸収をする

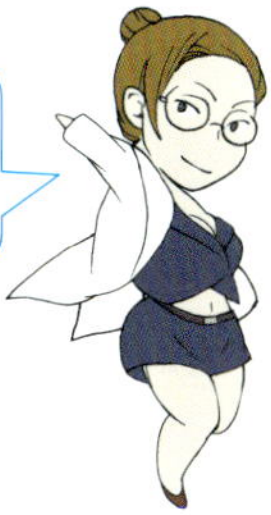

胃から食物がくると消化しながら、栄養をぐんぐん吸収するわよ～

腸の２つの筋層

・縦走筋
・輪走筋

胃と違って、斜走筋はないが、小腸も蠕動運動によって、食物と消化液を混ぜながら先へと送っている。

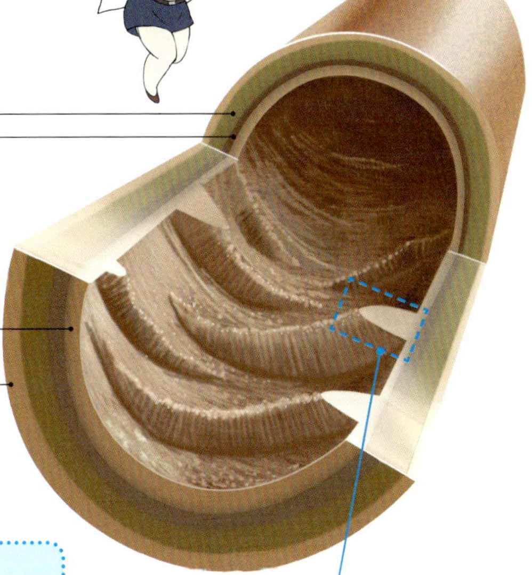

粘膜《ねんまく》

漿膜《しょうまく》

小腸

食物が胃から十二指腸に入ると……

☆膵臓から膵液が分泌される
☆肝臓から胆汁が分泌される
☆小腸の粘膜から消化液が分泌される

これらが食物と混ざり、消化・吸収を助けている

粘膜《ねんまく》（輪状《りんじょう》ヒダ）
粘膜が盛り上がって、肉眼で見える輪状ヒダをつくっている。

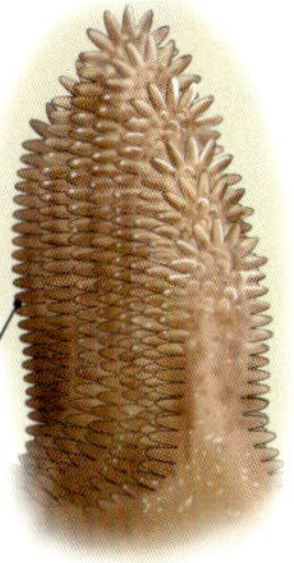

腸絨毛《ちょうじゅうもう》
ヒダを拡大すると腸絨毛という細かな突起がたくさん生えていて、表面の組織が栄養分を吸収している。ここで吸収された栄養分は血液へととけ込み、肝臓に運ばれる。

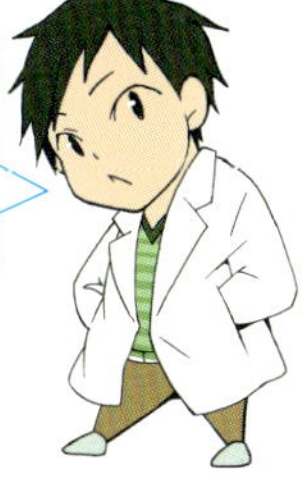

なが～い小腸は、消化吸収のはたらきがもっともさかんな場所なんだね

小腸は全長6メートルにも およぶ消化器官

胃からきた食物は小腸《しょうちょう》で栄養の吸収をはじめます。小腸は、十二指《じゅうにし》腸《ちょう》、空腸《くうちょう》、回腸《かいちょう》の3つの部分からなる消化器官。小腸の壁も胃と同様に粘膜《ねんまく》、筋層《きんそう》、腹膜《ふくまく》の3層構造です。

最初の部分、十二指腸はからだの背中側に埋め込まれていて、長さは約25cm、指の幅12本分ほどで、これが名の由来ともいわれています。アルファベットのCのような形をしているのが特徴です。

十二指腸には、**肝臓《かんぞう》**から**胆嚢《たんのう》**を経て胆汁《たんじゅう》が、**膵臓《すいぞう》**からは膵液《すいえき》が運ばれてきており、消化や吸収を助けています。

続く空腸と回腸は小腸の大部分を占めており、**全長は約6m**です。垂直に伸ばすと2階建ての家の高さくらいあるものがお腹に収められていることになります。こんな長いモノが、背中側の壁から腸間膜《ちょうかんまく》というカーテンのような膜にぶら下がって自由に動ける状態で収まっているのですが、表面は腹膜でガードされているため、蠕動運動《ぜんどううんどう》をしても、もつれたりしません。

空腸と回腸の内側の粘膜は輪状《りんじょう》ヒダをつくり、その表面には腸絨毛《ちょうじゅうもう》という細かな突起があります。このようにしてでこぼこを増やすことで表面積を広げているのです。これは、できるだけ広い面で栄養素を吸収するためです。

空腸は小腸全体の長さの5分の2、残り5分の3が回腸ですが、便宜上名称を分けただけで、はたらきはほぼ同じですし、境目もあいまいです。

肝臓
胃のすぐ横にある大きな臓器で、食物に含まれる栄養素を処理して、からだの細胞が使える形にしたり、有毒なものを処理したりしている。144ページ参照。

胆嚢
肝臓でつくられた胆汁をたくわえるところ。148ページ参照。

膵臓
十二指腸のC字型の曲線部分にはまり込んだ臓器。インスリンというホルモンと消化液をつくる。150ページ参照。

全長は約6m
通常は縮んでおり、約3m。伸ばすと約6mにおよぶ。

•小腸（十二指腸・空腸・回腸）の構造

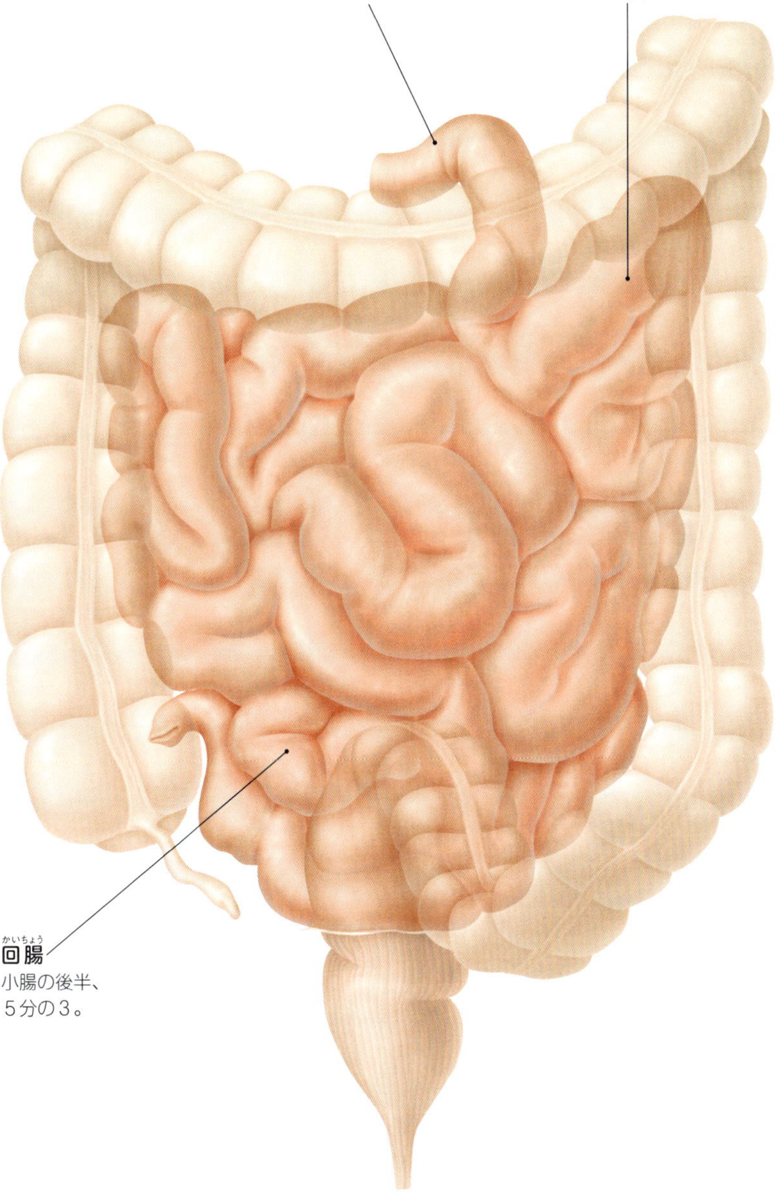
十二指腸《じゅうにしちょう》
幽門より長さ25㎝。
空腸《くうちょう》
小腸の前半、
5分の2。
回腸《かいちょう》
小腸の後半、
5分の3。

小腸

三大栄養素の行方を追え！栄養素とからだ

小腸では、食物の栄養分を吸収しています。からだに必要なおもな栄養素は、炭水化物《たんすいかぶつ》、たんぱく質、脂《し》質《しつ》、**ビタミン**、**ミネラル**の5種類。このうち、ビタミンとミネラルはごくわずかな量でも十分なはたらきを発揮することから微量栄養素《びりょうえいようそ》とも呼ばれています。そして炭水化物、たんぱく質、脂質の3つを三大栄養素といい、エネルギー源やからだの構成成分となる欠かせない存在です。ただし、とりすぎると肝臓で脂肪にかえられて、脂肪組織にたまります。

炭水化物（穀物、イモ類、糖類などに含まれる）は唾液や膵液《すいえき》に含まれるアミラーゼにより分解され、ブドウ糖などに変化したのち、肝臓に一時的にたくわえられます。そして血液中の糖分量が少なくなったら、血液に送りだされてエネルギーになります。

たんぱく質（肉、魚、卵、大豆などに含まれる）は多数のアミノ酸が結合していて、からだを構成する細胞のもととなる成分です。胃と小腸でアミノ酸に分解され、全身に送られます。送られた先では、アミノ酸をそれぞれの組織に合ったたんぱく質に組み立てなおして利用されています。

脂質（肉、魚、油脂類《ゆしるい》などに含まれる）は小腸でグリセリンと脂肪酸に分解、吸収されて、血液に混ざって全身の脂肪組織にたくわえられ、エネルギーになります。発生するエネルギー量が炭水化物の2倍以上もあるので、脂肪は効率のよい栄養分ということになります。

ビタミン
生命を保っていくために欠かせない有機化合物。三大栄養素がエネルギー源やからだの構成成分になるためのサポートもしている。

ミネラル
生命を保っていくために欠かせない鉱物質。骨の成分となるカルシウムや赤血球をつくる鉄分など。

•三大栄養素は変化しながら消化される

食物から取り込んだ栄養素は、そのままではからだに有効にはたらきません。消化の過程でいくつかの要素に分解されたり、合わさって新たな成分に合成されたりしながら、からだに効果的に取り込めるような形に変化していきます。その後、すぐにからだに役立つものもあれば、貯蔵され、必要に応じて活用されるものもあります。

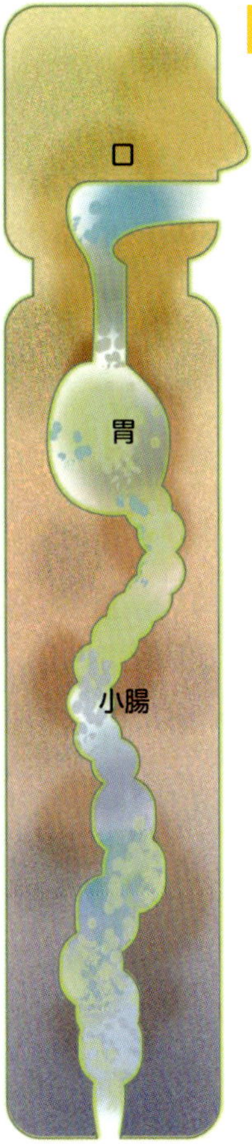

炭水化物

でんぷん
でんぷんは、唾液に含まれるアミラーゼにより、少しずつ削られて麦芽糖などに分解されはじめる。

↓

麦芽糖
デキストリン
膵液に含まれるアミラーゼにより、引き続きでんぷんの分解がおこなわれている。

↓

ブドウ糖など
ブドウ糖などに分解され、血管を通って肝臓に運ばれる。

たんぱく質

たんぱく質
胃液に含まれるペプシンと胃酸により、ポリペプチドに分解される。

↓

ポリペプチド
小腸に含まれるトリプシンなどで、さらに分解され続ける。

↓

アミノ酸
小さい分子であるアミノ酸へと分解され、血管を通って肝臓に運ばれる。

脂　質

脂質
胆汁に含まれる胆汁酸や膵液に含まれるリパーゼにより、グリセリンと脂肪酸に分解される。

↓

グリセリン
脂肪酸
腸の細胞で吸収される。

↓

カイロミクロン
アポリポタンパク質と結合して、カイロミクロンという集合体となり、リンパ管に入っていく。

肝臓で処理され、さまざまな形に

便秘の原因

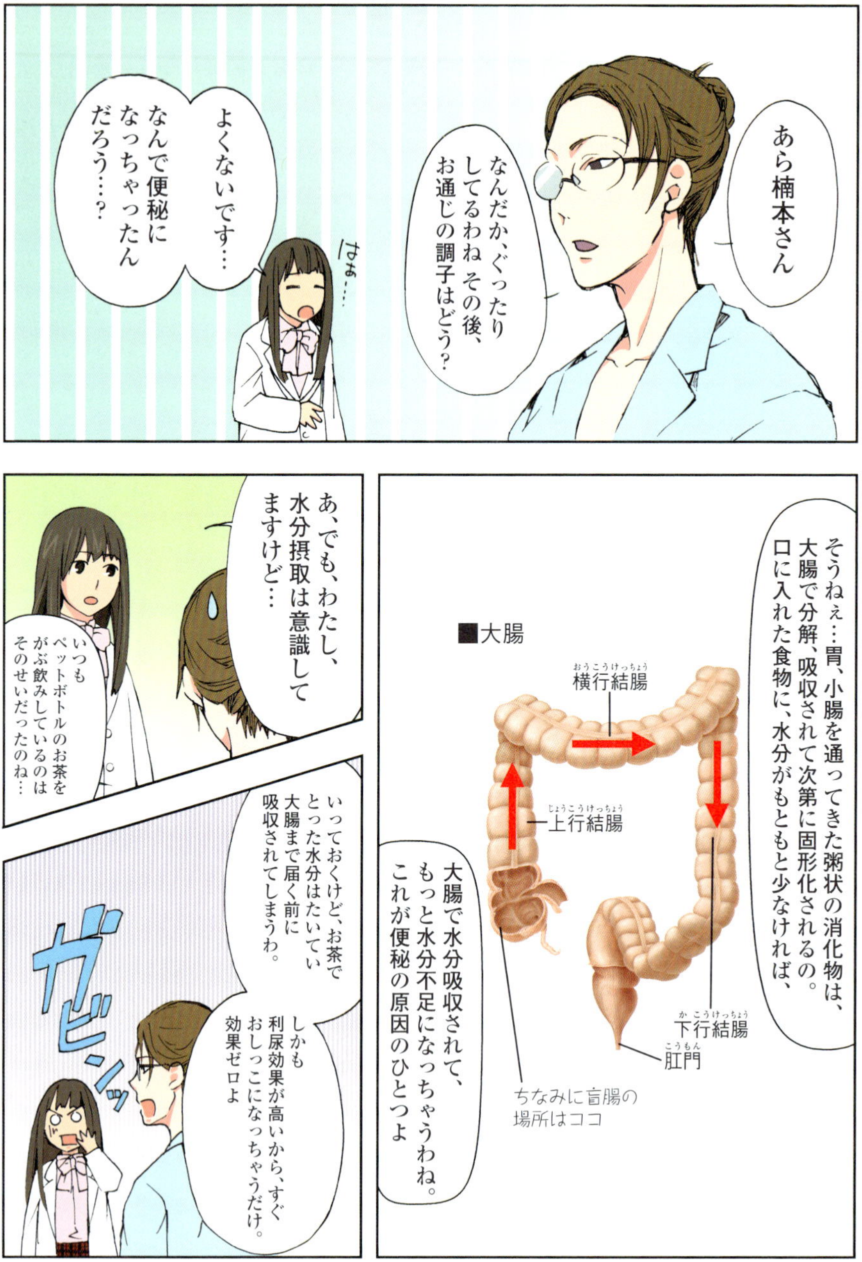
あら楠本さん
なんだか、ぐったりしてるわね その後、お通じの調子はどう？
はぁ…
よくないです…
なんで便秘になっちゃったんだろう…？
そうねぇ…胃、小腸を通ってきた粥状の消化物は、大腸で分解、吸収されて次第に固形化されるの。口に入れた食物に、水分がもともと少なければ、
■大腸
横行結腸《おうこうけっちょう》
上行結腸《じょうこうけっちょう》
下行結腸《かこうけっちょう》
肛門《こうもん》
ちなみに盲腸の場所はココ
大腸で水分吸収されて、もっと水分不足になっちゃうわね。これが便秘の原因のひとつよ
あ、でも、わたし、水分摂取は意識してますけど…
いつもペットボトルのお茶をがぶ飲みしているのはそのせいだったのね…
いっておくけど、お茶でとった水分はたいてい大腸まで届く前に吸収されてしまうわ。
しかも利尿効果が高いから、すぐおしっこになっちゃうだけ。効果ゼロよ
ガビンッ

・大腸は水分を吸収して便をつくる

食物の水分の95%は小腸で吸収され終わっています。それでも小腸から大腸へ送られてくる食物は、ドロドロの粥状。粥状の内容物を結腸と呼ばれる管のなかで移動させながら、残りの水分を吸収して、硬すぎず軟らかすぎない、いい便をつくるはたらきをしています。

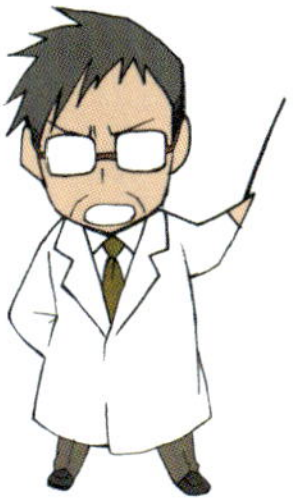

小腸からやってきた食物はドロドロだが、これからさらに水分を吸収して、便をつくるのだ。便の水分量は 2%以下だよ

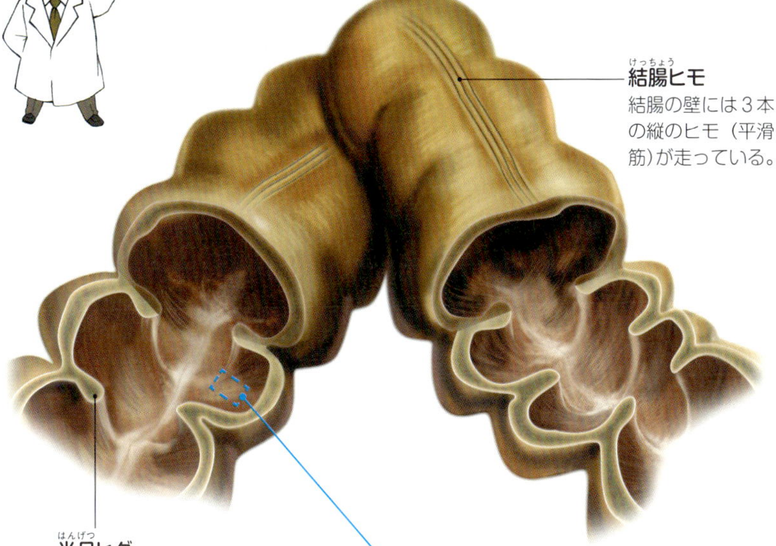

結腸《けっちょう》ヒモ
結腸の壁には３本の縦のヒモ（平滑筋）が走っている。
半月《はんげつ》ヒダ
結腸の内面には不規則な輪状のヒダがある。結腸ヒモと筋層の収縮により生じている。

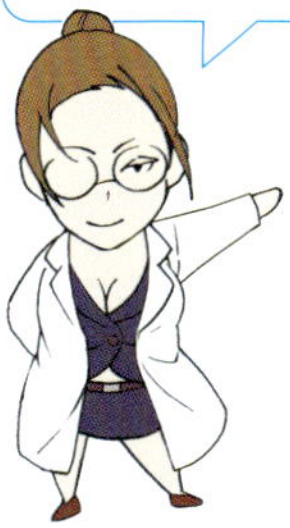

大腸も蠕動運動によって、内容物を直腸へと送っているのよ

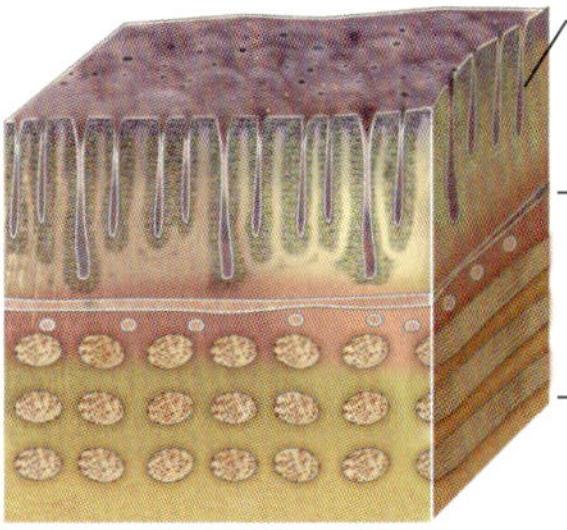

粘膜《ねんまく》
小腸と違い、腸絨毛はない。
1つの筋層

消化の最後の後始末は大腸にお任せ！

小腸に続くのは大腸《だいちょう》です。大腸は消化の最終段階、便をつくる役割を担っています。小腸と大腸のつなぎ目を回盲口《かいもうこう》といい、弁のような構造で逆流を防いでいます。回腸の回に盲腸《もうちょう》の盲、つまり大腸のはじまりは盲腸なのです。大腸は盲腸、結腸《けっちょう》、直腸《ちょくちょう》の３つの部分からなり、長さは約1.5m、小腸と比べるとやや太い腸です。

盲腸は５~６㎝と非常に短く、名称はついているものの、特別なはたらきはしていません。盲腸には長さ６~８㎝でミミズのような形の突起、虫垂《ちゅうすい》がついています。虫垂が腫れると**虫垂炎**と診断されますが一般的には「モウチョウ」と呼ばれることもあります。

結腸は小腸を囲むように存在し、小腸から送られてきた食物の残りカスが上へ向かう部分を上行結腸《じょうこうけっちょう》、右から左へ向かう部分を横行結腸《おうこうけっちょう》、下へ向かう部分を下行結腸《かこうけっちょう》、最後にカーブする部分をS状結腸といいます。

結腸の壁にある結腸ヒモは、外科手術のときに結腸であると確認する目印になっています。

腹部をぐるりと一周した結腸の次は直腸《ちょくちょう》、排便をするための器官です。直腸は骨盤のなかをほぼまっすぐに走っています。ここへたどりつくまでに食物のカスは水分を吸収されて便になっています。

直腸の終わりには肛門があり、外に開いています。肛門には輪状の筋肉である**肛門括約筋**《こうもんかつやくきん》が発達しており、便がもれ出るのを防いでいます。

虫垂炎
虫垂が腫れて、腹痛に襲われる病気。軽い場合は抗生剤で対処できるが、場合によっては手術で虫垂を切除する。

肛門括約筋
便の出方をコントロールする、平滑筋と骨格筋で構成された筋肉。142ページ参照。

•大腸の構造

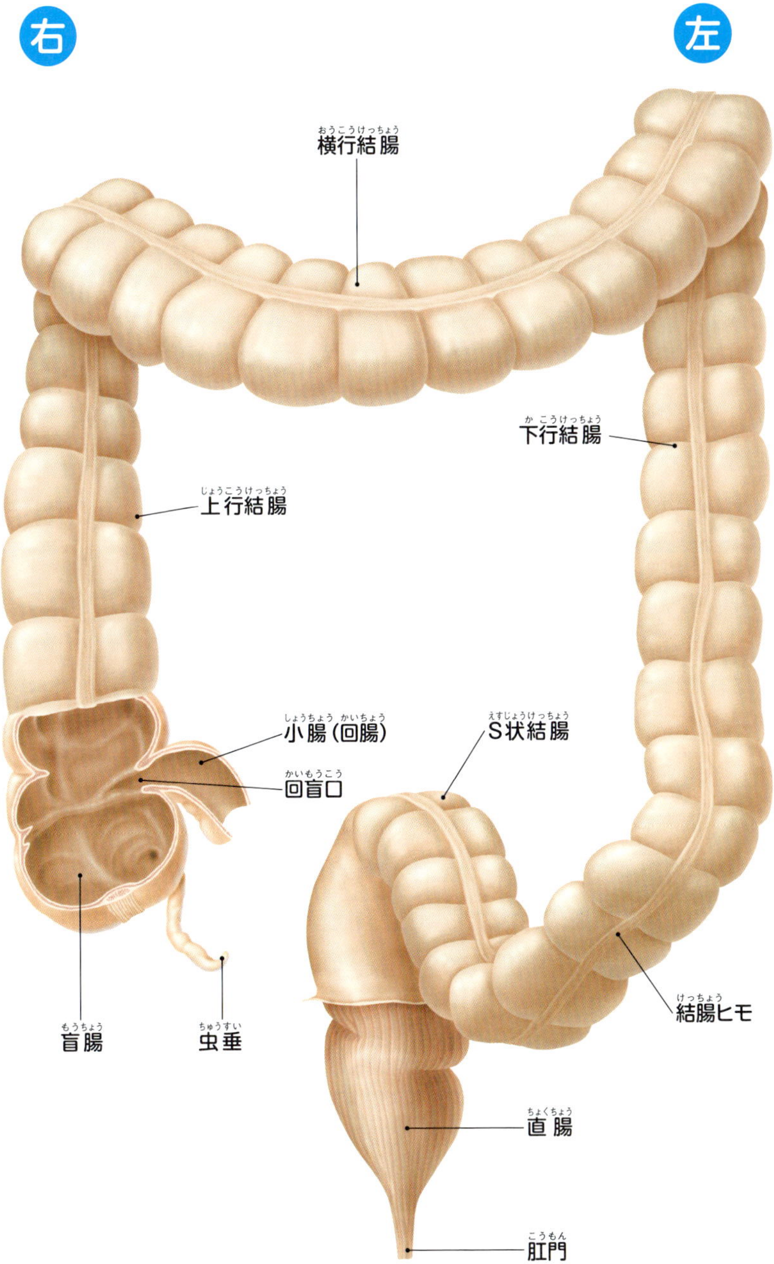
右
左
横行結腸《おうこうけっちょう》
下行結腸《かこうけっちょう》
上行結腸《じょうこうけっちょう》
小腸《しょうちょう》(回腸《かいちょう》)
S状結腸《えすじょうけっちょう》
回盲口《かいもうこう》
結腸《けっちょう》ヒモ
盲腸《もうちょう》
虫垂《ちゅうすい》
直腸《ちょくちょう》
肛門《こうもん》

大腸

•肛門の“内”と“外”の筋肉が排便のカギを握る！

排便にも筋肉がかつやくしてるんだ！

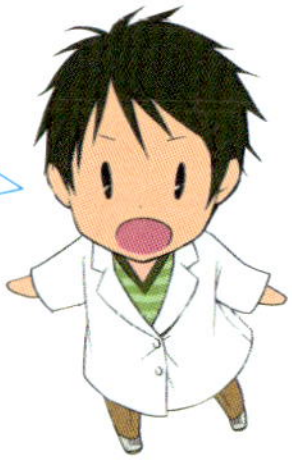

STEP1 便が直腸に入ると自律神経がはたらいて、便意をもよおす

内肛門括約筋（平滑筋）がゆるんで、便を押しだそうとするが、外肛門括約筋（骨格筋）が収縮して、便をださない。

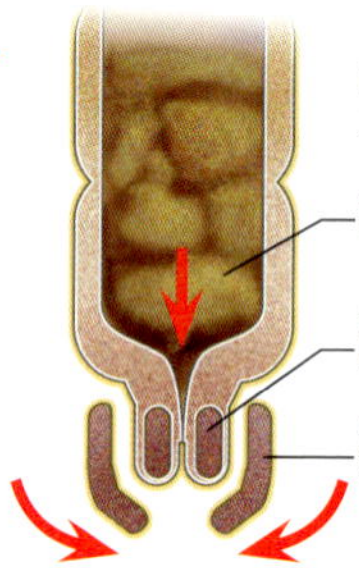

糞塊《ふんかい》
内肛門括約筋《ないこうもんかつやくきん》
外肛門括約筋《がいこうもんかつやくきん》

内肛門括約筋は平滑筋（43ページ参照）だから反射的にゆるむけれど、外肛門括約筋は骨格筋だから、意識的に調節ができるのね

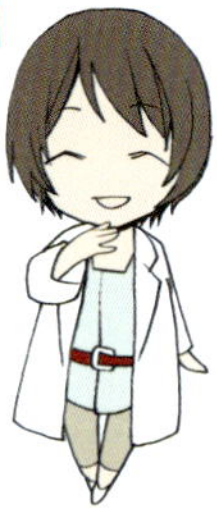

STEP2 下腹に力を入れ、直腸を圧迫する。直腸の筋肉も力を合わせて収縮する

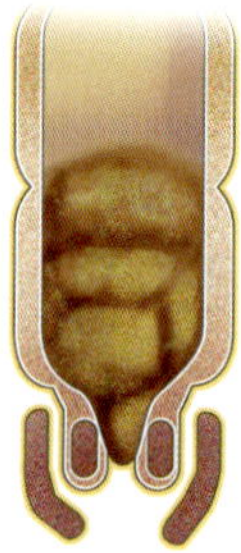

FINISH!! 外肛門括約筋もゆるんで、排便がおこなわれる

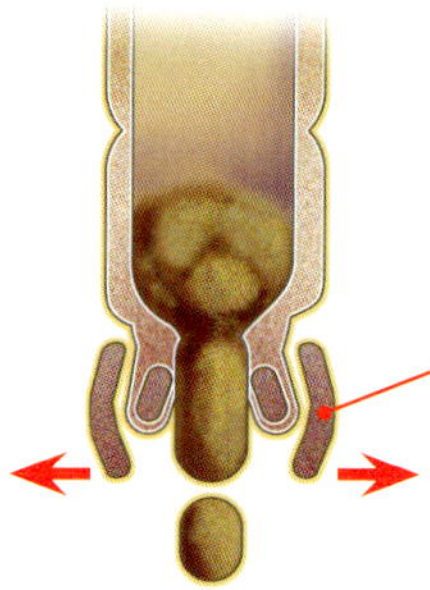

脳で排便が可能だと判断すると、陰部神経に外肛門括約筋をゆるめる指令がでる。

•便には腸内にあったいろいろなモノが含まれている

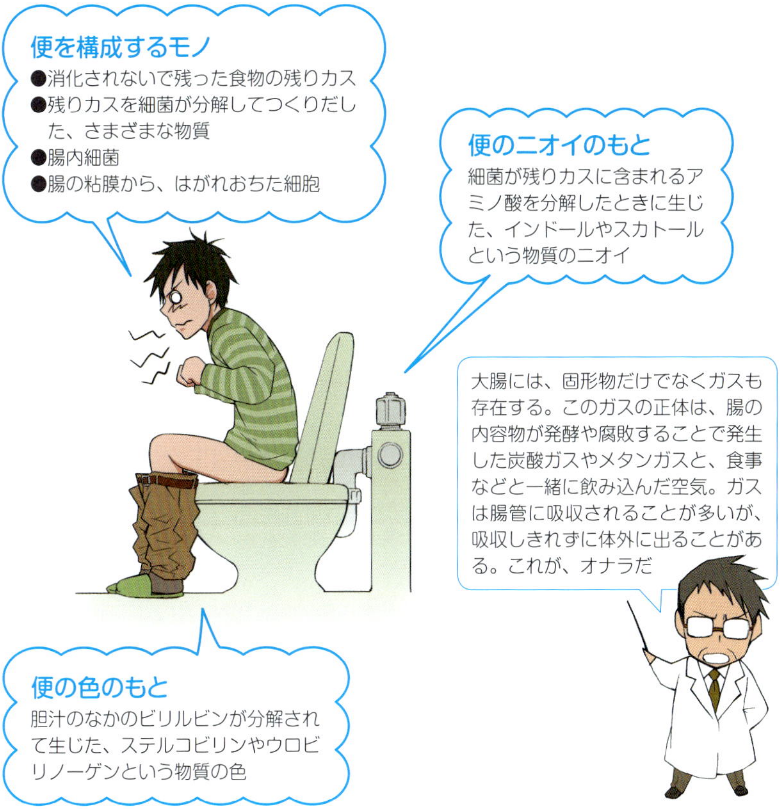
便を構成するモノ
●消化されないで残った食物の残りカス
●残りカスを細菌が分解してつくりだした、さまざまな物質
●腸内細菌
●腸の粘膜から、はがれおちた細胞
便のニオイのもと
細菌が残りカスに含まれるアミノ酸を分解したときに生じた、インドールやスカトールという物質のニオイ
大腸には、固形物だけでなくガスも存在する。このガスの正体は、腸の内容物が発酵や腐敗することで発生した炭酸ガスやメタンガスと、食事などと一緒に飲み込んだ空気。ガスは腸管に吸収されることが多いが、吸収しきれずに体外に出ることがある。これが、オナラだ
便の色のもと
胆汁のなかのビリルビンが分解されて生じた、ステルコビリンやウロビリノーゲンという物質の色

腸内では細菌が消化を助けている

十二指腸以外の腸内には、細菌がすんでおり、その数は100種類以上、100兆個といわれています。

おなじみのビフィズス菌や乳酸菌などは善玉菌とされ、健康なときには優位にはたらき、腸の活動を活発にしたり、免疫力を高めたりしています。一方、ウェルシュ菌や大腸菌などの悪玉菌は、勢力を強めると腸内に有害物質を増やし、お腹の調子を悪くします。それだけではなく、肝臓病や動脈硬化の引き金になるともいわれています。

このような理由から、善玉菌を増やして腸内環境を整えるための食品や飲料があるのです。

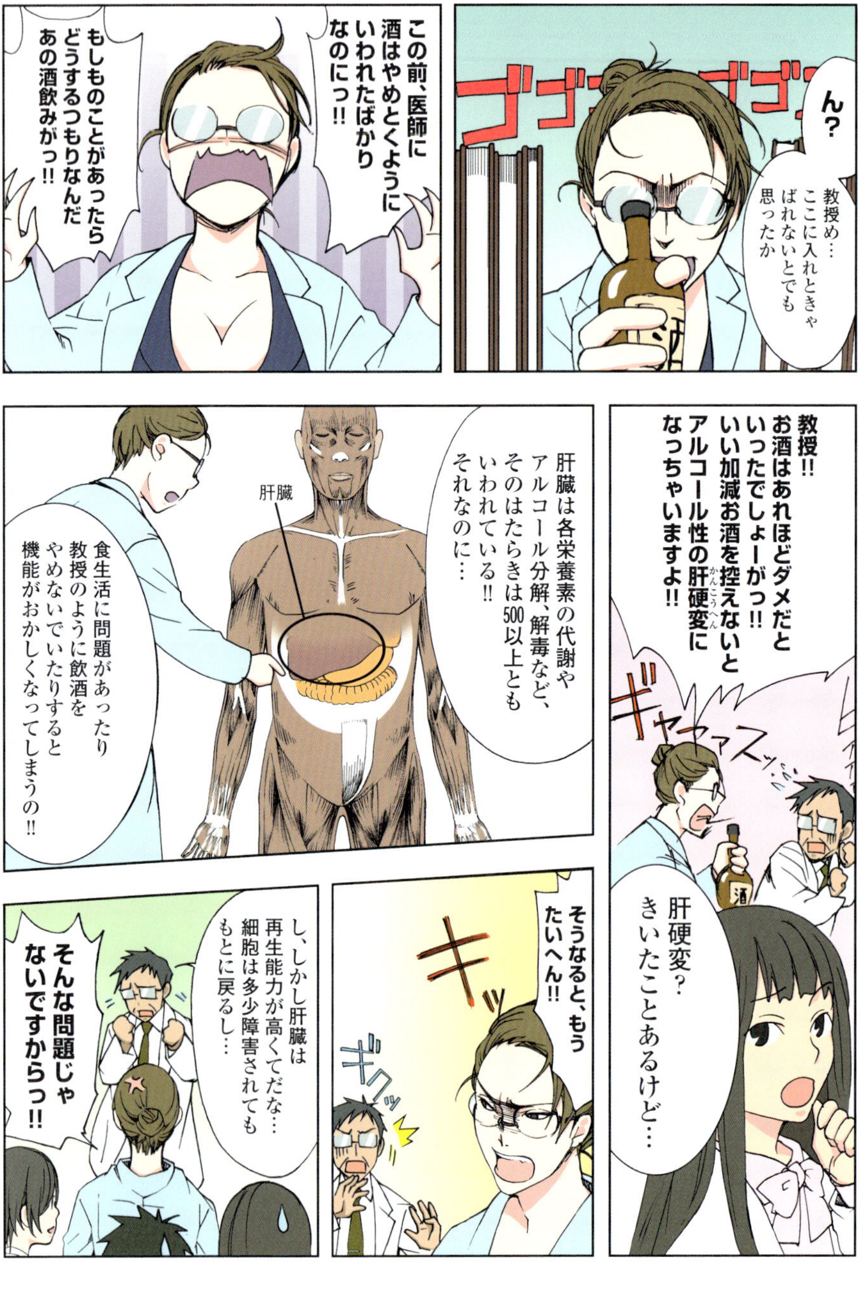
ん？
教授め…ここに入れときゃばれないとでも思ったか
この前、医師に酒はやめとくようにいわれたばかりなのにっ!!
もしものことがあったらどうするつもりなんだあの酒飲みがっ!!
教授!! お酒はあれほどダメだといったでしょーがっ!! いい加減お酒を控えないとアルコール性の肝硬変《かんこうへん》になっちゃいますよ!!
ギャァァスッ
肝硬変？きいたことあるけど…
肝臓は各栄養素の代謝やアルコール分解、解毒など、そのはたらきは500以上ともいわれている!! それなのに…
肝臓
食生活に問題があったり教授のように飲酒をやめないでいたりすると機能がおかしくなってしまうの!!
そうなると、もうたいへん!!
ギッ
ギクッ
し、しかし肝臓は再生能力が高くてだな…細胞は多少障害されてももとに戻るし…
そんな問題じゃないですからっ!!

•肝臓はパワフルに、マルチにはたらきまくる！

栄養分の貯蔵
小腸で吸収した栄養分をたくわえている。

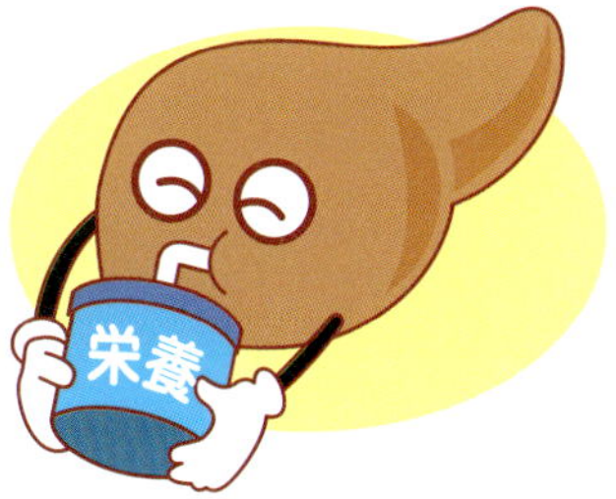

栄養分の分解と合成
貯蔵している栄養分を分解し、からだの活動に必要な栄養分をつくり、送りだしている。

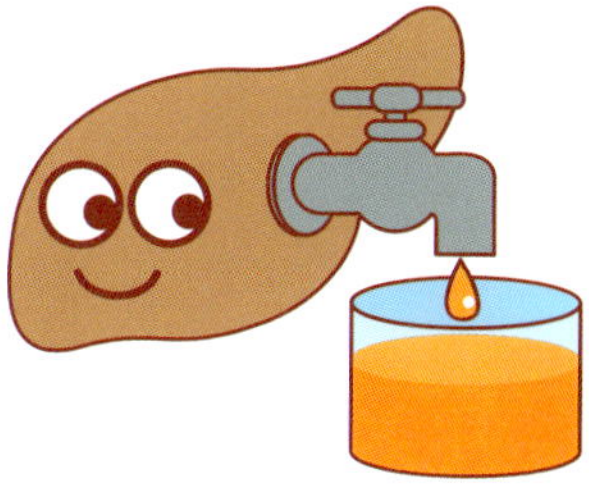

有毒物の処理
からだに有毒なものなどを分解して、無毒な物質にかえる。

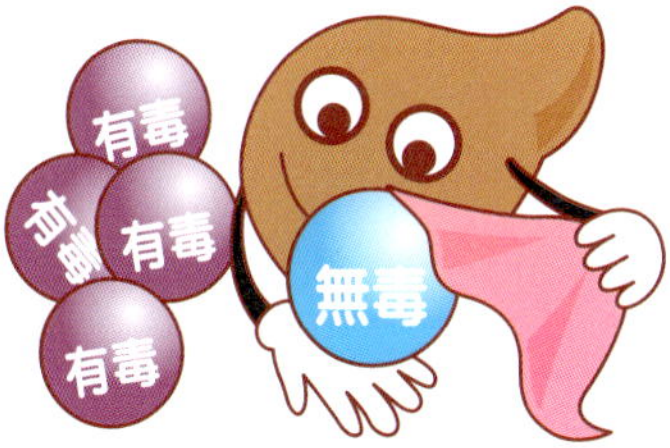

赤血球の分解
古くなった赤血球を分解し、胆汁の材料にしたり、新しい赤血球の材料にしたりする。

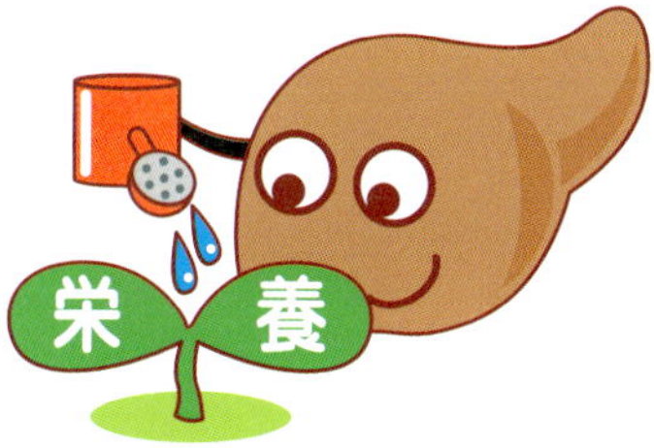

胆汁の形成
消化液である胆汁をつくっている。148ページ参照。

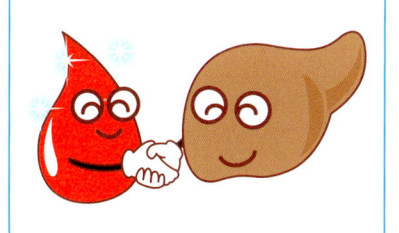

体温の維持
肝細胞がはたらくときに発する熱で、特に食事のあとに熱くなる。

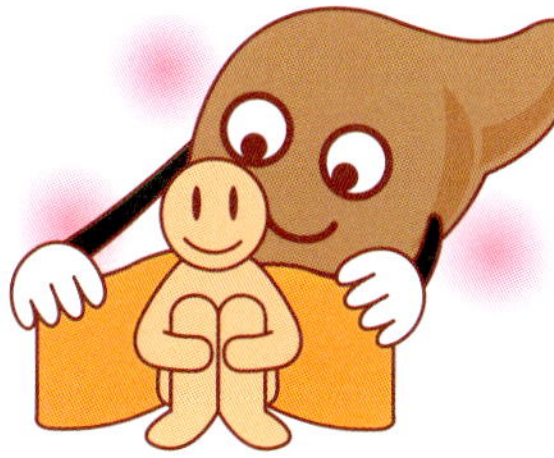

人工心臓はあるけれど、人工肝臓はない。なぜかというと、たくさんのはたらきがあり、しくみが複雑すぎて、つくれないからなのだ

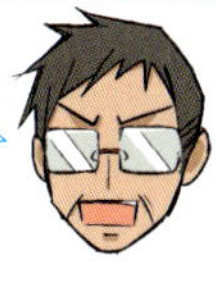

肝臓

肝臓は人体最大の臓器なのだ

肝臓《かんぞう》は右下の肋骨の奥に隠れています。重さは1・0〜1・5kg、左右の幅約25cm、奥行き約15cm、高さ約15cmのサイズをほこる人体のなかでもっとも大きく、重い臓器です。そして、からだのなかでも特に温度が高め。多量の血液が通っているため、暗い紫色をしています。

普通の臓器は動脈と静脈の2本の血管が出入りしているのですが、肝臓に出入りする血管はなぜか3本あります。**腹腔動脈**《ふくくうどうみゃく》から分かれた①固《こ》有肝動脈《ゆうかんどうみゃく》が流れ込み、肝静脈が②**下**《か》**大静脈**《だいじょうみゃく》に向かって血液を送りだしているのに加え、腹部の内臓全体からの血液が集まって肝臓に注ぎ込む③門脈《もんみゃく》という静脈が通っているのです。

肝臓はグニャグニャしていて形をささえる力がないため、底面は下部の臓器の形に影響されてデコボコしています。

泰然《たいぜん》自若《じじゃく》な雰囲気も肝臓の特徴のひとつ。痛みなどの自覚症状を感じにくいこと、心臓や胃腸のようにダイナミックな動きはなく、音もたてずにはたらくことから「沈黙の臓器」と呼ばれています。

また、肝臓は手術で4分の3を切除してももとの大きさに戻ることができるほどの再生能力があります。この機能のおかげで**生体肝移植**《せいたいかんいしょく》ができるのですが、再生のメカニズムは完全には解明されていません。

肝臓と十二指腸をつなぐ胆管の途中にある袋状の臓器が胆嚢《たんのう》です。肝臓でつくられた胆汁を貯蔵しているタンクです。

腹腔動脈
肝臓のほか、胃、十二指腸、脾臓、膵臓に血液を供給する動脈。

下大静脈
下肢の血液を集めた静脈が合流している太い静脈。239ページ参照。

生体肝移植
健康な人の肝臓を部分的に切除し、患者に移植すること。

•肝臓の構造

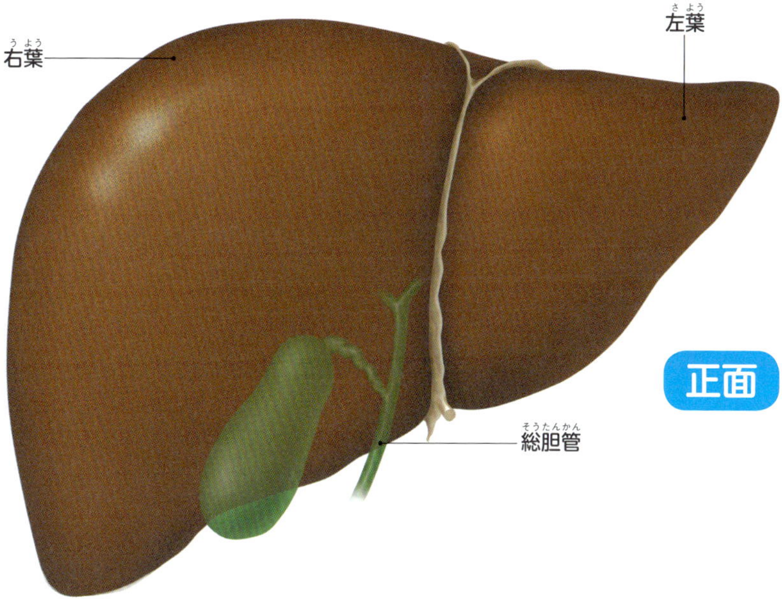

右葉《うよう》
左葉《さよう》
正面
総胆管《そうたんかん》

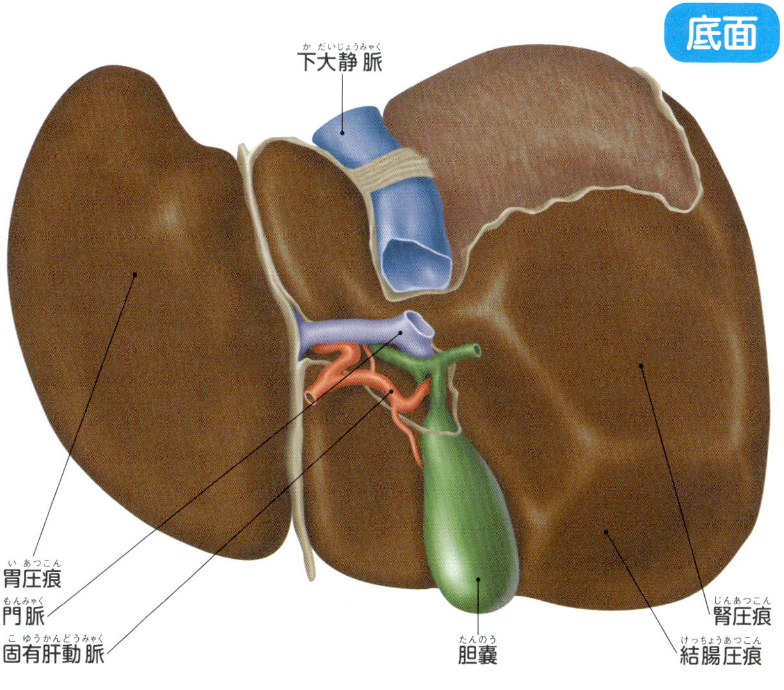

底面
下大静脈《かだいじょうみゃく》
胃圧痕《いあつこん》
門脈《もんみゃく》
固有肝動脈《こゆうかんどうみゃく》
胆嚢《たんのう》
腎圧痕《じんあつこん》
結腸圧痕《けっちょうあつこん》

胆汁をためる袋で
ナスの形をした胆嚢

肝臓の左葉《さよう》には左肝管《さかんかん》という管が、右葉《うよう》には右肝管《うかんかん》という管が通っており、肝臓でつくられた胆汁《たんじゅう》はそれぞれを通って総肝管《そうかんかん》に合流します。総肝管は胆嚢《たんのう》につながる胆嚢管《たんのうかん》と合流して総胆管《そうたんかん》となって膵臓に入り、主膵管《しゅすいかん》と合流して十二指腸につながっていきます。

総胆管が十二指腸とつながる大《だい》十二指腸乳頭《じゅうにしちょうにゅうとう》には**オッディの括《かつ》約筋《やくきん》**という名の筋肉が閉じていて、いつでも十二指腸に流れ込める状態ではありません。そのため胆汁は一時的に胆嚢にたくわえられます。

胆嚢は長さ7〜10㎝、幅2・5〜3・5㎝のナスのような形をした袋状の臓器。肝臓でつくられた胆汁から水分を吸収して濃縮し、貯蔵しています。十二指腸に食物が入ってくると、小腸では**消化管ホルモン**が分泌され、その刺激を合図に胆嚢は筋肉を収縮させて、胆汁をだします。胆嚢が収縮するときに合わせてオッディの括約筋がゆるみ、胆汁が十二指腸へ流れ込むしくみです。

消化と吸収を助ける胆汁ですが、実は消化酵素が含まれておらず、からだに不要な物質を腸に捨てているのです。それでも胆汁に含まれる胆汁酸という成分は、脂肪を細かい粒にすることで、腸内にある消化酵素とよく触れるようにしています。また、胆汁色素のひとつ、**ビリルビン**は、血液中のヘモグロビンから生じた物質です。肝機能の低下などにより、血液中のビリルビンの量が増えると、白目や皮膚が黄色くなります。これが黄疸《おうだん》です。

オッディの括約筋
sphincter of Oddi。命名は、この筋肉の特徴を見いだしたイタリア人解剖学者オッディ氏による。消化管運動をなしつつ、胆汁や膵液の流れを制御している。

消化管ホルモン
消化液の分泌や消化管の運動を調節するホルモン。246ページ参照。

ビリルビン
腸内で吸収されなかった分は便に混ざって、便の色のもととなる。143ページ参照。

•胆嚢とその周辺

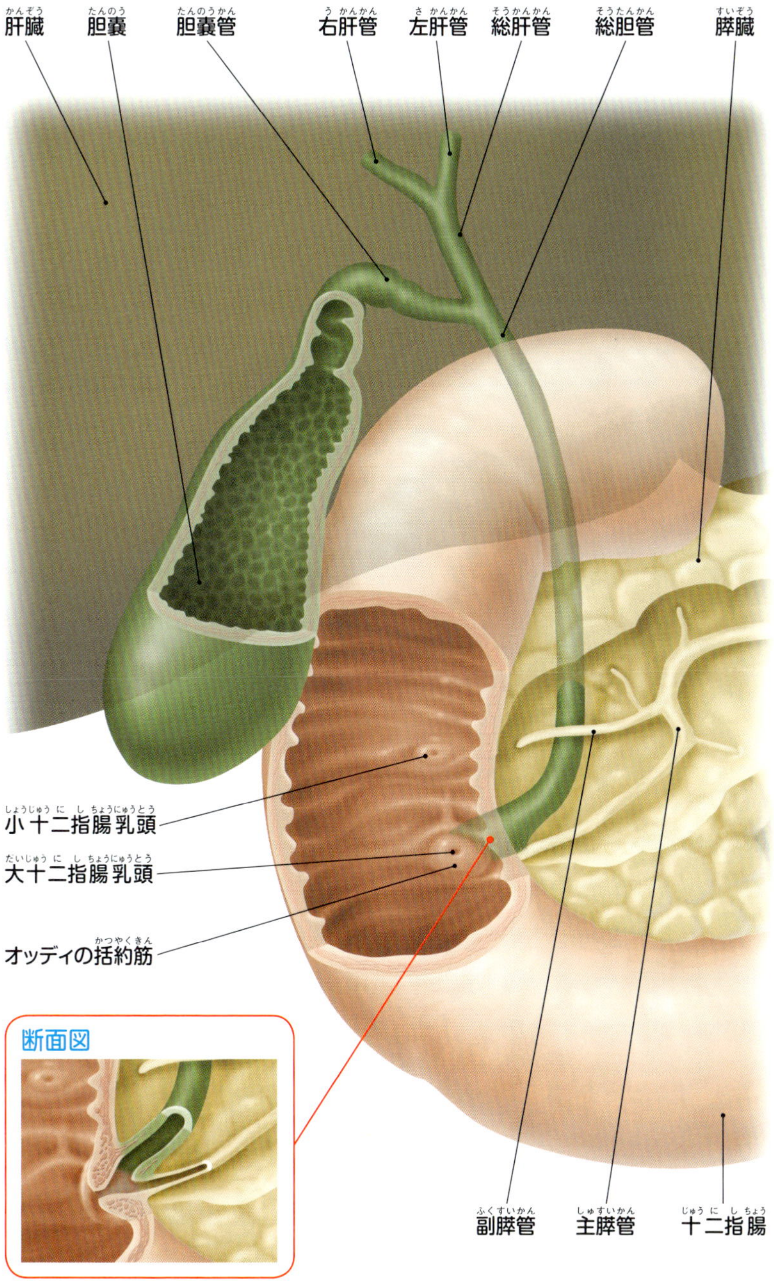

肝臓《かんぞう》
胆嚢《たんのう》
胆嚢管《たんのうかん》
右肝管《うかんかん》
左肝管《さかんかん》
総肝管《そうかんかん》
総胆管《そうたんかん》
膵臓《すいぞう》
小十二指腸乳頭《しょうじゅうにしちょうにゅうとう》
大十二指腸乳頭《だいじゅうにしちょうにゅうとう》
オッディの括約筋《かつやくきん》
断面図
副膵管《ふくすいかん》
主膵管《しゅすいかん》
十二指腸《じゅうにしちょう》

目立たない膵臓だけど…

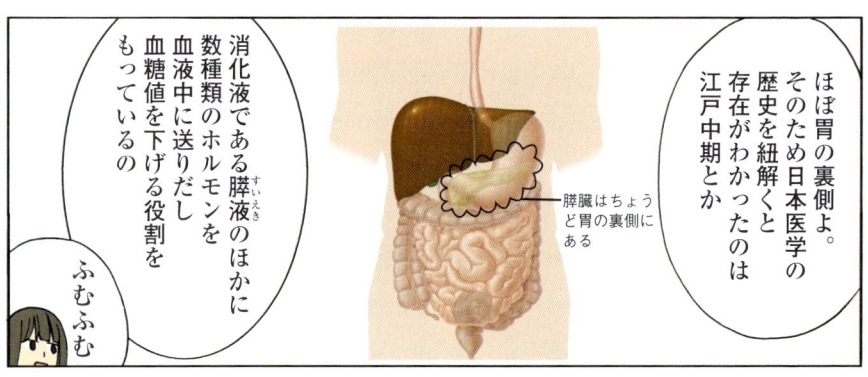

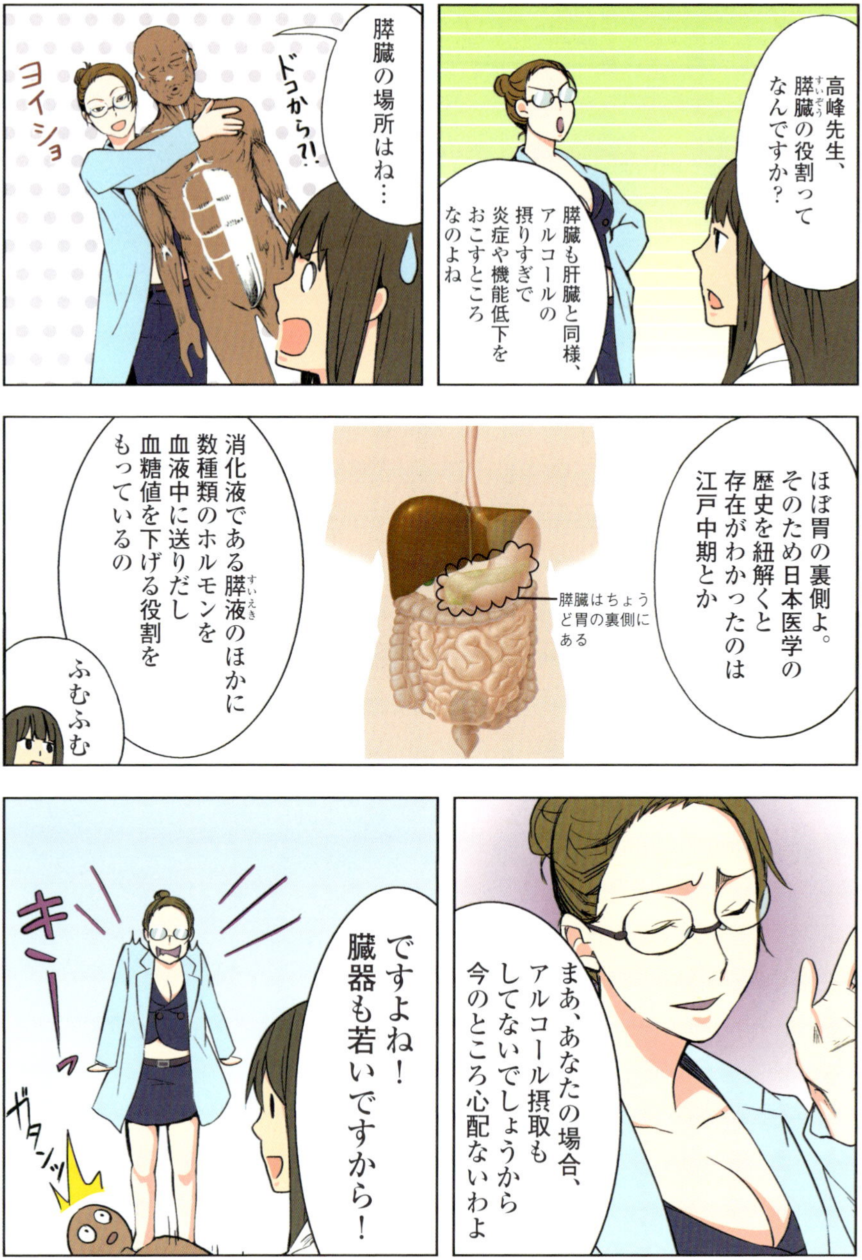
高峰先生、膵臓《すいぞう》の役割ってなんですか？
膵臓も肝臓と同様、アルコールの摂りすぎで炎症や機能低下をおこすところなのよね
膵臓の場所はね…
ドコから?!
ヨイショ
ほぼ胃の裏側よ。そのため日本医学の歴史を紐解くと存在がわかったのは江戸中期とか
膵臓はちょうど胃の裏側にある
消化液である膵液《すいえき》のほかに数種類のホルモンを血液中に送りだし血糖値を下げる役割をもっているの
ふむふむ
まあ、あなたの場合、アルコール摂取もしてないでしょうから今のところ心配ないわよ
ですよね！臓器も若いですから！
キーーッ
ガタンッ

•外分泌腺としての膵臓のはたらき

物質をつくって放出することを分泌といいます。分泌には２種類あり、分泌物をからだの表面や臓器のなかにだす器官が外分泌腺です。一方、分泌物を血液に向かってだす器官を内分泌腺といいます。

膵臓は、膵液という分泌物を十二指腸という臓器のなかにだしているので、外分泌腺ということになります。ところが膵臓は内分泌腺のはたらきもしており、インスリンなどのホルモンを血液中に放出しているのです（154ページ参照）。まずは外分泌腺としてのはたらきを見てみましょう。

栄養素を分解

膵液には、炭水化物やたんぱく質、脂肪を分解する消化酵素（膵酵素）が含まれている。この膵液のおかげで、十二指腸での消化が大きく進む。

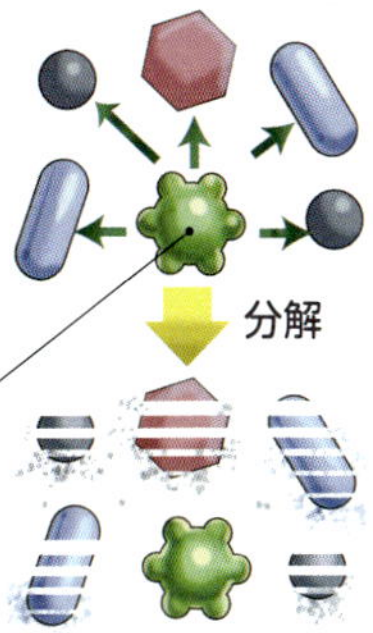
分解
10種類以上の膵酵素が作用する。

膵臓でつくられる膵液と、肝臓でつくられる胆汁は、合流して十二指腸に流れ込むのよ

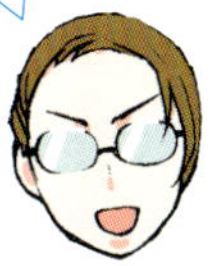

粘膜を保護

膵液は弱アルカリ性で、胃から流れ込んでくる胃液の酸を中和して、小腸の粘膜を保護している。

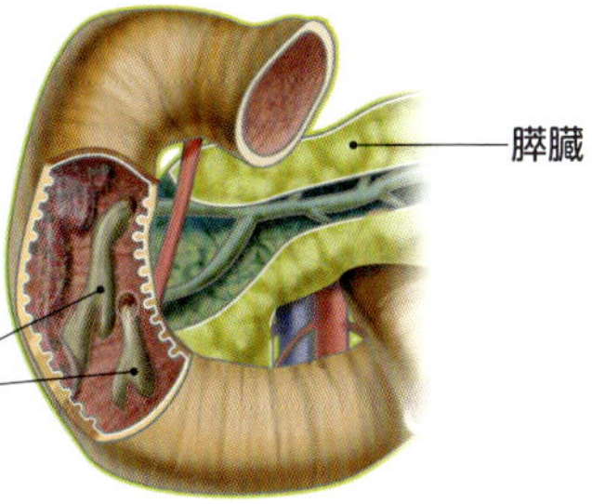
膵臓
膵液によって小腸の粘膜が保護されている。

！消化液に臓器自身がやられる!?

食物を強力に分解してくれる消化液。それを生みだす膵臓は、自らを消化してしまう心配はないのでしょうか。消化液は、不活性な状態で分泌され、十二指腸に入ると活性化するようにできているので、基本的には大丈夫なのです。ただし、なんらかの原因で異常がおこり、自分自身を消化しはじめてしまい、炎症をおこすことがあります。これが急性膵炎といわれるものです。

小腸と血液にはたらきかける膵臓

膵臓《すいぞう》は腹部の奥深くにあり、体表から触れることはできません。正面から見ても、肝臓と胃の向こう側にボコボコとした部分が見える程度です。東洋医学では、おもな内臓のことを「**五臓六腑**《ごぞうろっぷ》」といい、五臓は心《しん》、肝《かん》、脾《ひ》、肺《はい》、腎《じん》、六腑は大腸、小腸、胆《たん》、胃、三焦《さんしょう》（なにをさすのか不明のまま）、膀胱《ぼうこう》をあらわしています。しかし、膵臓は「臓」の字がつくのに、五臓六腑に含まれていません。これは、膵臓が見えにくい場所にあるせいで、長い間発見されなかったためと考えられています。

膵臓は長さ約15㎝、厚さ約2㎝のブヨブヨした黄色の器官で、片側が十二指腸のCの字の部分にパズルのピースのように見事にはまりこんでおり、はまっているところが膵頭《すいとう》、中央が膵体《すいたい》、やや細くなった左端の部分は膵尾《すいび》と呼ばれています。

膵臓でつくられる膵液《すいえき》の量は1日に７００〜１０００㎖。主膵管《しゅすいかん》と副《ふく》膵管《すいかん》の2本の管を通って十二指腸に分泌されています。主膵管は膵臓のまんなかを通っており、この主膵管と、肝臓から胆嚢を経由してやってきた総胆管《そうたんかん》が合流して大十二指腸乳頭（１４９ページ）で十二指腸とつながる構造になっています。また、副膵管は膵臓の一部から膵液を運んでおり、小十二指腸乳頭で十二指腸とつながっています。

膵臓では小腸ではたらく消化液となる膵液が分泌されるほか、**糖の代謝**にかかわるインスリンとグルカゴンというホルモンがつくられて、血液中に放出されています。

五臓六腑
内臓のことをさす言葉から転じて、からだ全体を意味することもある。

糖の代謝
血液中のブドウ糖の値を一定に保つ調整をすること。１５５ページ参照。

•膵臓の構造

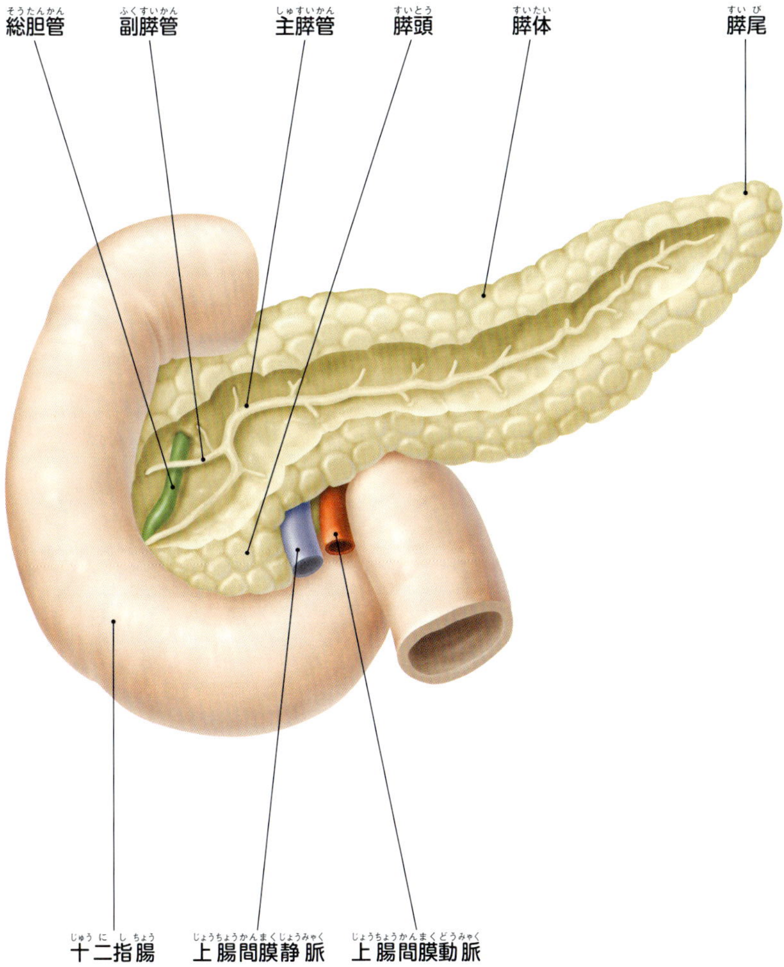
総胆管《そうたんかん》
副膵管《ふくすいかん》
主膵管《しゅすいかん》
膵頭《すいとう》
膵体《すいたい》
膵尾《すいび》
十二指腸《じゅうにしちょう》
上腸間膜静脈《じょうちょうかんまくじょうみゃく》
上腸間膜動脈《じょうちょうかんまくどうみゃく》

•内分泌腺としての膵臓のはたらき

内分泌腺としての膵臓のはたらきを見ていきましょう。血液に含まれるブドウ糖を血糖といい、その濃度を「血糖値（けっとうち）」といいます。血糖値をコントロールして、一定に保つのが、膵臓の一部、ランゲルハンス島でつくられるグルカゴンとインスリンの２つのホルモンです。

インスリンは、血液中のブドウ糖をエネルギー源として利用するように促して、血糖値を下げるはたらきをします。

一方、グルカゴンは、肝臓にたくわえていたグリコーゲンを必要に応じてブドウ糖に戻すことで、血糖値を上げるはたらきをしています。

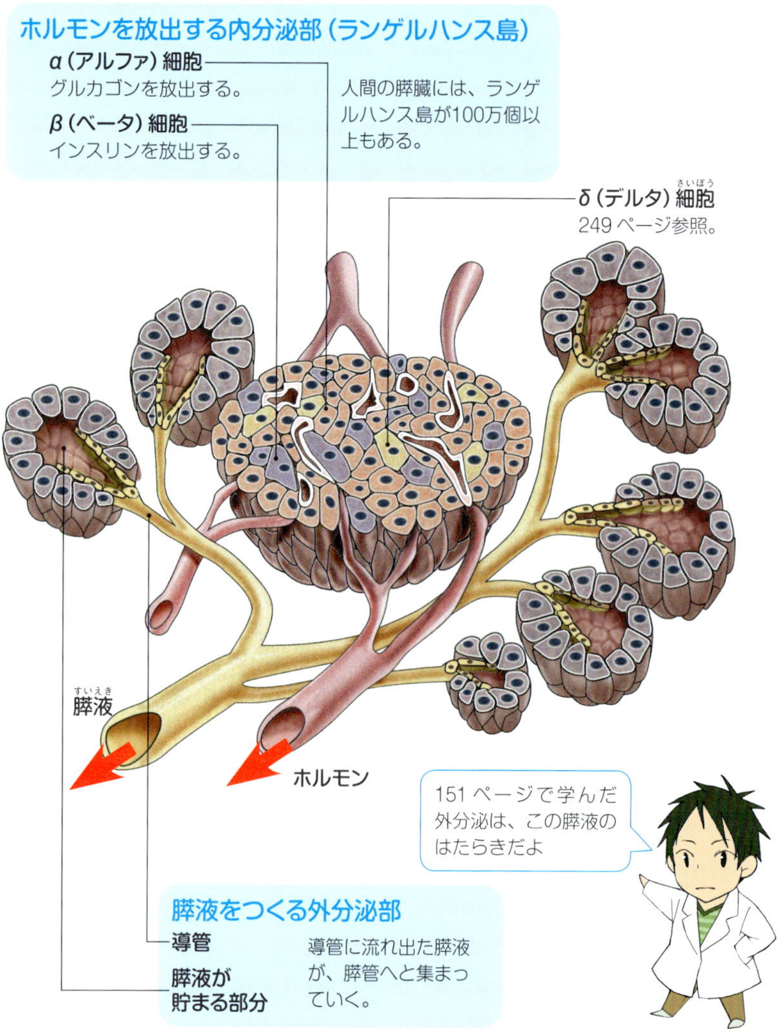
ホルモンを放出する内分泌部（ランゲルハンス島）
α（アルファ）細胞
グルカゴンを放出する。
β（ベータ）細胞
インスリンを放出する。
人間の膵臓には、ランゲルハンス島が100万個以上もある。
δ（デルタ）細胞《さいぼう》
249ページ参照。
膵液《すいえき》
ホルモン
151ページで学んだ外分泌は、この膵液のはたらきだよ
膵液をつくる外分泌部
導管
膵液が貯まる部分
導管に流れ出た膵液が、膵管へと集まっていく。

•インスリンとグルカゴンがはたらくとき

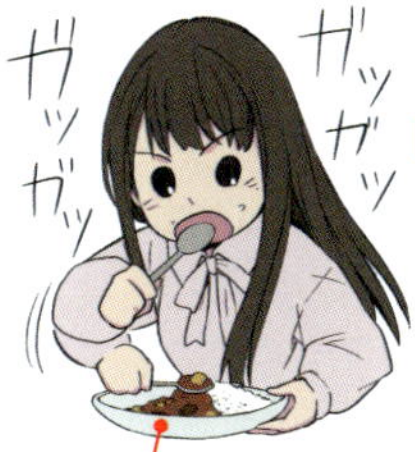

食事をして、栄養とパワーを補給する。

→ **炭水化物が消化・分解されてブドウ糖になり、血液に吸収される**

↓

血糖値がアップ!!

→

β細胞からインスリンが放出!

①血液中のブドウ糖をからだ中に送り込んで、エネルギーとして消費させる。

②余分なブドウ糖を脂肪にかえて、脂肪組織にたくわえる。

③余分なブドウ糖をグリコーゲンにかえて、肝臓にたくわえる。

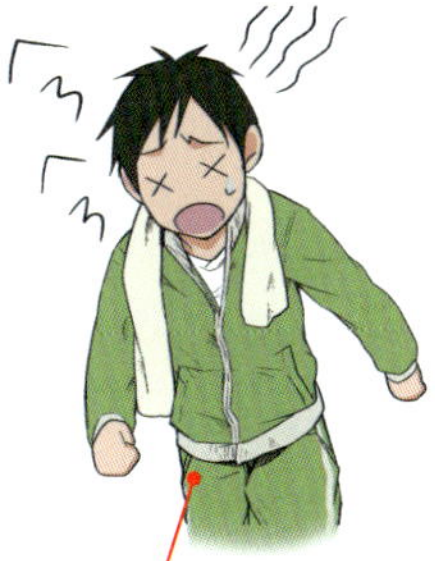

運動をして、エネルギーを消費しすぎる。

→ **血糖値がダウン**

→

α細胞からグルカゴンが放出!

①脂肪組織にたくわえられていた脂肪を動員して、エネルギー源にする。

②肝臓にたくわえられていたグリコーゲンをブドウ糖に戻して、エネルギーにかえる。

! 糖尿病とは？

グルカゴンが不足しても、たんぱく質や脂肪を動員して血糖値を上げることができるのですが、血糖値を下げることができるのはインスリンだけ。このため、インスリンの分泌に異常が生じると血糖値がコントロールできなくなります。これが糖尿病です。ただ、血糖値を調べて必要なインスリンを毎日補充すれば、通常の生活を送ることができるようになります。

腎臓は泌尿器!?

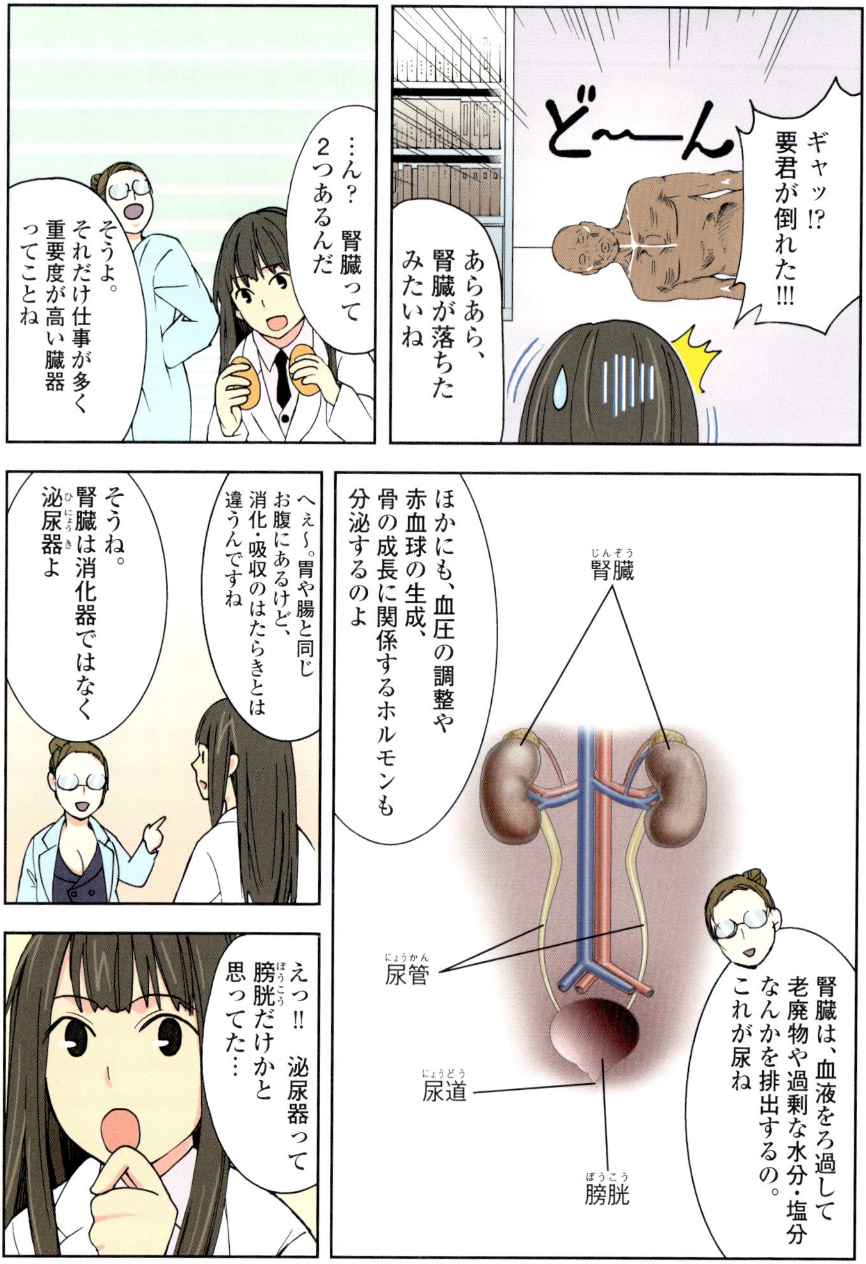
どーん
ギャッ!? 要君が倒れた!!!
あらあら、腎臓が落ちたみたいね
…ん? 腎臓って2つあるんだ
そうよ。それだけ仕事が多く重要度が高い臓器ってことね
ほかにも、血圧の調整や赤血球の生成、骨の成長に関係するホルモンも分泌するのよ
腎臓《じんぞう》
尿管《にょうかん》
尿道《にょうどう》
膀胱《ぼうこう》
腎臓は、血液をろ過して老廃物や過剰な水分・塩分なんかを排出するの。これが尿ね
へぇ~。胃や腸と同じお腹にあるけど、消化・吸収のはたらきとは違うんですね
そうね。腎臓は消化器ではなく泌尿器《ひにょうき》よ
えっ!! 泌尿器って膀胱《ぼうこう》だけかと思ってた…

• 腎臓がからだ中の水分を調節している

尿をつくって排出するまでの器官である腎臓、尿管、膀胱、尿道を「泌尿器」といいます。

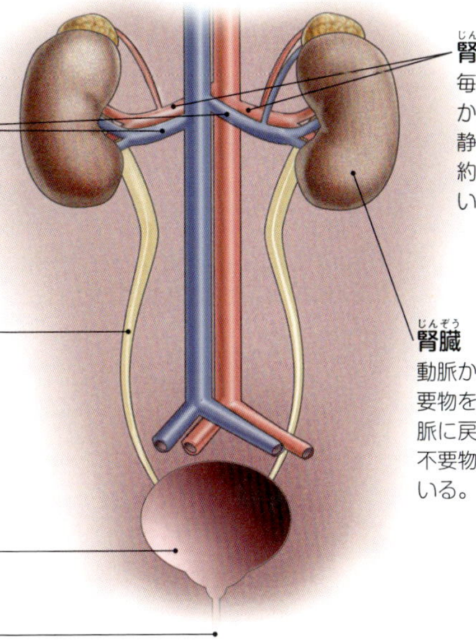
腎動脈《じんどうみゃく》
毎分1ℓの血液が心臓から送り込まれる。安静時には全身の血液の約20%が流れ込んでいる。
腎静脈《じんじょうみゃく》
ろ過された血液が心臓へ戻る。
尿管《にょうかん》
腎臓《じんぞう》
動脈から入った血液から不要物をろ過し、浄化して静脈に戻す。その過程で出た不要物を尿として排出している。
膀胱《ぼうこう》
尿道《にょうどう》

腎臓は、からだの状態に合わせてつくりだす尿の量と成分を調節することで、体内の水分と塩分の濃度を一定に保つはたらきをしている。からだのなかの環境を一定に保つことをホメオスタシスといい、腎臓はホメオスタシスのかなめの器官といえる。

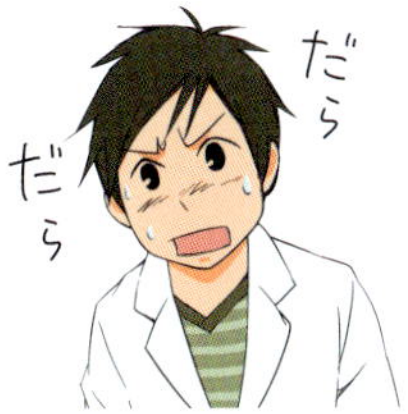
だら
だら

体内の水分量が不足している

↓

少量の濃い尿がつくられる

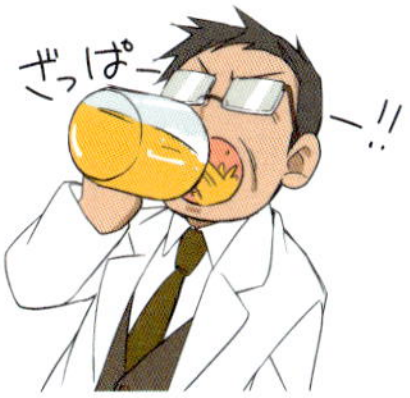
ざっぱー
ー!!

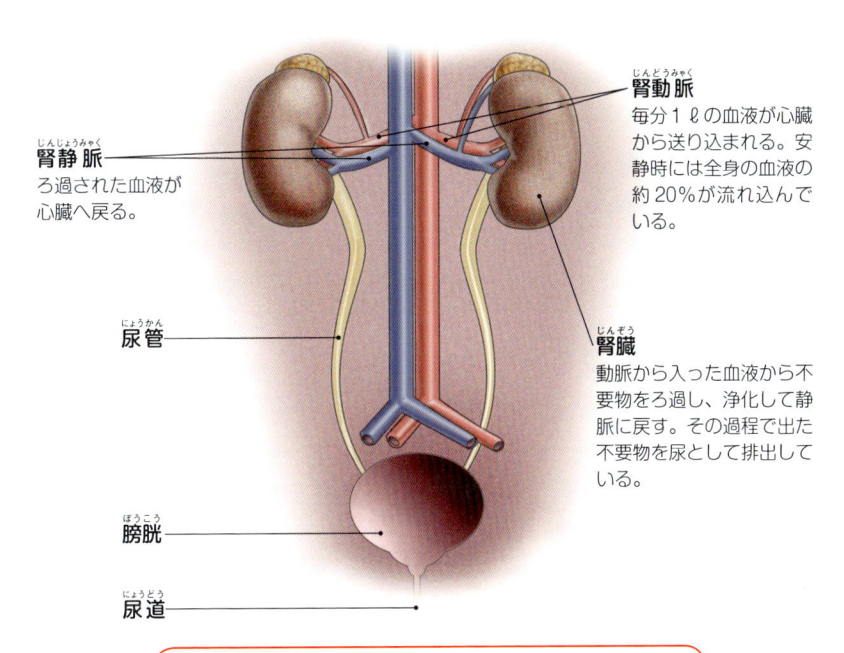

体内の水分量が増えている

↓

多量の薄い尿がつくられる

腎臓は小さいけれど頼れる水の管理人

ソラマメのような形をした腎臓《じんぞう》は、肋骨に半分くらい隠れる高さで、脊柱《せきちゅう》の左右にひとつずつあり、重さはそれぞれ約１３０ｇ。右側は上から肝臓に押されてやや低い位置にあるのが特徴です。

腎臓の表面は丈夫な被膜《ひまく》におおわれています。からだの内側に向いたへこみの部分には、大動脈から分かれた腎動脈《じんどうみゃく》と大静脈に合流する腎静脈《じんじょうみゃく》、つくられた尿が通る尿管《にょうかん》などが通っており、腎門《じんもん》という名がつけられています。内部は皮質と髄質に分けられます。外側に位置する皮質には糸球体と呼ばれる尿をろ過する部分が約１００万個も存在し、それに続く尿細管で皮質と髄質のなかをグネグネと走ります。糸球体でつくられた原尿が尿細管を通って腎《じん》乳頭《にゅうとう》から流れだし、腎杯《じんぱい》という小さなコップ状の袋に集められ、腎盂《じんう》に流れ込みます。そして尿は尿管を通って腎臓の外に出ていくのです。

腎臓のはたらきといえば尿をつくることがまっさきにあげられますが、ほかにも、ホルモンを分泌し、心臓の拍動の力を強くすることで血圧を上げたり、血液中の**電解質**のバランスを調節したりしています。腎臓にトラブルがおこると、体内の水分と塩分のバランスが崩れる、高血圧になるなどの変化がおこり、生死にかかわるような事態もありえる大事な器官。２つある腎臓のうちのひとつの機能が失われても、もうひとつが正常にはたらいていれば、からだの水分と塩分を一定に保つことができるほど予備能力にすぐれています。

電解質
水にとけて電気を通すミネラル（ナトリウム、カリウム、リンなど）のこと。からだの細胞が正常に機能するために、電解質は大きな役割をはたしている。

•腎臓の構造

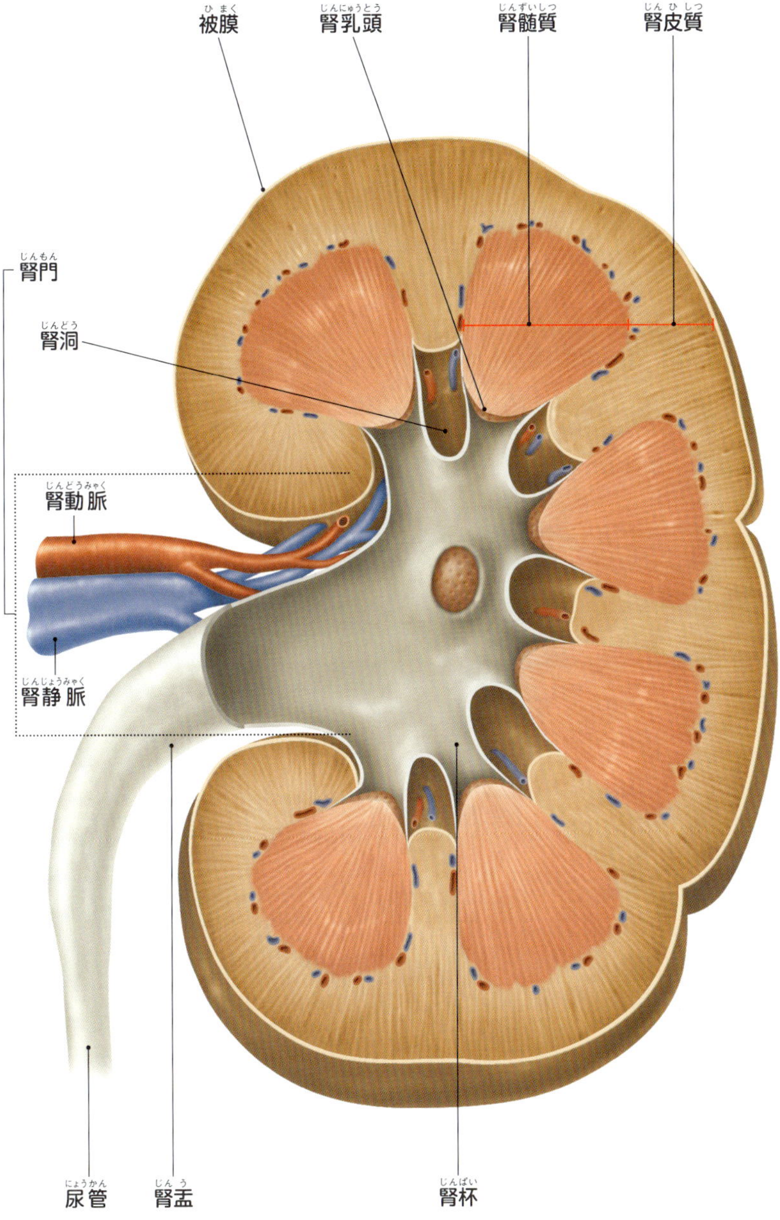
被膜《ひまく》
腎乳頭《じんにゅうとう》
腎髄質《じんずいしつ》
腎皮質《じんひしつ》
腎門《じんもん》
腎洞《じんどう》
腎動脈《じんどうみゃく》
腎静脈《じんじょうみゃく》
尿管《にょうかん》
腎盂《じんう》
腎杯《じんぱい》

・尿の製造工程

尿の製造工程をくわしく見てみましょう。腎皮質にあり毛細血管が糸玉になっている「糸球体（しきゅうたい）」とそれを包む「ボウマン嚢（糸球体嚢）」、それに続く１本道の「尿細管」をまとめてネフロンと呼んでいます。ネフロンは、集まって集合管となり、腎乳頭の先端からでていきます。

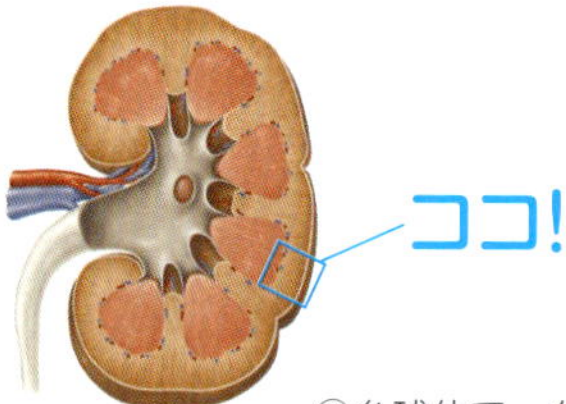
ココ!

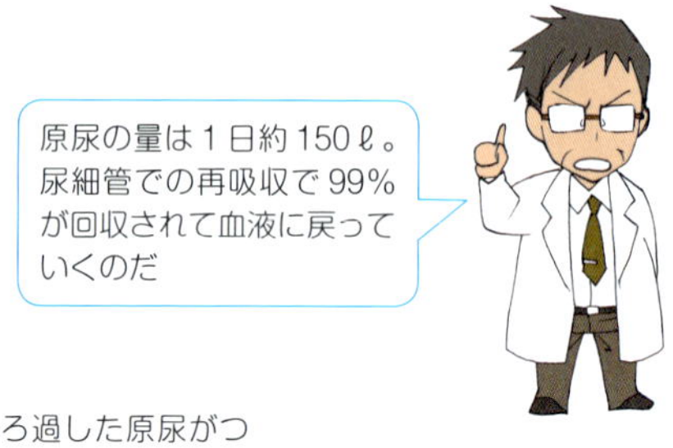
原尿の量は１日約150ℓ。尿細管での再吸収で99%が回収されて血液に戻っていくのだ

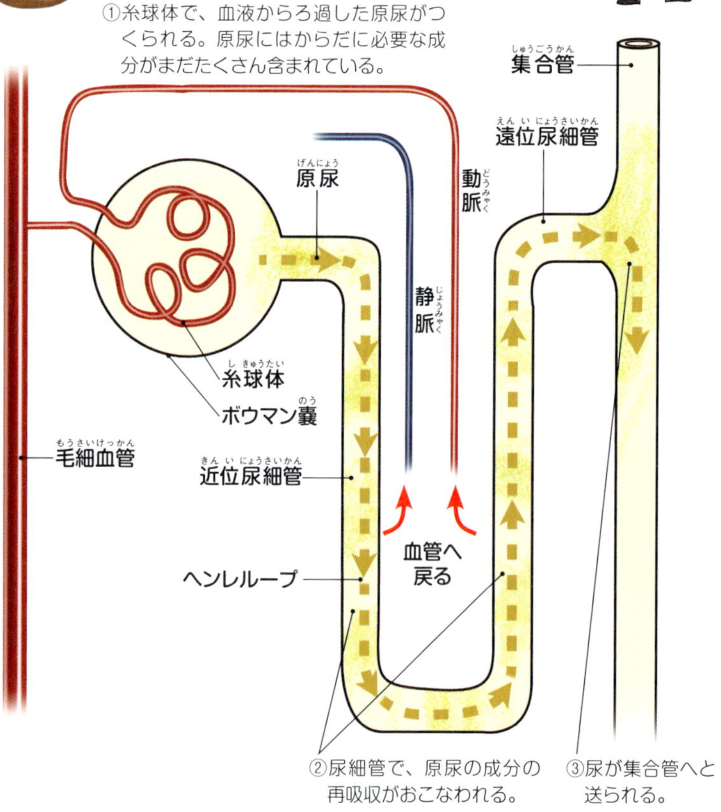
①糸球体で、血液からろ過した原尿がつくられる。原尿にはからだに必要な成分がまだたくさん含まれている。
集合管《しゅうごうかん》
遠位尿細管《えんいにょうさいかん》
原尿《げんにょう》
動脈《どうみゃく》
静脈《じょうみゃく》
糸球体《しきゅうたい》
ボウマン嚢《のう》
毛細血管《もうさいけっかん》
近位尿細管《きんいにょうさいかん》
血管へ戻る
ヘンレループ
②尿細管で、原尿の成分の再吸収がおこなわれる。
③尿が集合管へと送られる。

〔近位尿細管では?〕

水、ブドウ糖、アミノ酸、ナトリウム、カリウムなどが血液に吸収される。

〔遠位尿細管では?〕

水、ナトリウム、塩素などが血液に吸収され、尿酸やアンモニアなどの不要物と取り込みすぎたカリウムを排出する。

• “健康な尿”とは？

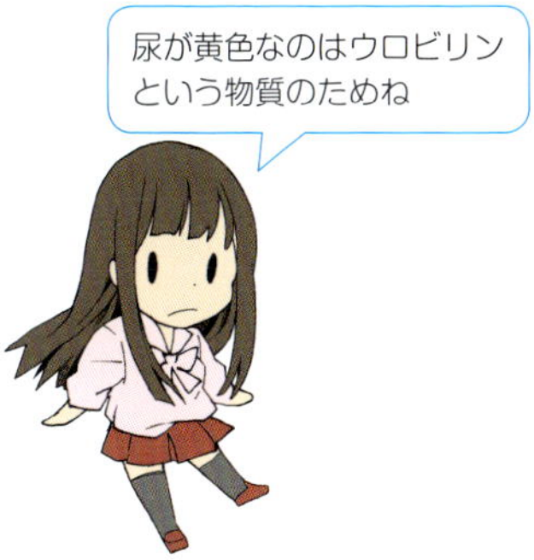
尿が黄色なのはウロビリン
という物質のためね

色——— 黄色または黄褐色

量——— 成人1日で約1.5ℓ（摂取する水分量によって多少増減する）

成分

水 94～95%

固形成分 5～6%

おもな固形成分

尿素……
たんぱく質の新陳代謝の老廃物

クレアチニン……
筋肉を動かすエネルギー源の老廃物

尿酸……
細胞の新陳代謝の老廃物

ウロビリン……
尿の黄色のもと

アンモニア……
尿のにおいのもと　　など

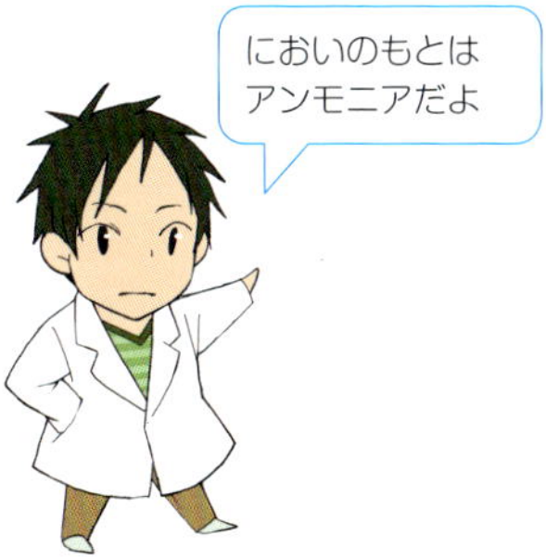
においのもとは
アンモニアだよ

! 尿素配合の化粧品

ハンドクリームやパックなどの化粧品のパッケージで見かける「尿素」の文字。尿の成分のひとつである尿素と同じものが含まれています。

尿素は血液などの体液に含まれており、皮膚でもわずかに保持している成分です。「保湿機能」があるため、皮膚の外から取り入れることで、肌の潤いを保つことができます。

そして、尿素のもうひとつのはたらきである「たんぱく質の分解」により、古い角質を軟らかくしてはがしてくれる効果ももたらします。このため角質が硬くなり、ガサガサになってしまった個所には効果が期待できるのですが、正常なサイクルで角質がはがれていく肌には必要ありません。

尿素配合の化粧品は肌の状態に合わせて、上手に使いましょう。

尿を貯蔵する膀胱

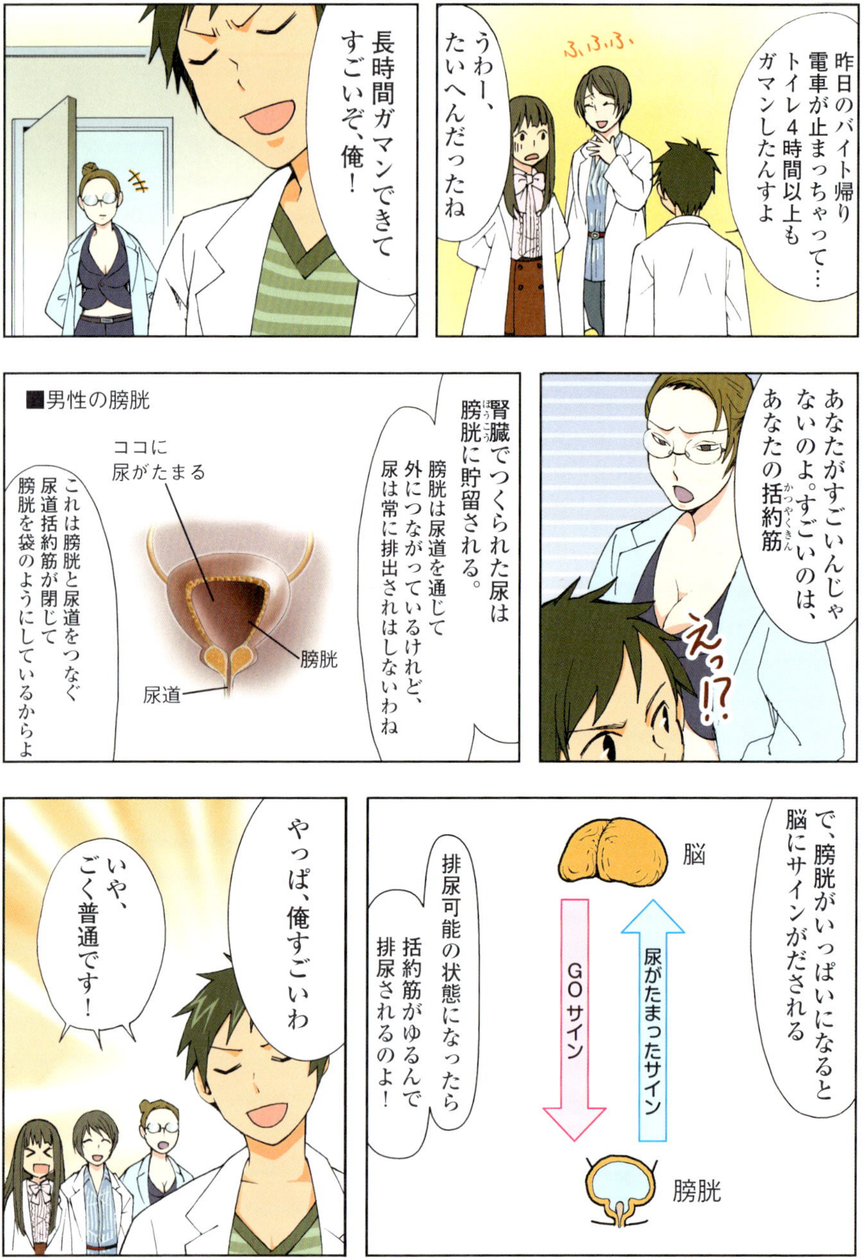

昨日のバイト帰り電車が止まっちゃって…トイレ4時間以上もガマンしたんすよ
ふふふ
うわー、たいへんだったね
長時間ガマンできてすごいぞ、俺！
あなたがすごいんじゃないのよ。すごいのは、あなたの括約筋《かつやくきん》
えっ!?
腎臓でつくられた尿は膀胱《ぼうこう》に貯留される。
膀胱は尿道を通じて外につながっているけれど、尿は常に排出されはしないわね
■男性の膀胱
ココに尿がたまる
膀胱
尿道
これは膀胱と尿道をつなぐ尿道括約筋が閉じて膀胱を袋のようにしているからよ
で、膀胱がいっぱいになると脳にサインがだされる
脳
尿がたまったサイン
GOサイン
膀胱
排尿可能の状態になったら括約筋がゆるんで排尿されるのよ！
やっぱ、俺すごいわ
いや、ごく普通です！

•膀胱は尿をためるところ

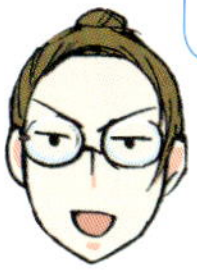

腎臓でつくられた尿は、尿管に流れ込み、膀胱にたどりつく。でもそのままからだの外に流すのではなく、いったん膀胱にためておくの

男性の膀胱

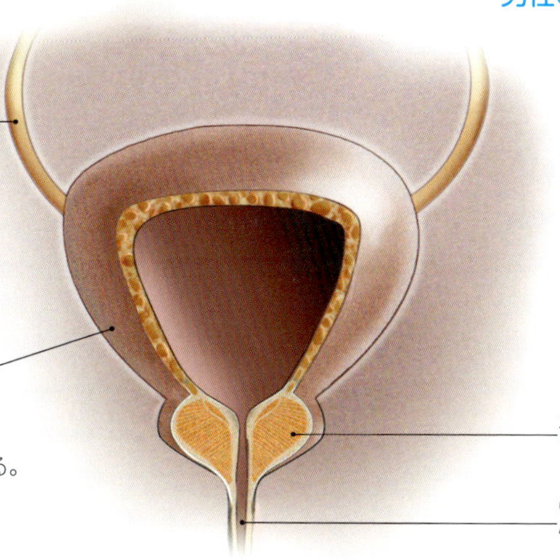

尿管《にょうかん》
口径は4～7mm、長さ28～30cm。平滑筋でできており、筋肉の収縮の波が蠕動運動となって尿を膀胱へと運んでいく。

膀胱《ぼうこう》
尿が一時的にたくわえられる。

前立腺《ぜんりつせん》

尿道《にょうどう》

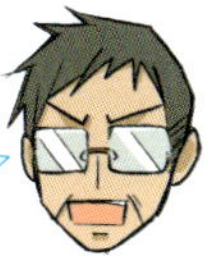

膀胱には300～500ml の尿をためることができるが、200～300ml たまると「だしたい」と感じるようになる。この、だしたいという感じを"尿意"というのだ

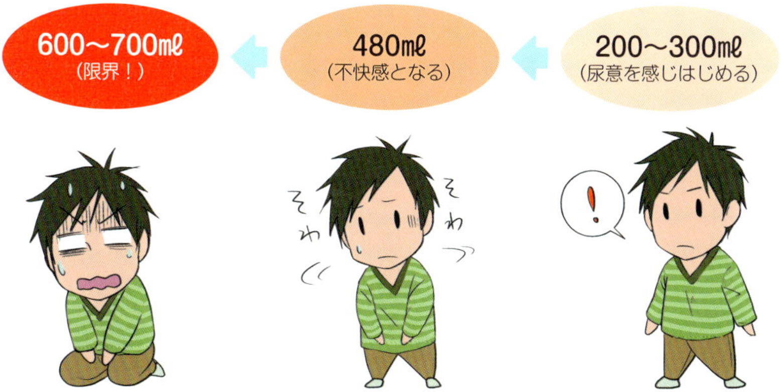

200～300mℓ
（尿意を感じはじめる）
480mℓ
（不快感となる）
600～700mℓ
（限界！）
そわ
そわ

ためて、ためて、ちょっとガマン!? もできる膀胱

　腎臓でつくられた尿は、下へ伸びた2本の尿管《にょうかん》を通って、膀胱《ぼうこう》の背中側にある左右2個所の尿管口から膀胱へと入っていきます。膀胱に尿が入っていく速さは5秒に1回とスローペースですが、腎臓は絶えず尿をつくり、だし続けていますので、ためる袋である膀胱がないと、1日中尿をもらしていなければなりませんから、膀胱の存在は偉大です。

　膀胱は**恥骨**《ちこつ》のすぐ後ろあたりに位置しており、空っぽのときは隠れて見えませんが、尿がたまると恥骨の上に顔をのぞかせます。内側は粘膜でおおわれ、外側は伸び縮みできるゴム風船のような平滑筋《へいかつきん》からなります。壁の厚さは、通常は1㎝ほどですが、尿がたまりだんだんとふくらむことで薄くなっていき、3㎜くらいまで引き伸ばされます。そして、引き伸ばされると縮む力を発揮する性質があります。

　膀胱の出口には内尿道括約筋《ないにょうどうかつやくきん》があり、尿をためているときはこの括約筋が縮んで、出口を閉めており、ゆるむことで内尿道口《ないにょうどうこう》が開きます。尿道が骨盤から出るあたりにある外《がい》尿道括約筋《にょうどうかつやくきん》は脳からの指令を受けてゆるみ、尿を外へだします。これらの括約筋は、歳をとると力が弱まるため、失禁《しっきん》しやすくなります。また産後、咳《せき》をしたときや笑ったときなどの拍子に少量の尿が出てしまう尿もれに悩む女性が多くいます。これは出産により**骨盤底筋群**《こつばんていきんぐん》がゆるむことで尿道の括約筋が閉まりにくくなることからおこるもので、筋肉の回復とともに改善していきます。

恥骨
体幹の底にあり、内臓をささえる骨盤の一部で、前面中央にある骨。27ページ参照。

骨盤底筋群
骨盤とともに内臓を下からささえている筋肉の総称。骨盤はおわんのような形をしており、中央底の部分は、便や尿など腹部から外へ出るものの通路として抜けている。これら尿などが外へ出るタイミングをコントロールするのも骨盤底筋群の役割のひとつ。

•膀胱の構造（男性の場合）

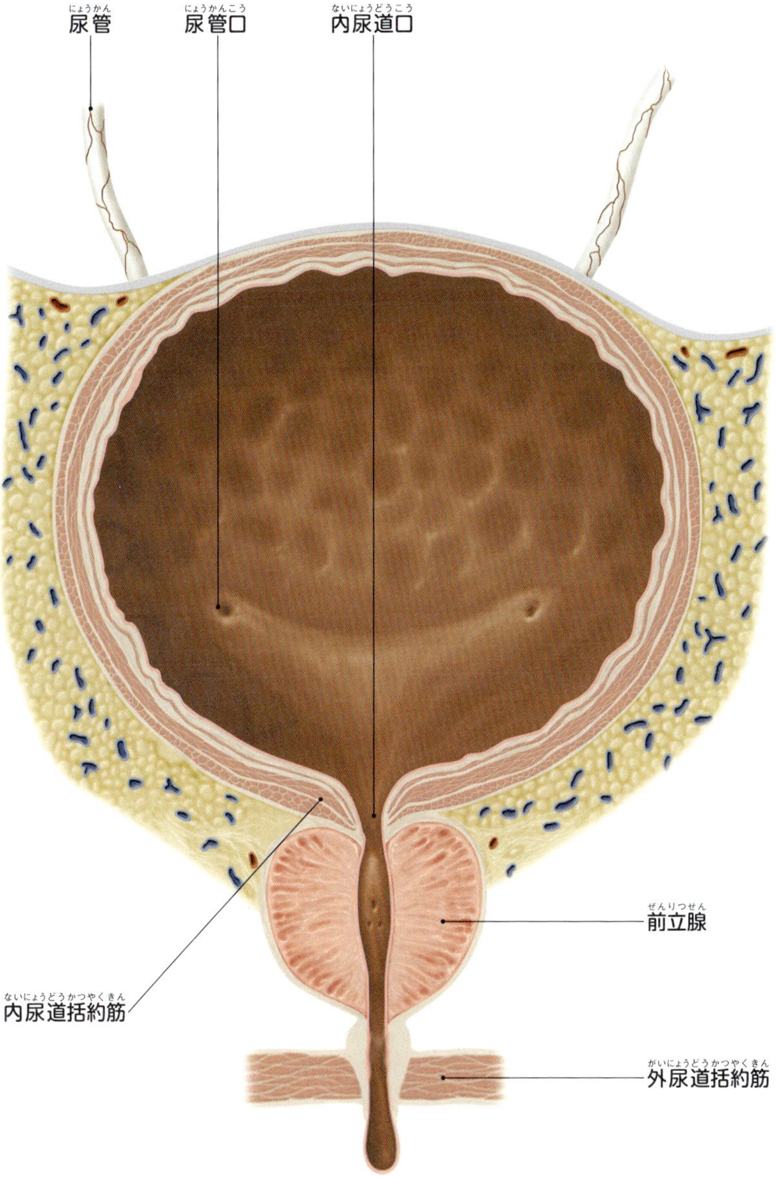

尿管《にょうかん》
尿管口《にょうかんこう》
内尿道口《ないにょうどうこう》
前立腺《ぜんりつせん》
内尿道括約筋《ないにょうどうかつやくきん》
外尿道括約筋《がいにょうどうかつやくきん》

•尿道は男女で違う

尿が膀胱を出てから外に出るまでの道が尿道。この位置や長さは男女で大きく違うのよ

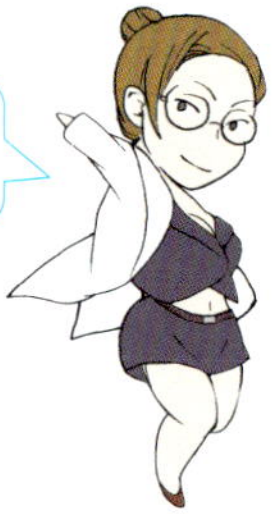

男性

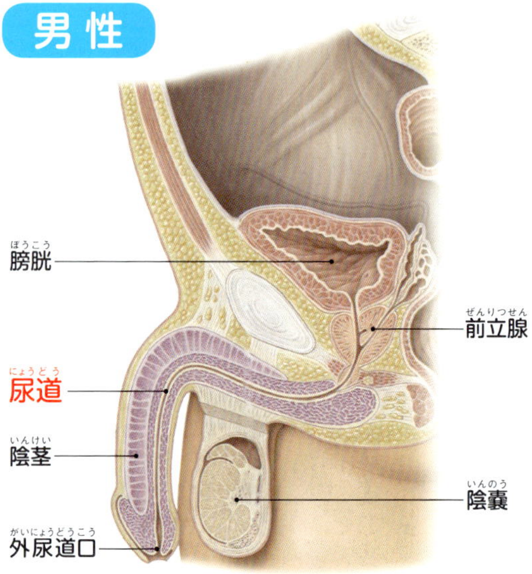

位置
陰茎をつらぬき、その先端部で外尿道口が開いている。

長さ
全長16～18cm ほど。

特徴
- 膀胱までの距離が長く、細菌感染がおこりにくい。
- 陰茎の先から尿を遠くに飛ばすことができるため、立ち小便ができる。
- 長さがあるゆえに、つまりやすいのが弱点。
- 高齢になると前立腺が肥大し、尿道がせまくなり、排尿に時間がかかるようになる。

女性

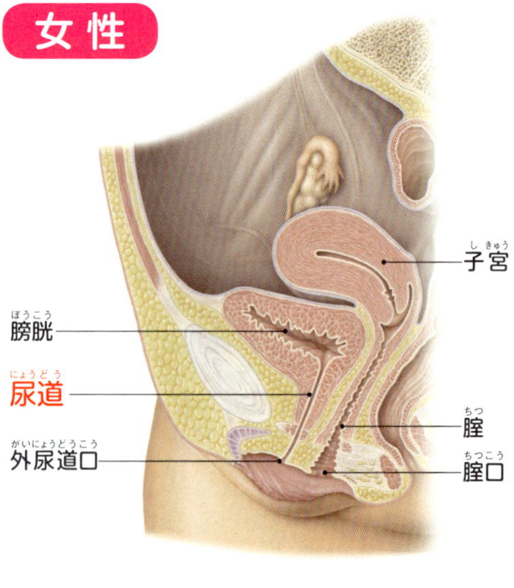

位置
膣口の少し前あたりに外尿道口が開いている。

長さ
全長４～６cm ほど。

特徴
- 短い尿道を通して細菌が膀胱に入り込みやすいため、膀胱炎をおこしやすい。
- 男性のように、途中でつまるという心配はほぼない。

•筋肉のはたらきで排尿する

STEP1 膀胱に尿がたまると膀胱壁の平滑筋が伸展して内圧が上がる

平滑筋と括約筋の運動は脊髄からの指令を受けて、意志とは関係なく反射的に協調している。外尿道括約筋だけは自分の意志でしめておくことができるけれど、それにも約600mlという限界があり、限界を超えるとゆるんでしまう。

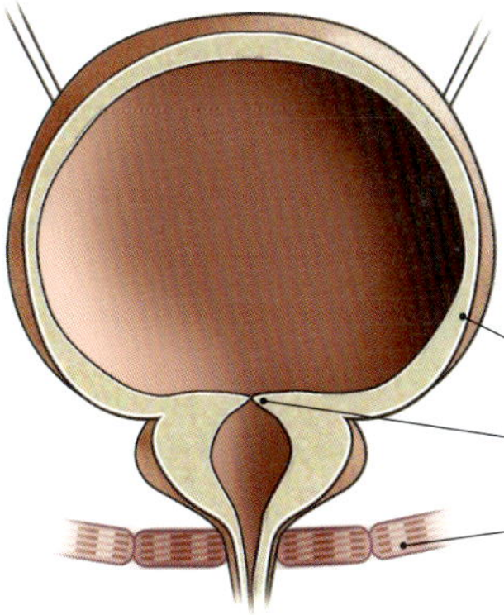

STEP2 ・腹壁の力がかかり、膀胱のなかの圧力がさらに高まる
・排尿の準備ができると内尿道括約筋と外尿道括約筋がゆるみ、尿道を開く

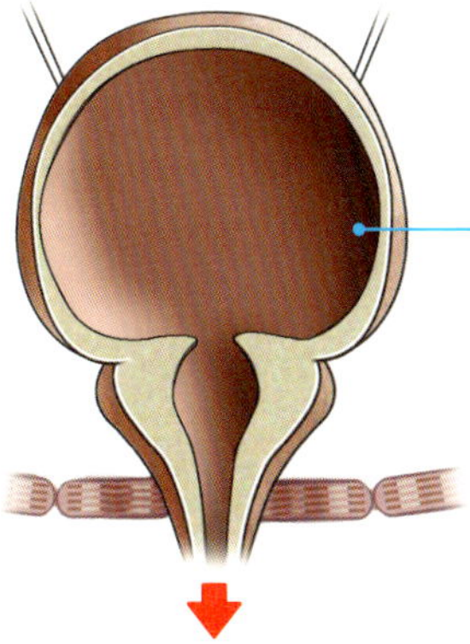

成人の1日の排尿回数は5～6回。水分を多くとれば回数は増える。

尿が勢いよく流れだす

ちなみに赤ちゃんは、尿がたまると脊髄からの指令で内尿道括約筋も外尿道括約筋もゆるむ。つまり、完全に反射で排尿しているのだ

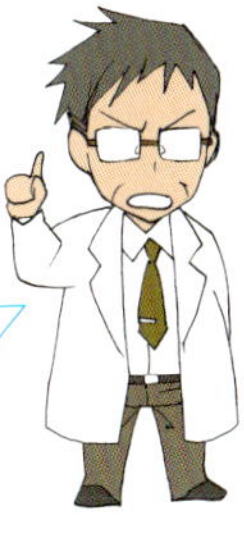

脾臓は謎の臓器!?

脾臓《ひぞう》は秘蔵？　というくらい、あまり話題にのぼらないかもしれません。胃の左どなり、奥のほうにあり、子どもの握りこぶしくらいのサイズ。重さは１００ｇほどの目立たない臓器です。数十年前までは、脾臓は摘出しても生命にかかわりがないと考えられていましたが、研究が進み、その役割がわかると、なるべく残したほうがよいという考えにかわりました。

　脾臓にはかなり大きな動脈が入っています。**腹大動脈**《ふくだいどうみゃく》から分かれて胃や肝臓、膵臓などに血液を送る腹腔《ふくくう》動脈《どうみゃく》が枝分かれした一番大きな１本が脾動脈《ひどうみゃく》になります。そして脾臓から出る脾静脈《ひじょうみゃく》は肝臓に流れ込んでいきます。このことが意味することはなんなのでしょうか。

　実は脾臓は、古い赤血球をこわすはたらきをしているのです。脾臓に入った動脈は、枝分かれしながら赤《せき》脾髄《ひずい》に注ぎます。赤脾髄は太い毛細血管で占められた部分で、赤血球で満たされており、そこで**老化した赤血球**がこわされます。こわされた赤血球の成分は脾静脈を通って肝臓に入り、再利用されています。

　脾臓のもうひとつのはたらきが免疫反応です。白脾髄《はくひずい》と呼ばれる部分には**リンパ球**が集まり、体外から侵入した異物と戦ったりしています。

　成人の脾臓はこのような２つのはたらきをしていますが、生まれる前の胎児の間は脾臓で赤血球や白血球をつくっていました。生まれたあとはつくらないというのですから、ますます不思議な臓器です。

腹大動脈
心臓から出た下行大動脈は胸大動脈と名前がかわり、さらに下部で腹大動脈という名前になる。２３７ページ参照。

老化した赤血球
赤血球は、ブドウ糖濃度が低くなったり、ｐＨが低くなったりといった悪条件により古くなって変形することがある。

リンパ球
白血球の一種で、外から入ってくる異物から、からだを守る免疫の役割をはたしている。２５０ページ参照。

•脾臓の位置と構造

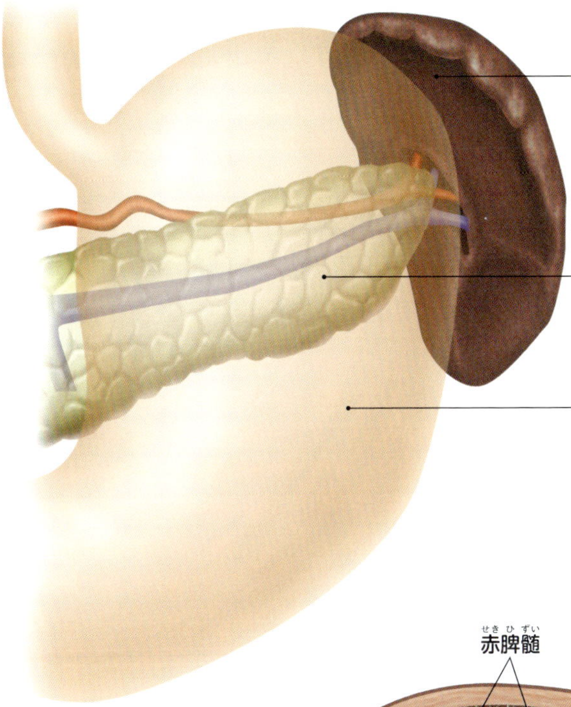

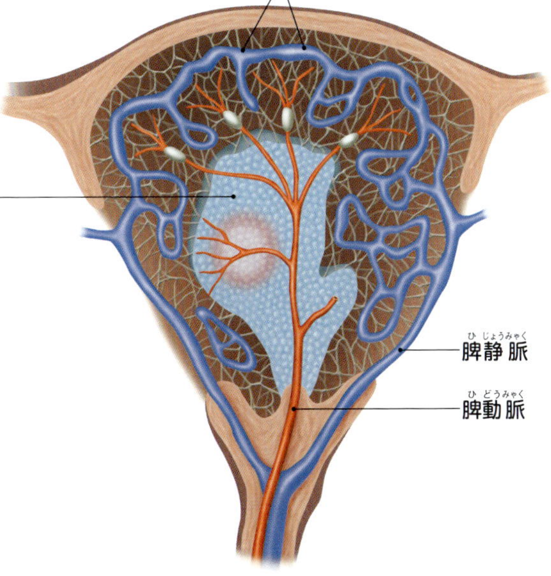

COLUMN4

ストレスによる胃腸の変化

キリキリ痛む胃

胃は食物を一時的にたくわえ、少しずつ小腸に送りだしています。たくさん食べすぎても、小腸の都合に合わせて食物を抱え込む。だれかの都合に合わせて、なにかを抱え込むのはストレスですよね。胃はそんな役目を果たしてくれています。そのせいか、少々デリケート。ストレスがたまると胃がキリキリと痛むという経験がある人もいることでしょう。

胃液の分泌量は、自律神経がコントロールしています。胃液のなかの塩酸は、強力な酸性であるため、たくさん出ると胃の粘膜が傷つき、痛みや不快感などの原因となります。通常は胃を保護する粘液も分泌しているのですが、ストレスにより自律神経が乱れると、この粘液の分泌が鈍り、塩酸によって胃の内壁が傷んでしまうのです。

しかし、消化器の細胞は入れ替わりが早いため、ストレスから解放されると、あっという間に胃が修復されることもあります。

過敏性腸《かびんせいちょう》症候群《しょうこうぐん》とは？

胃に次いでデリケートなのは大腸です。精神的なストレスから下痢になるのは小さな子どもから大人まで幅広い年齢層の人にみられる症状です。発表の場や大事な会議などの緊張する場面だけでなく、トイレに行きづらい電車や車のなかなどで腹痛に襲われて困ったことはありませんか。

これは「過敏性腸症候群（IBS）」と呼ばれるもので、下痢だけでなく、便秘や下痢と便秘を交互に繰り返すといった症状が続くこともあります。一般的に男性に下痢型、女性に便秘型が多いようです。

大腸の場合も、胃と同様にストレスによる自律神経の乱れから変調がおこります。下痢の場合は、大腸の蠕動運動が活発になりすぎて、通過する便の水分が十分に吸収されないまま排出されてしまっており、便秘の場合は、蠕動運動が弱まり、便の排出がスムーズにおこなわれなくなっているのです。

第5章

生殖器について知ろう

男性器・女性器を、おもに「生殖器」の観点から解説します。
また、精子と卵子が出会って
受精卵となったのちの胎児の成長過程も
併せて追っていくことにしましょう。

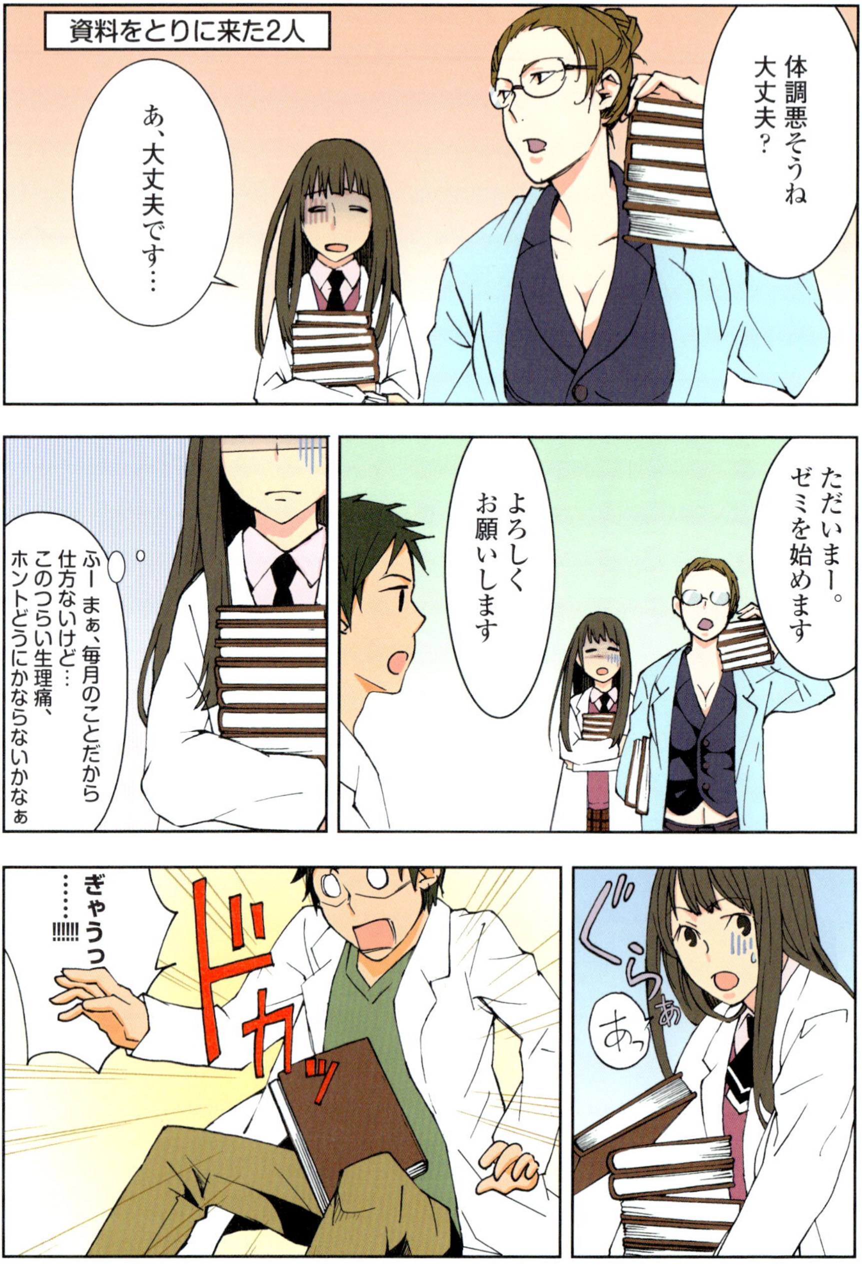
資料をとりに来た2人
体調悪そうね 大丈夫？
あ、大丈夫です…
ただいまー。ゼミを始めます
よろしくお願いします
ふー まぁ、毎月のことだから仕方ないけど…このつらい生理痛、ホントどうにかならないかなぁ
ぐらぁ
あっ
ドカッ
ぎゃうっ……!!!!!!

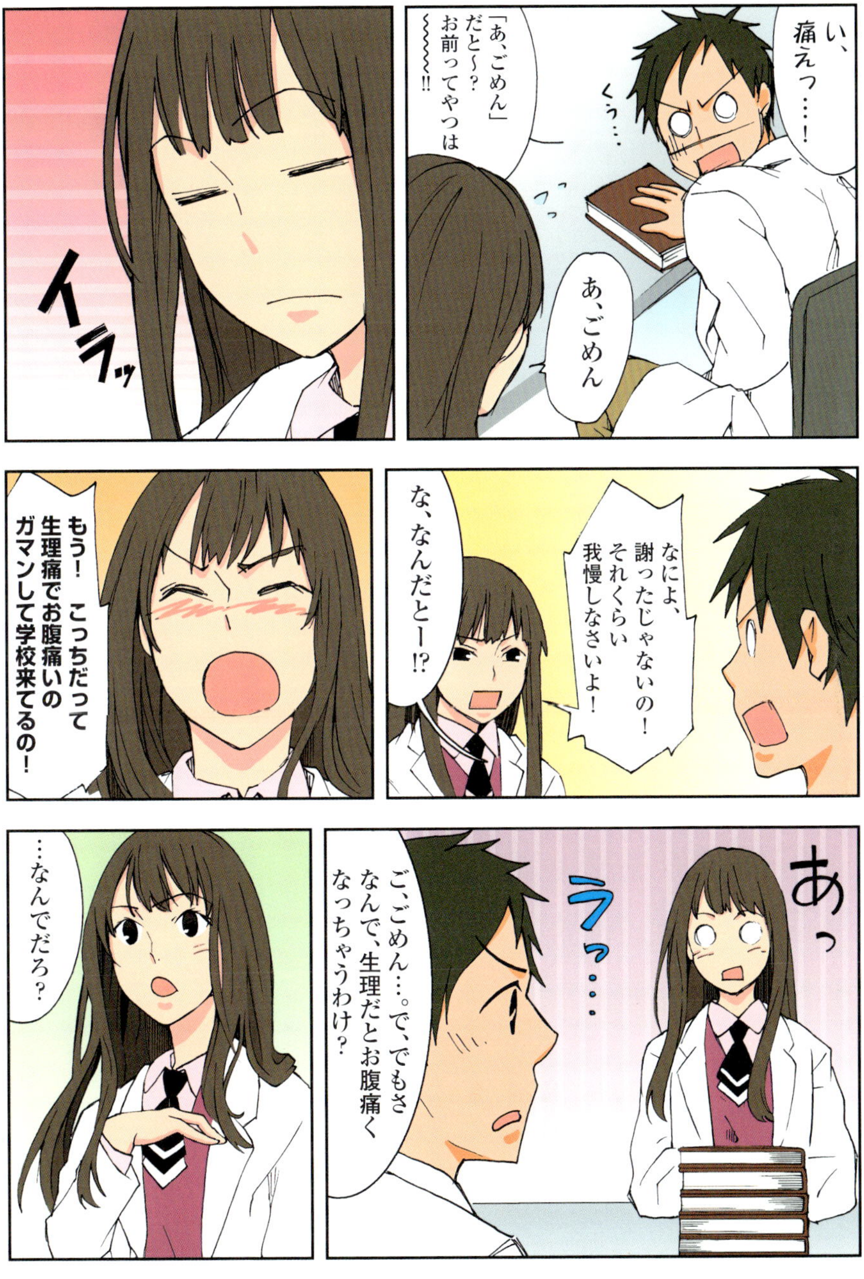
い、痛えっ…！
くぅ…
あ、ごめん
「あ、ごめん」だと～？お前ってやつは～～～～!!
イラッ
なによ、謝ったじゃないの！それくらい我慢しなさいよ！
な、なんだとー!?
もう！こっちだって生理痛でお腹痛いのガマンして学校来てるの！
あっ
うっ…
ご、ごめん…。で、でもさなんで、生理だとお腹痛くなっちゃうわけ？
…なんでだろ？

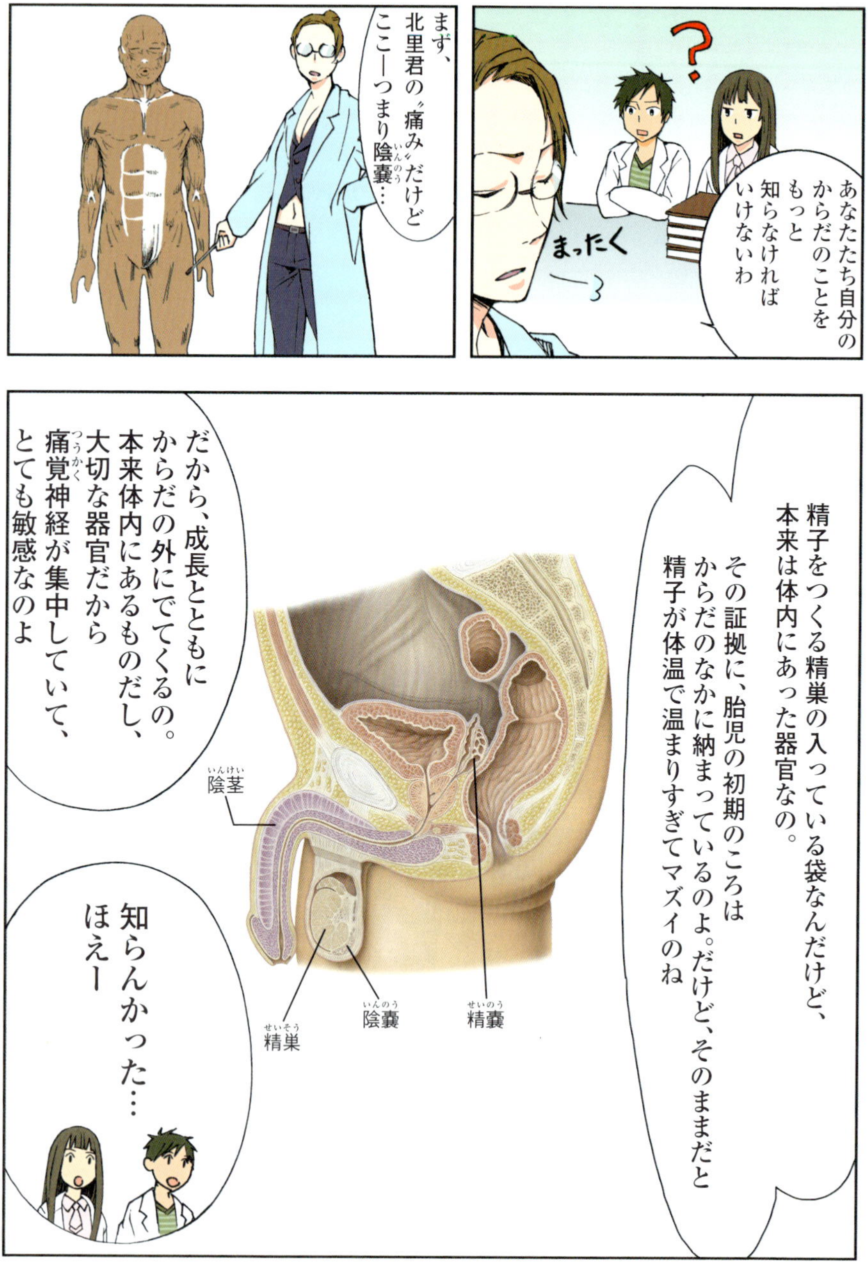
まったく
あなたたち自分のからだのことをもっと知らなければいけないわ
まず、北里君の〝痛み〟だけどここーつまり陰嚢《いんのう》…
精子をつくる精巣の入っている袋なんだけど、本来は体内にあった器官なの。
その証拠に、胎児の初期のころはからだのなかに納まっているのよ。だけど、そのままだと精子が体温で温まりすぎてマズイのね
だから、成長とともにからだの外にでてくるの。本来体内にあるものだし、大切な器官だから痛覚《つうかく》神経が集中していて、とても敏感なのよ
陰茎《いんけい》
精嚢《せいのう》
陰嚢《いんのう》
精巣《せいそう》
知らんかった…
ほえー

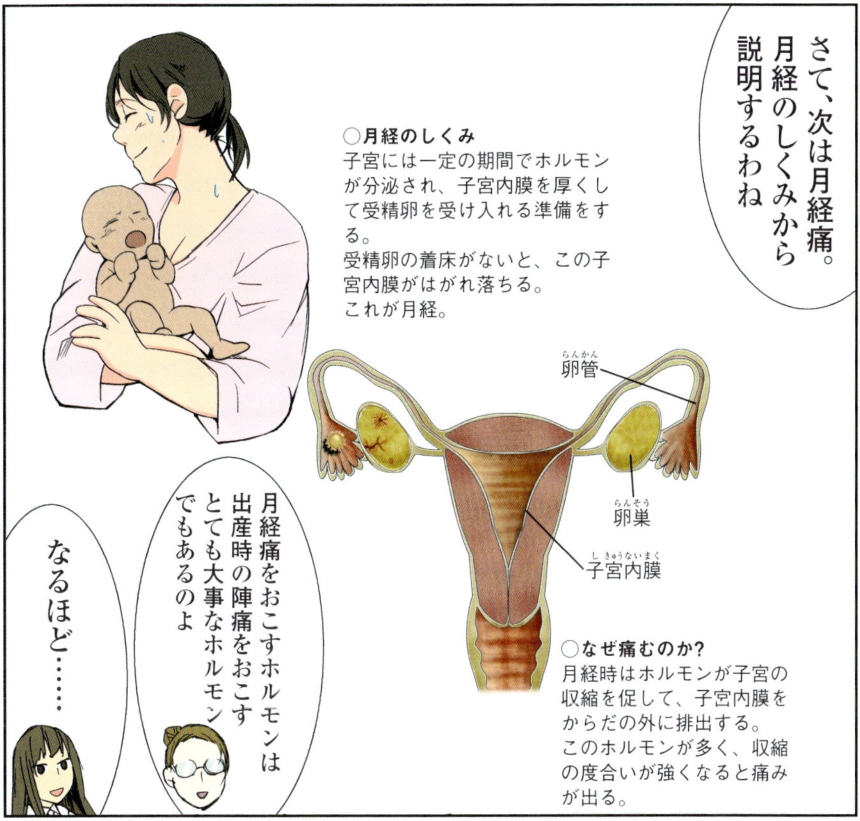
さて、次は月経痛。月経のしくみから説明するわね
○月経のしくみ
子宮には一定の期間でホルモンが分泌され、子宮内膜を厚くして受精卵を受け入れる準備をする。
受精卵の着床がないと、この子宮内膜がはがれ落ちる。
これが月経。
卵管《らんかん》
卵巣《らんそう》
子宮内膜《しきゅうないまく》
○なぜ痛むのか?
月経時はホルモンが子宮の収縮を促して、子宮内膜をからだの外に排出する。
このホルモンが多く、収縮の度合いが強くなると痛みが出る。
月経痛をおこすホルモンは出産時の陣痛をおこすとても大事なホルモンでもあるのよ
なるほど……

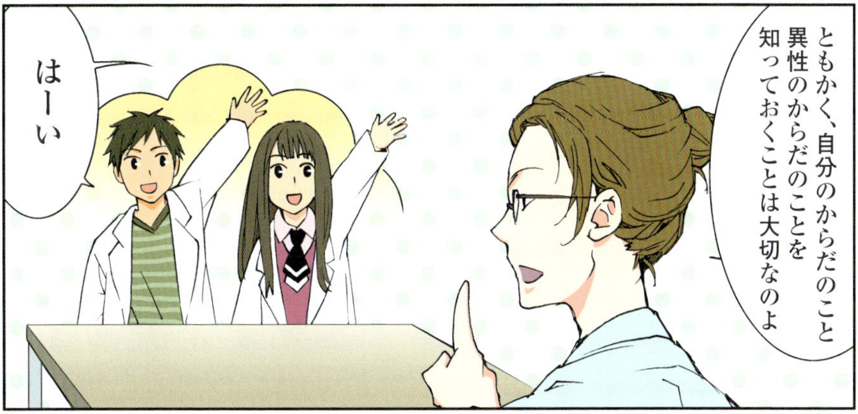
ともかく、自分のからだのこと異性のからだのことを知っておくことは大切なのよ
はーい

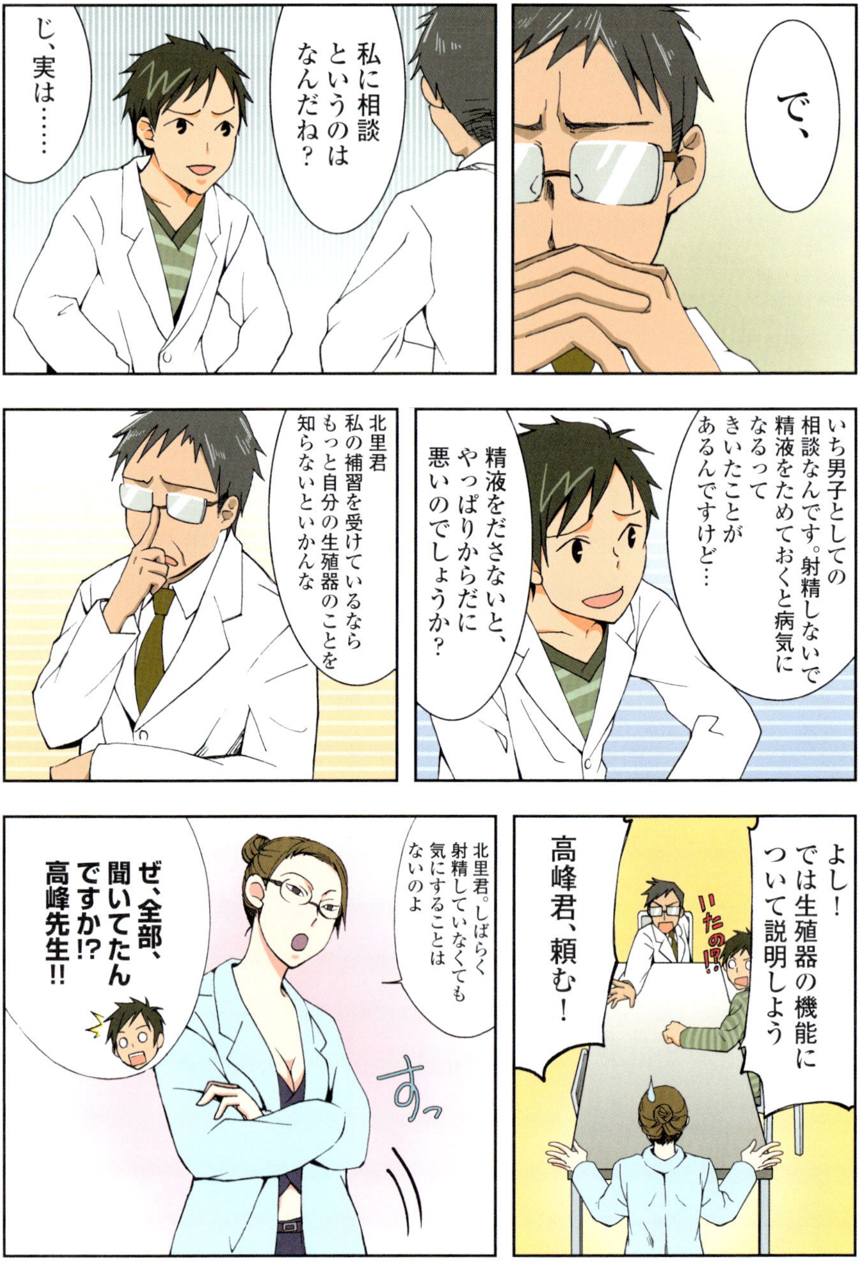
で、
私に相談というのはなんだね？
じ、実は……
いち男子としての相談なんです。射精しないで精液をためておくと病気になるってきいたことがあるんですけど…
精液をださないと、やっぱりからだに悪いのでしょうか？
北里君 私の補習を受けているならもっと自分の生殖器のことを知らないといかんな
よし！ では生殖器の機能について説明しよう
高峰君、頼む！
いたの!?
北里君。しばらく射精していなくても気にすることはないのよ
すっ
ぜ、全部、聞いてたんですか!? 高峰先生!!

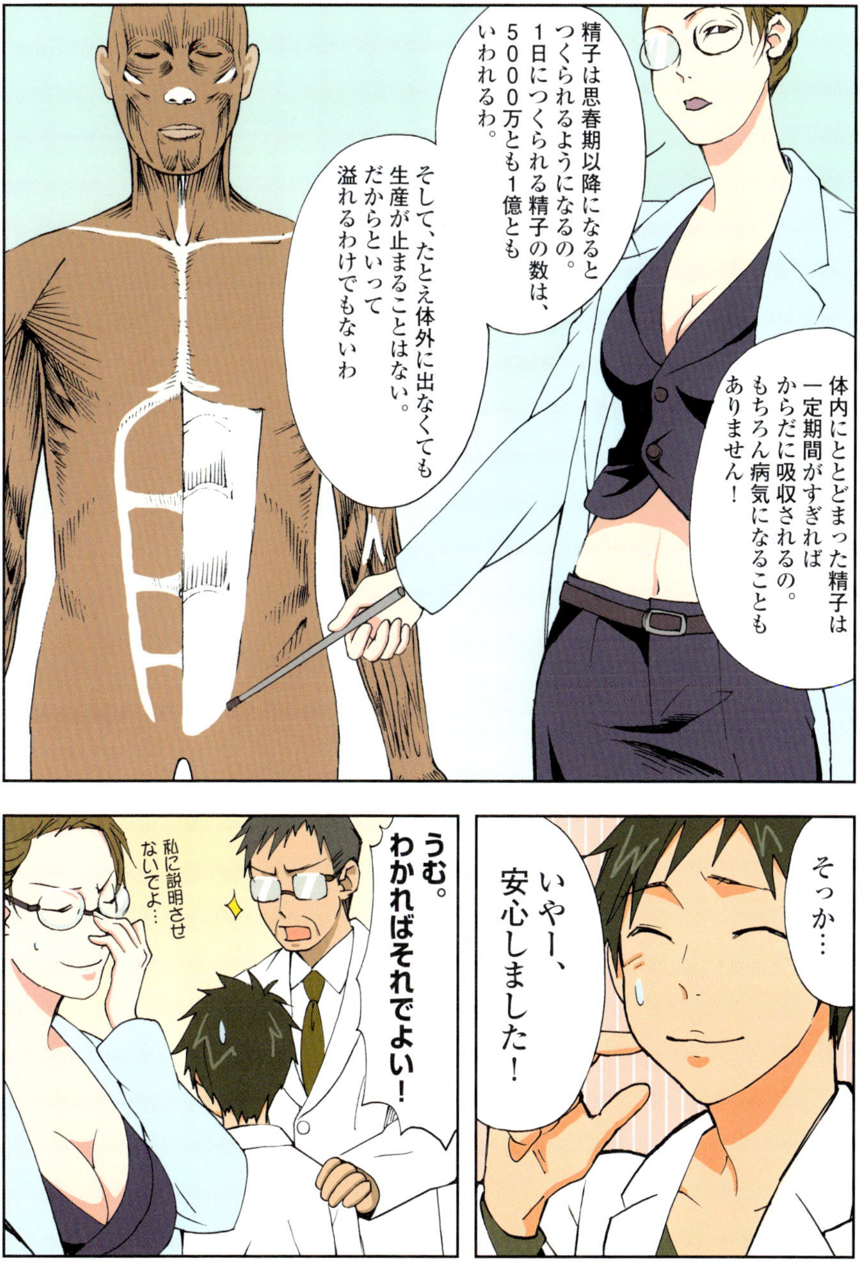
精子は思春期以降になるとつくられるようになるの。1日につくられる精子の数は、5000万とも1億ともいわれるわ。
そして、たとえ体外に出なくても生産が止まることはない。だからといって溢れるわけでもないわ
体内にとどまった精子は一定期間がすぎればからだに吸収されるの。もちろん病気になることもありません!
そっか…
いやー、安心しました!
うむ。わかればそれでよい!
私に説明させないでよ…

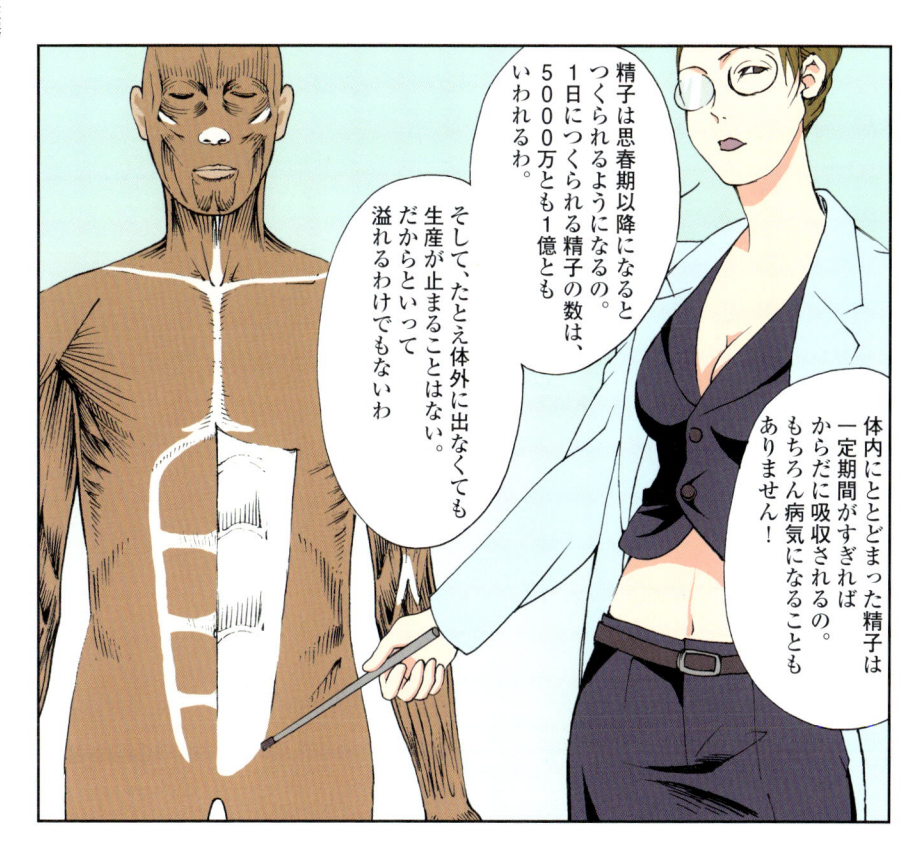

精子と“男らしさ”をつくる場所 男性生殖器

生まれたばかりの赤ちゃんは男女の区別がしにくく、おちんちんがあるかないかを確かめて、あるのは男の子、ないのは女の子ということになりますが、成長とともに、男性らしい体型、女性らしい体型へと変化していきます。

　おちんちんと呼ばれるのは男性の生殖器《せいしょくき》のうち、陰茎《いんけい》と呼ばれている部分で、女性の腟《ちつ》に差し込む**交接器**《こうせつき》としての役割をはたすために、からだの外に出ています。内部には尿と精液《せいえき》が通る管《くだ》である尿道が通っています。陰茎の本体は**陰茎海綿体**《いんけいかいめんたい》からなり、根元は骨盤に固定されています。また、陰茎の下部に位置する尿道の周辺には**尿道海綿体**があり、先端はキノコのように広がり、亀頭《きとう》と呼ばれています。亀頭はきわめて敏感な部分です。

　陰茎に寄り添うように左右にぶら下がる、やや黒ずんだ色で表面がしわしわの部分を陰嚢《いんのう》といいます。陰嚢は男性の生殖器の中心部分といわれるのですが、その理由は陰嚢のなかに精子をつくる場所、**精巣**《せいそう》があるからです。

　陰嚢のしわは非常に重要で、暑いと伸び、寒いと縮むことで表面積を臨機応変にかえて、内部を一定の温度に保っています。精巣で精子が発育するのに適切な温度は、体温よりも2～3℃低めであるために、精巣は安全なお腹の内部を出て、陰嚢に入りぶら下がっているのですが、急所になにかをぶつけたときの痛さは衝撃的。痛みを感じる神経が集中している部分でもあります。

交接器
交尾や交接に直接かかわる器官のこと。

陰茎海綿体・尿道海綿体
いずれも内部がスポンジ状で、表面が硬い被膜におおわれている。勃起の状態をおこす部分。

精巣
睾丸（こうがん）ともいう。精子をつくる器官の総称が精巣であり、特に哺乳類の場合は被膜で包まれたボール状の精巣が外部にはみだしており、これを睾丸と呼ぶ。181ページ参照。

•男性生殖器の構造(横から見たところ)

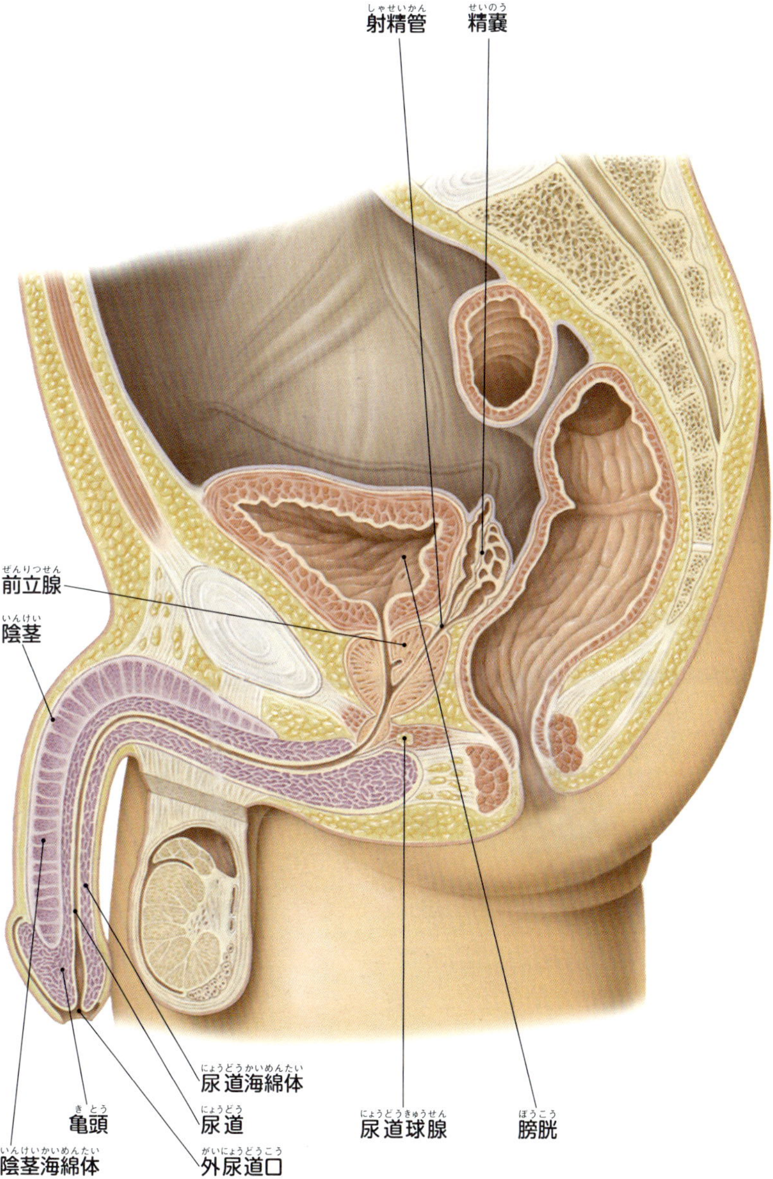

精子がつくられ、飛びだすまでの道のり

陰囊《いんのう》のなかにあり、精子をつくりだす場所である精巣《せいそう》は4～5㎝の楕円の球状で、表面は強靭な被膜でおおわれています。精巣の内部には精《せい》細管《さいかん》という細い管《くだ》が折りたたまれてぎっしりとつまっています。精細管の内側の壁には精子のもとになる精《せい》細胞《さいぼう》とそれをささえる**セルトリ細胞**があり、外側には男性ホルモンを分泌する間細胞《かんさいぼう》があります。

　精細胞は、まず細胞分裂を繰り返して精母細胞《せいぼさいぼう》となります。すると今度は減数分裂をして精子細胞《せいしさいぼう》となり、最終段階では細胞質のほとんどを失って精子ができあがります。

　精巣でつくられた精子は、精巣の上にある精巣上体《せいそうじょうたい》に運ばれます。精巣上体は1本の管がグネグネとたたみ込まれた形をしており、下のほうで折返しがなくなり、1本の精管となります。精管は陰囊を出ると上へと向かい、鼡径管《そけいかん》を通り抜け、膀胱の横を通って後方へ向かい、尿管の後ろあたりで向きを下にかえます。精子は膀胱の下あたりにある精《せい》管膨大部《かんぼうだいぶ》まで運ばれて待機します。

　精子は精巣を出て精管内を運ばれていく間に遊泳のような動きをしはじめ、受精能力を獲得していきます。

　精管膨大部から先の管は射精管と呼ばれ、精囊《せいのう》という袋状の器官と合流します。精囊は精液の成分の半分以上を占める精囊液を分泌する場所です。合流した射精管は尿道へと入ります。尿道の周囲には前立腺《ぜんりつせん》があり、ここでは精液の20～30％を占める前立腺液が分泌されます。そして尿道の先端で外へと開いているのです。

セルトリ細胞
精細胞に栄養を与えたりしてサポートする細胞。

精巣でつくられた精子
精細胞が完成した精子になるまでにかかる期間には諸説があり、20日、64日、72日などといわれている。

•男性生殖器の各部の名称（正面）

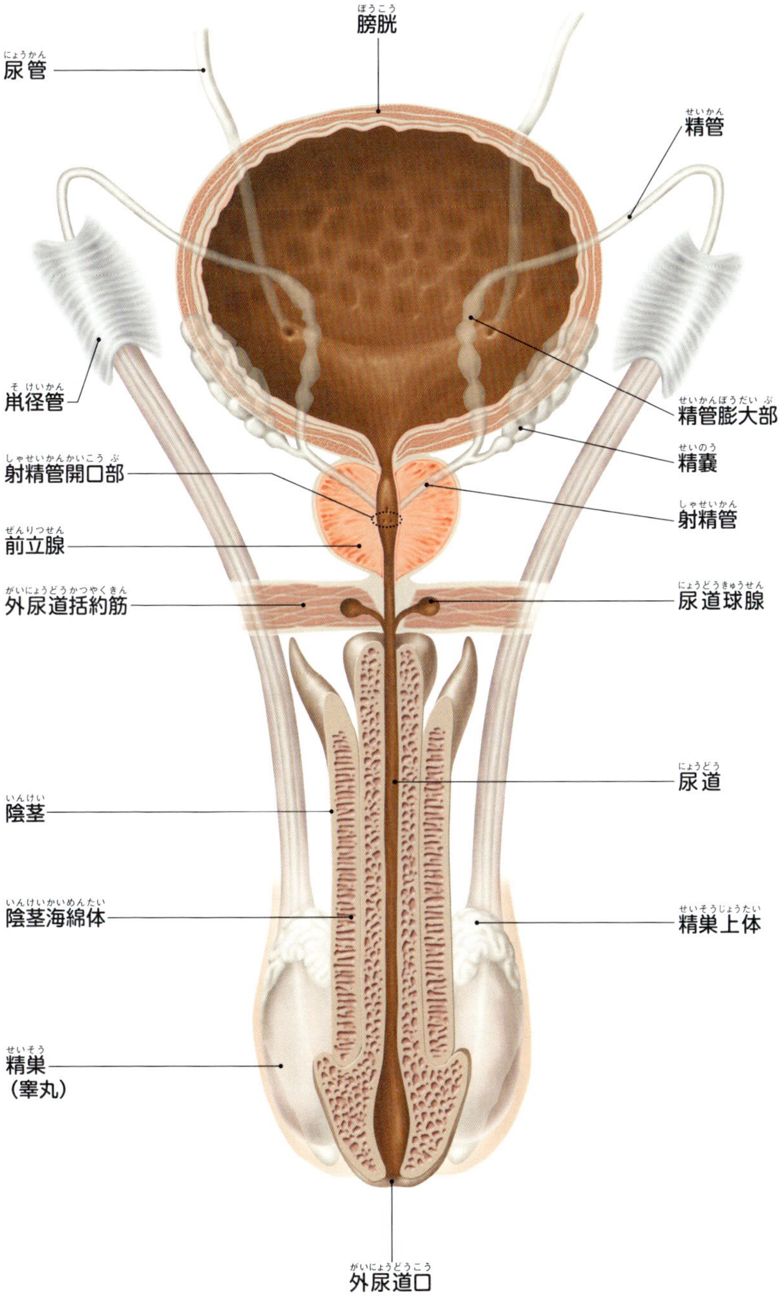
膀胱《ぼうこう》
尿管《にょうかん》
精管《せいかん》
鼡径管《そけいかん》
精管膨大部《せいかんぼうだいぶ》
精嚢《せいのう》
射精管開口部《しゃせいかんかいこうぶ》
射精管《しゃせいかん》
前立腺《ぜんりつせん》
外尿道括約筋《がいにょうどうかつやくきん》
尿道球腺《にょうどうきゅうせん》
尿道《にょうどう》
陰茎《いんけい》
陰茎海綿体《いんけいかいめんたい》
精巣上体《せいそうじょうたい》
精巣《せいそう》
（睾丸）
外尿道口《がいにょうどうこう》

•勃起から射精まで

精液をだすことを射精といい、次の順序でおこなわれます。

STEP1 陰茎が勃起

性的な興奮が生じると、自律神経のはたらきで陰茎の海綿体に大量の血液が流れ込み、充満して膨張し、硬くなる。

↓

STEP2 尿道球腺が活動

尿道球腺がアルカリ性の粘液を分泌し、尿道を精子が活動しやすいアルカリ性にかえるとともに、尿道口から少量をあふれさせ、亀頭の潤滑剤とする。

↓

STEP3 亀頭への刺激

亀頭を連続的に刺激することで、性的興奮が極限に達する。

↓

STEP4 射精

①精管膨大部の筋肉が強く収縮して精子を射出
②精嚢が収縮して精嚢液を射出
③前立腺が収縮して前立腺液を射出
①〜③に尿道球腺でつくられた粘液が混ざった精液が、亀頭の先から勢いよく飛びだす。

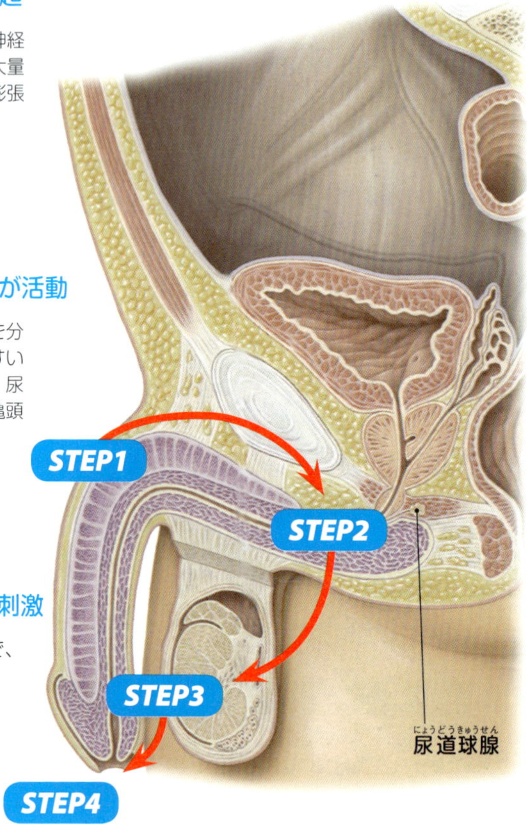

１回の射精で射出される精液量は、およそ3.5ml。そこに含まれる精子は、約４億個といわれています。このなかで受精できるのは、基本的にたった1個なんだって！

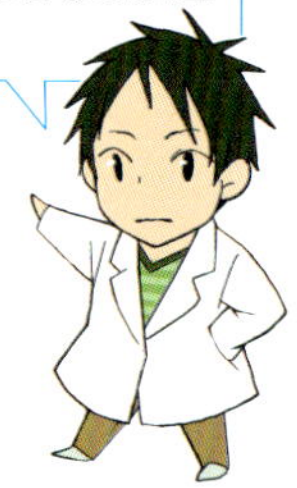

•精子ってなんだ？

精子のプロフィール

サイズ　50〜70ミクロン
生産数　3000万個／日
生産時期　思春期からほぼ一生
卵子への到達数　50〜200個
射精後の生存可能時間　37℃の状況下で約24〜48時間
※マイナス100℃で凍結すると何年も保存が可能

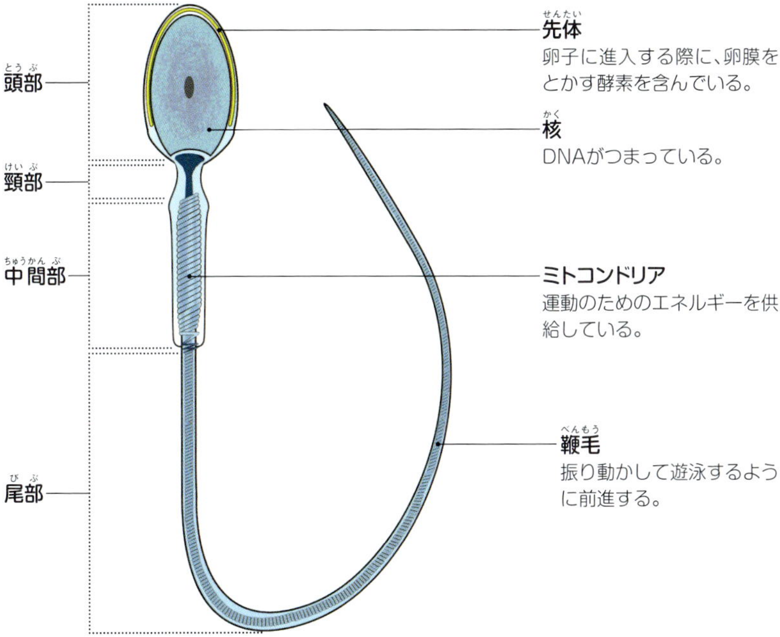
頭部《とうぶ》
頸部《けいぶ》
中間部《ちゅうかんぶ》
尾部《びぶ》
先体《せんたい》
卵子に進入する際に、卵膜をとかす酵素を含んでいる。
核《かく》
DNAがつまっている。
ミトコンドリア
運動のためのエネルギーを供給している。
鞭毛《べんもう》
振り動かして遊泳するように前進する。

! 不妊の原因

男性の不妊検査のひとつとして、泌尿器科などで精液を調べる検査があります。精液中の精子の濃度は通常は約１億2000万個／ml ですが、この濃度が2000万個／ml 以下になると不妊といわれています。

かつては不妊といえば、女性のからだに問題があるというイメージでしたが、不妊の原因をもっている割合の実際は男女半々。このことが広く知られるようになり、最近は男性の受診や不妊治療も進んできています。

子宮と卵巣の関係

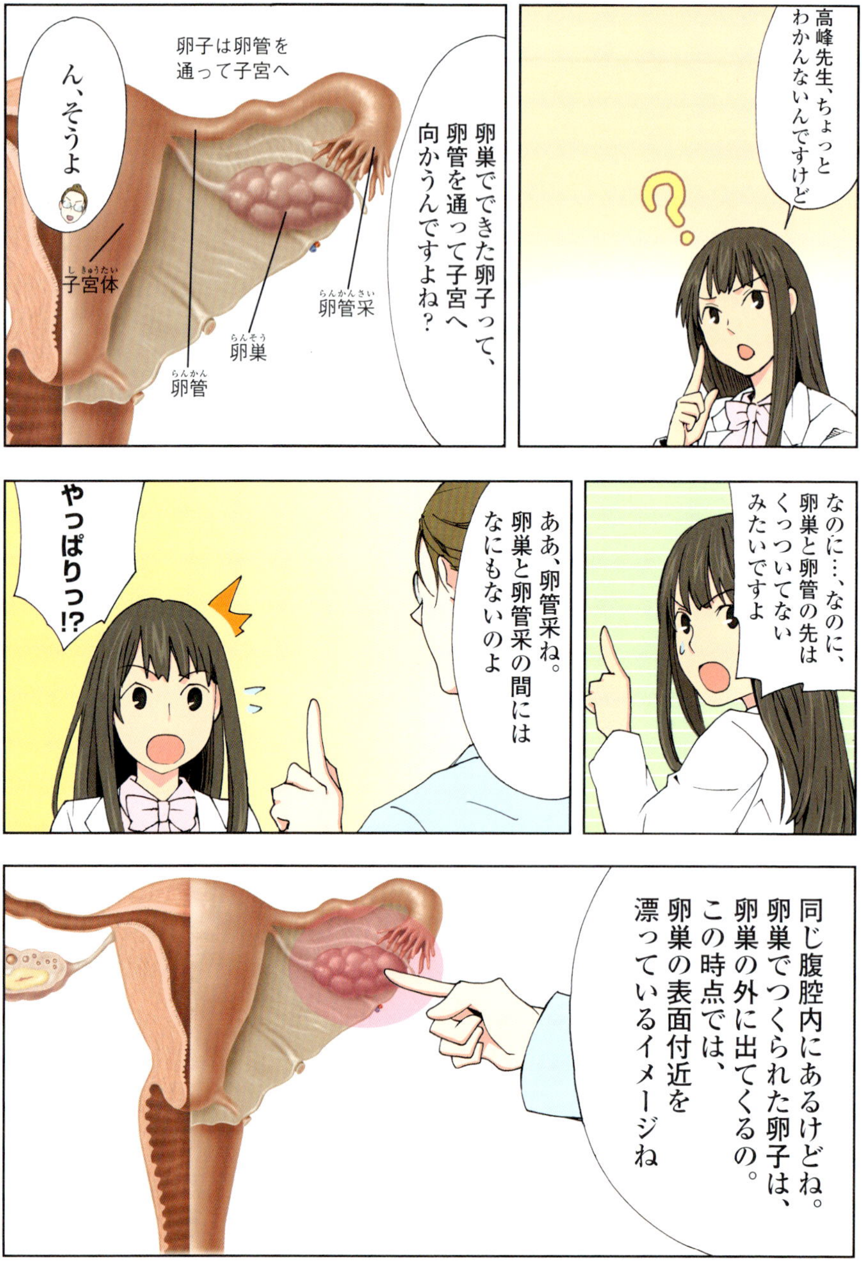

高峰先生、ちょっと
わかんないんですけど
卵巣でできた卵子って、卵管を通って子宮へ向かうんですよね？
卵子は卵管を通って子宮へ
子宮体《しきゅうたい》
卵管《らんかん》
卵巣《らんそう》
卵管采《らんかんさい》
ん、そうよ
なのに…、なのに、卵巣と卵管の先はくっついてないみたいですよ
ああ、卵管采ね。卵巣と卵管采の間にはなにもないのよ
やっぱりっ!?
同じ腹腔内にあるけどね。卵巣でつくられた卵子は、卵巣の外に出てくるの。この時点では、卵巣の表面付近を漂っているイメージね

漂ってるってどういうことですか!?
卵子
卵管采は卵巣の近くにあるんだけど…
卵管采
卵巣
卵子が卵巣から放出されると、卵管采はググーッと卵巣近くまで動いて、まさに手を広げるようにして卵子をキャッチしにいくの
グイー
勝手に動いてるんですか？信じられない…
ちなみに、卵管采がうまくキャッチできなかった卵子は腹膜《ふくまく》に吸収されるのよ
まぁ、人のからだってよくよくうまくできてるわよね
ほえー。やっぱり、もう少し自分のからだのこと勉強しないといけませんね

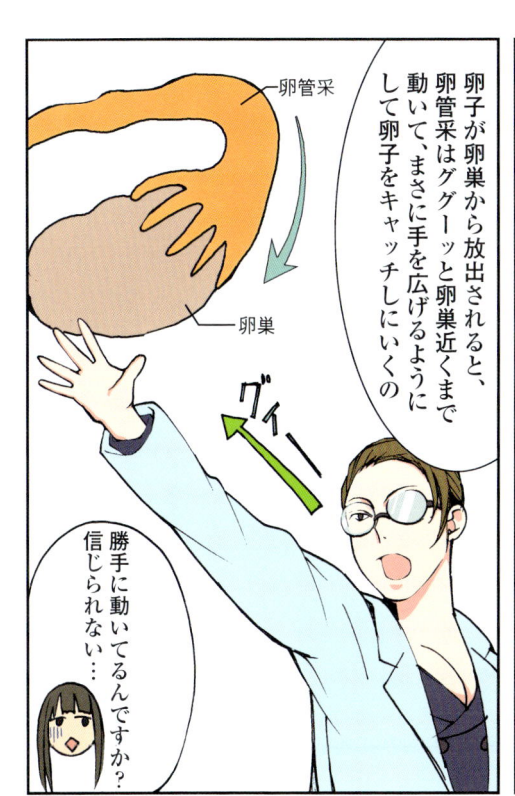

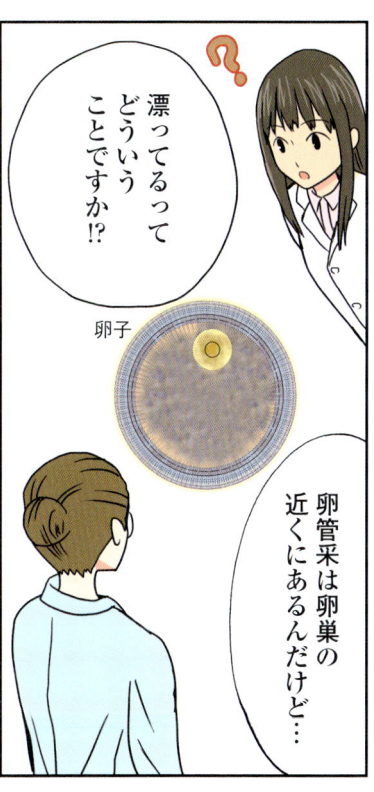

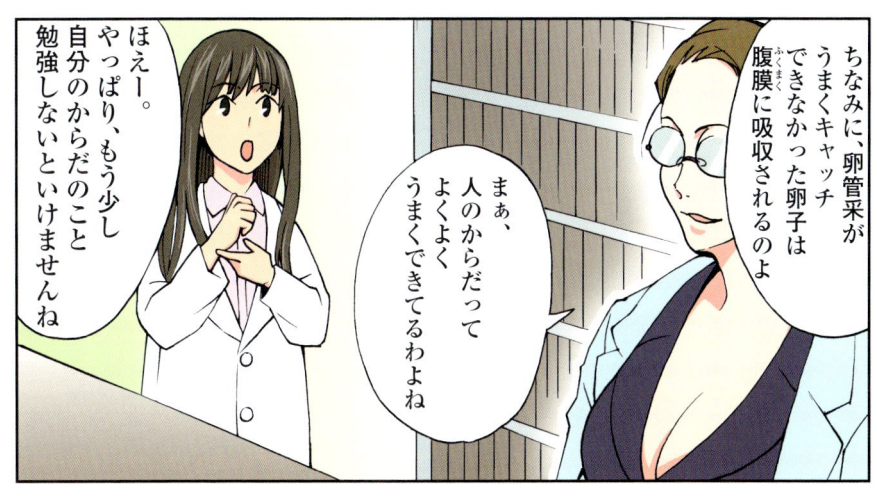

みんなここからやってきた！女性生殖器

からだの内と外に分かれている男性の生殖器に対し、女性の生殖器は外陰部《がいいんぶ》を除くほとんどの機能が体内にあり、その多くは**骨盤**《こつばん》の内側に位置し、前方の膀胱《ぼうこう》と後方の直腸《ちょくちょう》の間に挟まれています。これは、胎児を温度変化や危険から守るためです。

女性の生殖器は、卵子をつくる卵《らん》巣《そう》、卵巣から子宮まで卵子を運ぶ卵管、受精した卵子を受けとって胎児を育てる子宮、交接器としての外陰部からなります。

子宮は長さ7～8㎝、幅4㎝、厚さ3㎝ほどで、壁は内側から粘膜《ねんまく》、筋層《きんそう》、**腹膜**《ふくまく》の3層でできています。粘膜の部分は内膜《ないまく》と呼ばれ、受精卵《じゅせいらん》の着床《ちゃくしょう》の準備をする部分です。筋層は平滑筋《へいかつきん》でできており、妊娠すると胎児を入れるために大きく広がります。そして、ほかの内臓と同様に腹膜におおわれているのです。

子宮の下端は細くなっていき、膣《ちつ》へとつながり、膣口で外へと開いています。膣は子宮と外陰部《がいいんぶ》とをつなぐ管状の器官で、長さは8～10㎝、内面は丈夫な粘膜におおわれており、壁には平滑筋が備わっています。性交の際には膣に男性の陰茎《いんけい》が入り、射精がおこなわれ、出産の際には赤ちゃんの通り道となります。

女性の生殖器のうち体表に見ることができる外陰部とは、恥骨《ちこつ》の前方で皮膚がふくらんだ部分である恥《ち》丘《きゅう》から、膣口と肛門の間にある会陰《えいん》までの領域をさします。恥丘から会陰まで伸びる左右の皮膚の盛り上がりを大陰唇《だいいんしん》といい、その内側にある粘膜のヒダを小陰唇《しょういんしん》といいます。

骨盤
腹腔の床として内臓をささえている骨。

腹膜
臓器同士の摩擦を軽減する役割をはたしている膜で、胃や腸など、内臓の多くが腹膜に包まれている。

•女性生殖器の構造(横から見たところ)

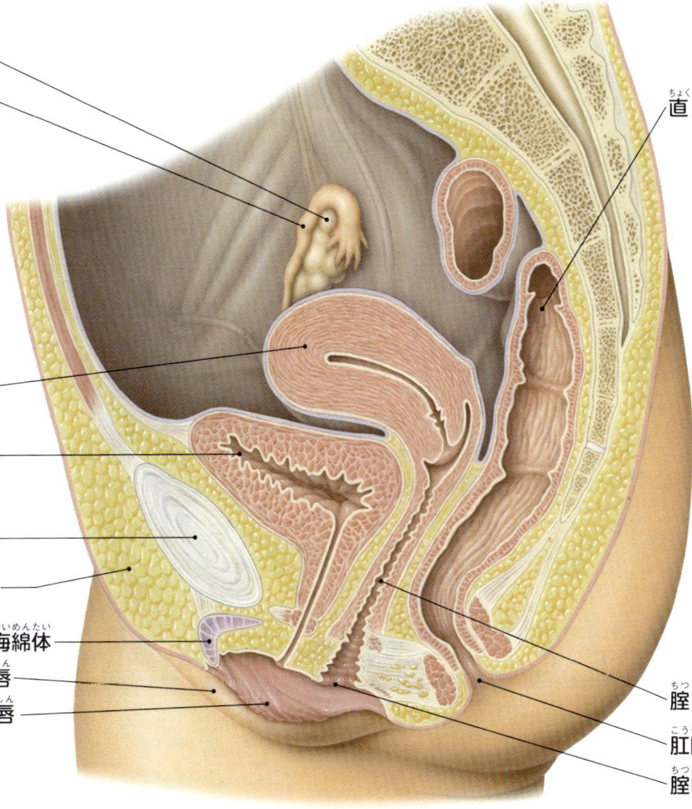
卵巣《らんそう》
卵管《らんかん》
直腸《ちょくちょう》
子宮《しきゅう》
膀胱《ぼうこう》
恥骨《ちこつ》
恥丘《ちきゅう》
陰核海綿体《いんかくかいめんたい》
大陰唇《だいいんしん》
小陰唇《しょういんしん》
膣《ちつ》
肛門《こうもん》
膣口《ちつこう》

•外陰部の各部の名称

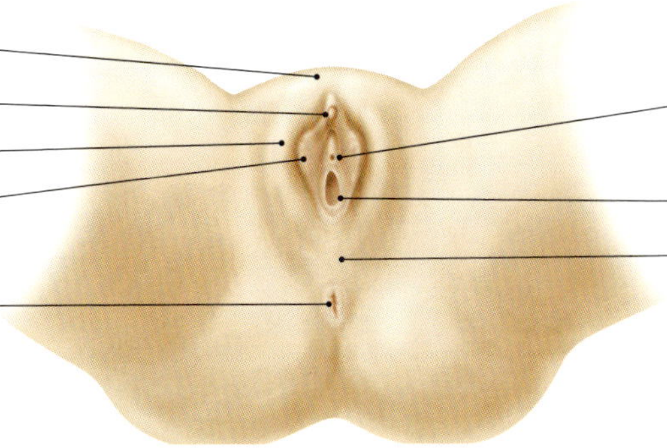
恥丘《ちきゅう》
陰核亀頭《いんかくきとう》
大陰唇《だいいんしん》
小陰唇《しょういんしん》
肛門《こうもん》
外尿道口《がいにょうどうこう》
膣口《ちつこう》
会陰《えいん》

一人前の卵子になって精子と出会うまでの旅

膀胱《ぼうこう》の後ろあたりにある子宮を中心に、両手を広げるような形で左右に卵管《らんかん》が伸びています。卵管の末端部分には卵管漏斗《らんかんろうと》と呼ばれる広がった部分があり、漏斗の端は卵巣《らんそう》にかぶさっています。卵巣は長さ3〜4cmの楕円の球状をした部分で、腹膜《ふくまく》におおわれています。ここが卵子をつくる場所です。

卵巣のなかには卵胞《らんぽう》という小さな袋がたくさんあり、そのなかに卵子のもととなる卵母細胞《らんぼさいぼう》が収められています。赤ちゃんの卵巣には卵胞が約80万個もありますが、成長とともに減り、思春期のころには1万個ほどしか残っていません。

月経周期のなかで1万個のうち15〜20個ぐらいが成長し、そのうちの**1個だけ**が一人前の卵子になり、卵胞をやぶって外へと出ていきます。これを排卵《はいらん》といいます。排卵された卵子は卵管漏斗の端についた卵管采《らんかんさい》という房状《ふさじょう》の突起でキャッチされ、卵管に取り込まれます。そして栄養を与えられながら、卵管内部に生えた**線毛**《せんもう》によってゆっくりと子宮へ運ばれます。

子宮への道すがら、多くは卵管膨《らんかんぼう》大部《だいぶ》において、卵子が精子と出会い、受精がおこなわれます。卵子は受精卵となり、細胞分裂を繰り返しながら子宮の内膜に到着します。これを着床《ちゃくしょう》といいます。

卵管膨大部で受精がおこなわれなかった場合、卵子はそのまま子宮へと運ばれる間に退化し、分泌物に混ざって排出されます。非常に小さいので、肉眼では確認できません。

月経周期
卵巣と子宮が28〜30日の長さで周期的な変化をすること。この周期のなかで、子宮内膜がはがれて血液が排出される数日間を月経という。月経は一般的に生理とも呼ばれる。190ページ参照。

1個だけ
複数個の卵胞が発育して、複数個の卵子ができることもある。

線毛
うぶ毛のような細胞で、子宮のほうに向かってたえずゾワゾワと動いている。

•女性生殖器の構造（正面）

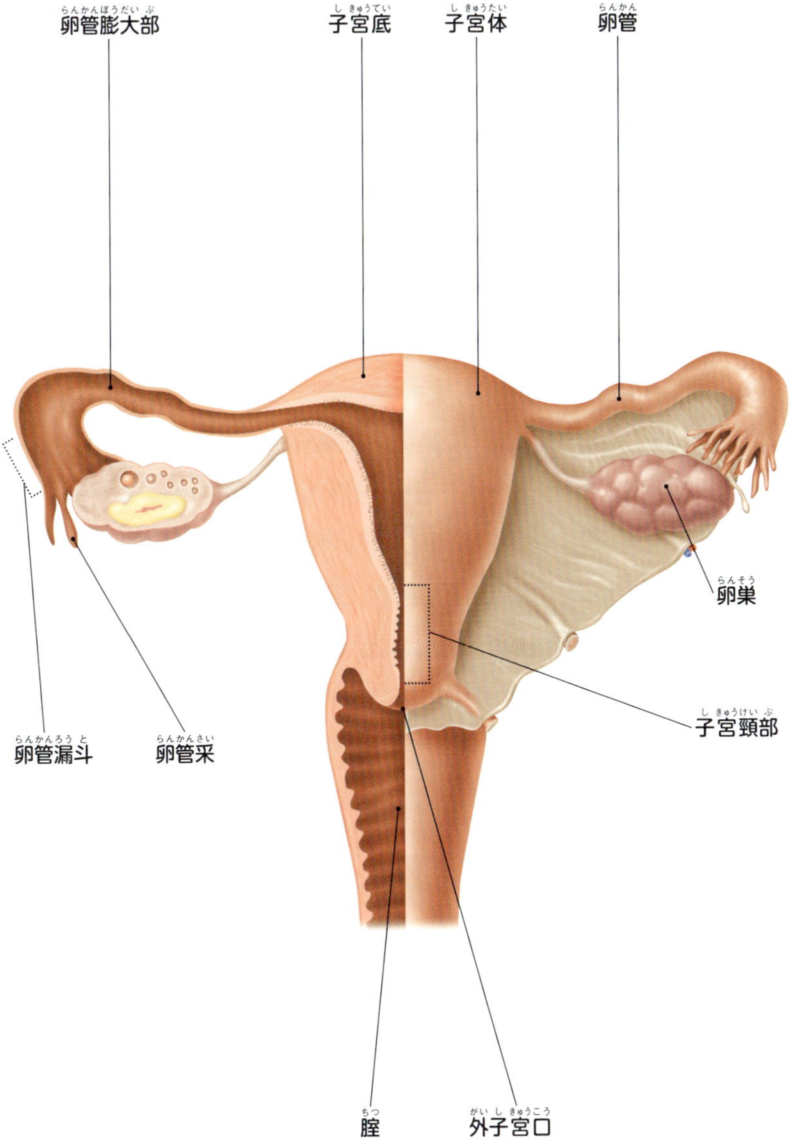
卵管膨大部《らんかんぼうだいぶ》
子宮底《しきゅうてい》
子宮体《しきゅうたい》
卵管《らんかん》
卵巣《らんそう》
子宮頸部《しきゅうけいぶ》
卵管漏斗《らんかんろうと》
卵管采《らんかんさい》
腟《ちつ》
外子宮口《がいしきゅうこう》

性周期のながれ

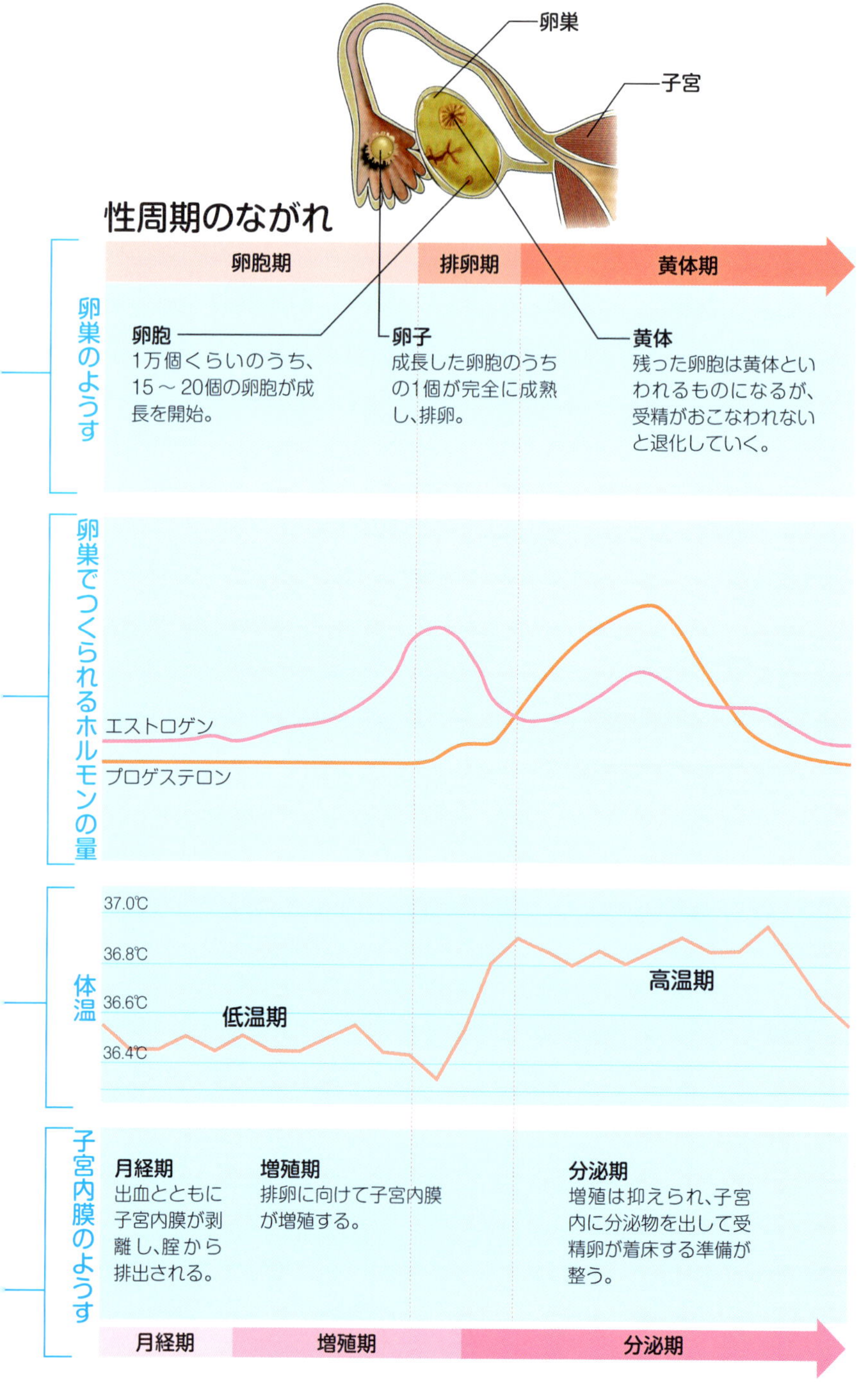

卵巣
子宮
卵胞期
排卵期
黄体期
卵巣のようす
卵胞
1万個くらいのうち、15～20個の卵胞が成長を開始。
卵子
成長した卵胞のうちの1個が完全に成熟し、排卵。
黄体
残った卵胞は黄体といわれるものになるが、受精がおこなわれないと退化していく。
卵巣でつくられるホルモンの量
エストロゲン
プロゲステロン
体温
37.0℃
36.8℃
36.6℃
36.4℃
低温期
高温期
子宮内膜のようす
月経期
出血とともに子宮内膜が剥離し、腟から排出される。
増殖期
排卵に向けて子宮内膜が増殖する。
分泌期
増殖は抑えられ、子宮内に分泌物を出して受精卵が着床する準備が整う。
月経期
増殖期
分泌期

•卵巣と子宮の１か月

成熟した女性の卵巣は、妊娠が成立しなかった場合、卵胞期と排卵期、黄体期を繰り返します。これは子宮内でおこる月経周期（月経第１日目から次の月経開始の前日まで：月経期→増殖期→分泌期）と連動しています。

卵巣と子宮は28 ～ 30日で周期的な変化をします。これらを総合して性周期と呼びます。この変化のリズムをつくっているのが、４種類のホルモンです。

４種類のホルモン

●大脳の視床下部の指令により、下垂体から分泌されるホルモン
- ·卵胞刺激ホルモン
- ·黄体形成ホルモン

●卵巣から分泌されるホルモン
- ·エストロゲン（卵胞ホルモン）
- ·プロゲステロン（黄体ホルモン）

月経がはじまると、大脳の視床下部の指示により、下垂体は卵胞刺激ホルモンと黄体形成ホルモンを血液のなかに流す。

卵巣のようす
- ·卵巣内の卵胞は卵胞刺激ホルモンを受けとると成熟をはじめます。
- ·卵胞刺激ホルモンと黄体形成ホルモンの分泌が最高になると、１～２日後に排卵します。
- ·黄体形成ホルモンは排卵後、成熟できなかった卵胞を黄体に変化させる役目をもっています。
- ·排卵は周期に１回、左右の卵巣で交互におこります。

卵子のプロフィール

サイズ	直径約0.2㎜
生産数	１個／28～30日
生産時期	思春期から閉経まで、一生に400～500個

卵細胞《らんさいぼう》

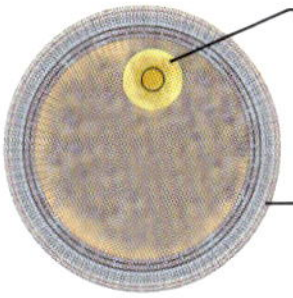
核《かく》
DNAが詰まっている。
卵膜《らんまく》（透明帯《とうめいたい》）
卵細胞を膜がおおっている。

卵巣でつくられるホルモン
- ·成熟をはじめた卵胞から、エストロゲンが分泌しはじめ、卵胞の成熟をうながします。
- ·排卵後の卵胞が黄体となると、プロゲステロンが分泌されます。

体温
- ·卵胞期は低温期で、排卵を境目として高温期となります。

子宮内膜のようす
- ·プロゲステロンは子宮内膜の増殖を抑えるとともに、子宮内に分泌物をださせています。
- ·着床がないと黄体が退化し、プロゲステロンの分泌が低下します。やがて子宮内膜が剥離して、月経がはじまります。

受精から赤ちゃんの誕生まで

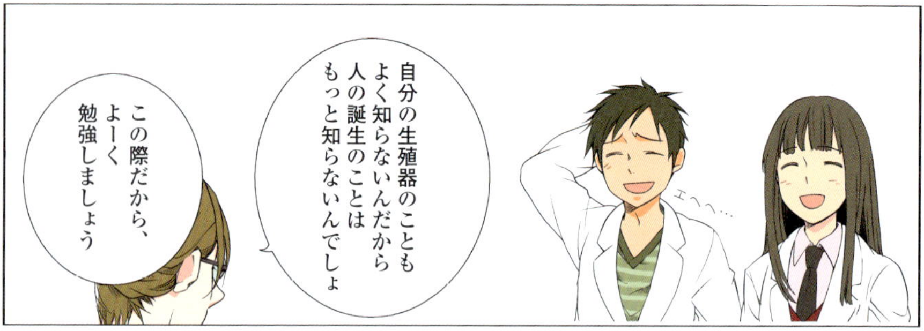
エへへ…
自分の生殖器のこともよく知らないんだから人の誕生のことはもっと知らないんでしょ
この際だから、よーく勉強しましょう

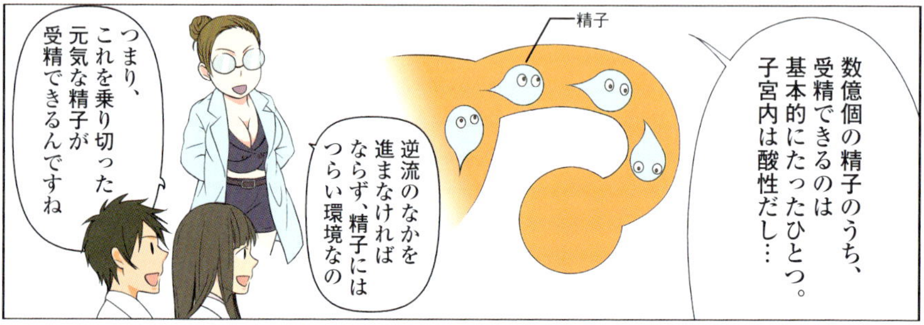
数億個の精子のうち、受精できるのは基本的にたったひとつ。子宮内は酸性だし…
精子
逆流のなかを進まなければならず、精子にはつらい環境なの
つまり、これを乗り切った元気な精子が受精できるんですね

•受精から胎芽まで（～7週）

①受精《じゅせい》

卵管を子宮に向かっている途中で精子と出会う。精子が卵子の膜をやぶってなかへ入ると、精子の尾が切り離される。

②着床《ちゃくしょう》

受精した卵子は受精卵となり、細胞分裂を繰り返しながら子宮に向かい、子宮の内膜に着床する。

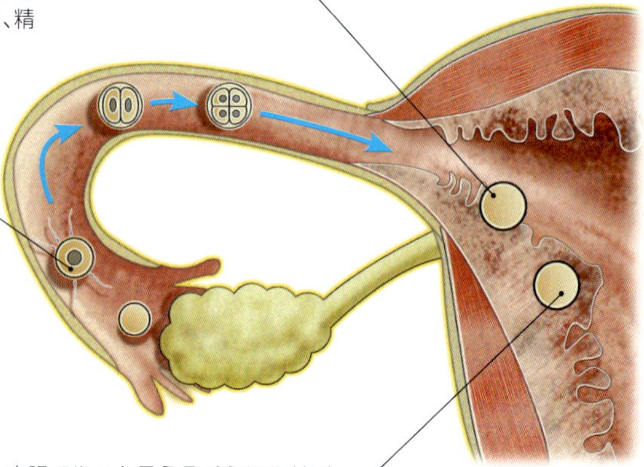

③胎芽《たいが》

受精卵は約0.2～0.3mmで、肉眼でやっと見えるくらいのサイズ。けれどもからだの基礎部分は着々とつくられており、4週目ごろには心臓が動きはじめる。7週目までは胎児ではなく、「胎芽」と呼ばれる。

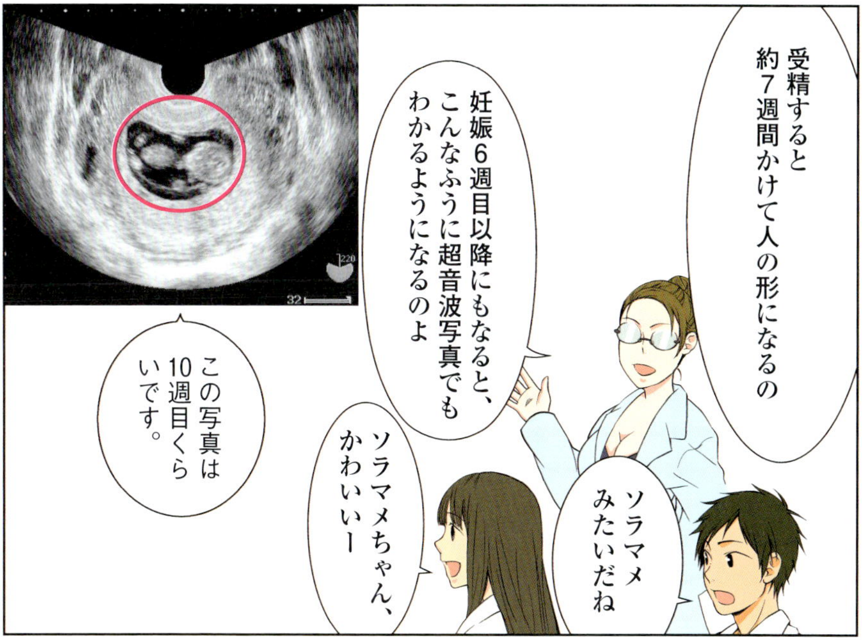
受精すると約7週間かけて人の形になるの
妊娠6週目以降にもなると、こんなふうに超音波写真でもわかるようになるのよ
ソラマメみたいだね
ソラマメちゃん、かわいいー
この写真は10週目くらいです。

•胎児の成長（8～15週）

妊娠初期は、赤ちゃんの器官が形成される時期です。中枢神経にはじまり、心臓や肝臓、胃などの内臓がつくられていきます。また、手足の形、目や口などの原型もできはじめます。

着床すると、着床したところに胎盤がつくられ、胎児は「へその緒」を通じて母体から栄養や酸素をもらうことができるようになります。

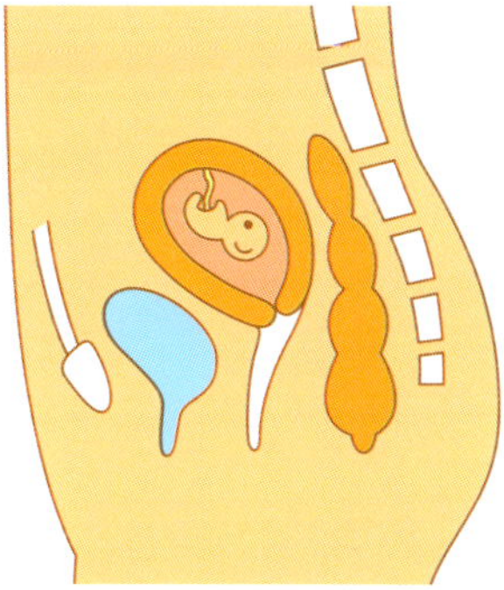

胎児の器官ができる時期

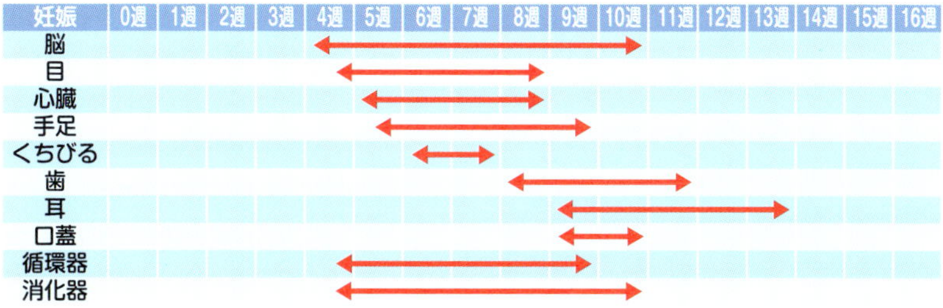
妊娠
0週
1週
2週
3週
4週
5週
6週
7週
8週
9週
10週
11週
12週
13週
14週
15週
16週
脳
目
心臓
手足
くちびる
歯
耳
口蓋
循環器
消化器

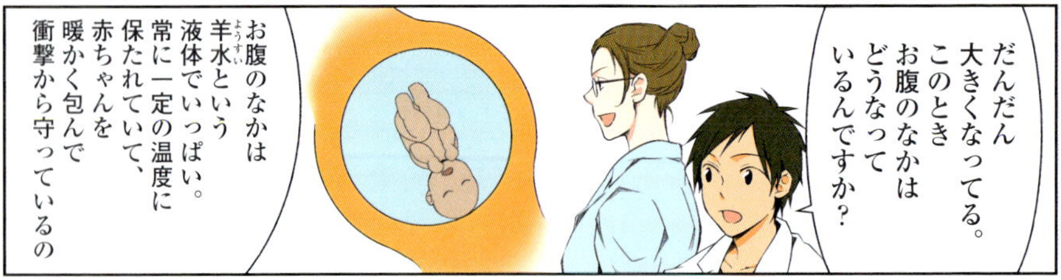
だんだん大きくなってる。このときお腹のなかはどうなっているんですか？
お腹のなかは羊水《ようすい》という液体でいっぱい。常に一定の温度に保たれていて、赤ちゃんを暖かく包んで衝撃から守っているの

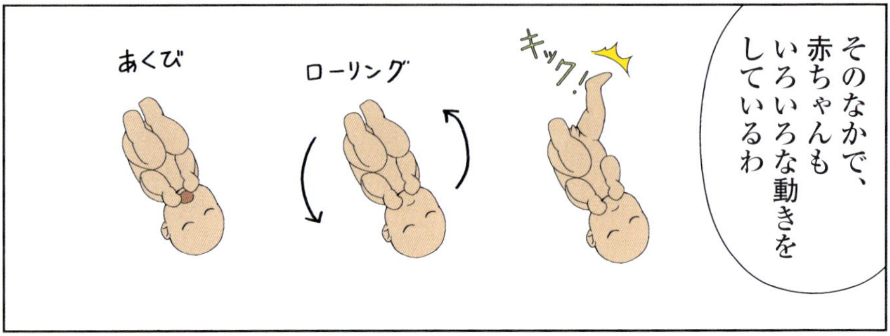
そのなかで、赤ちゃんもいろいろな動きをしているわ
キック！
ローリング
あくび

•胎児の成長（16～27週）

胎盤が完成すると、子宮のなかに羊水（ようすい）という液体が満ちてきます。内臓が機能しはじめ、骨格はほぼ完成、筋肉もついてきます。手足の動きが活発になるので、母体はお腹の胎児が動く「胎動」を感じるようになります。

脳が発達して感情が出てきたり、聴覚が発達して音がきこえるようになったりするのも、この時期です。

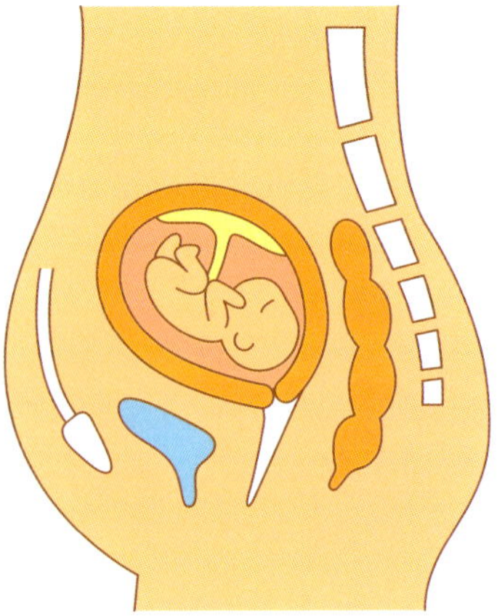

妊娠中期の胎児の様子

●手足	指紋ができる
●毛	胎毛（うぶ毛）が全身に生えはじめる
●感覚	聴覚、触覚、味覚などが発達する
●ホルモン	ホルモン分泌器官のはたらきが活発になる
●動き	筋肉や骨の発達にともない、動きが活発になる 脳の発達にともない、自分で動きをコントロールできるようになる
●顔	各パーツが完成してきて、人間らしい顔つきになる

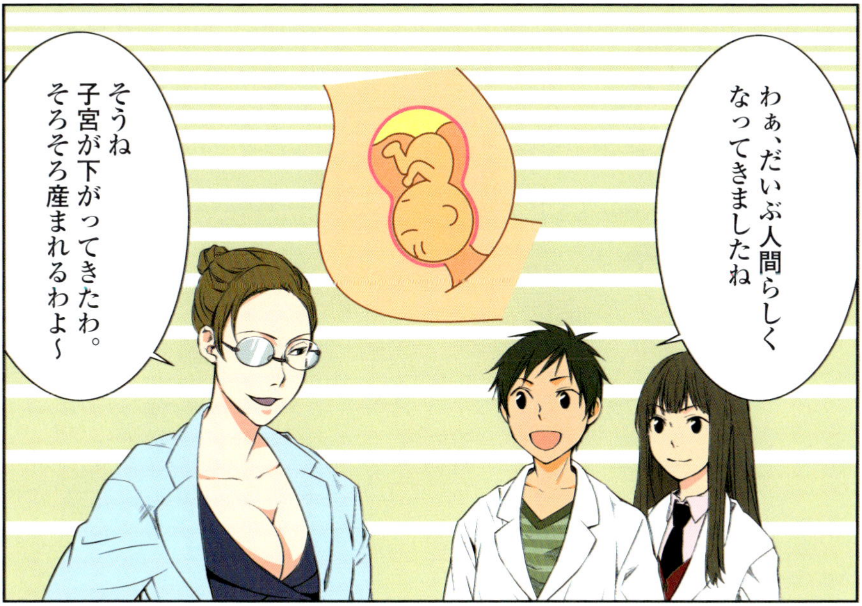
わぁ、だいぶ人間らしくなってきましたね
そうね
子宮が下がってきたわ。
そろそろ産まれるわよ～

•胎児の成長（28～38週）

28週をすぎたころから、皮下脂肪（ひかしぼう）がつきはじめ、胎毛（たいもう）はだんだんとなくなっていきます。羊水を飲んでおしっこをすることで排泄の練習をしたり、肺をふくらませて呼吸の練習をしたりと、外の世界で生きる準備をしています。

38週ごろには、胎児の機能は完成し、子宮いっぱいくらいに大きくなっていきます（子宮が下がってくる）。

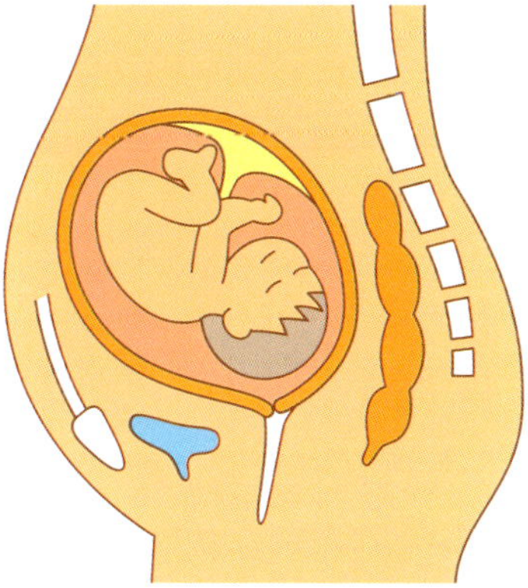

逆さが正常！　胎児の向き

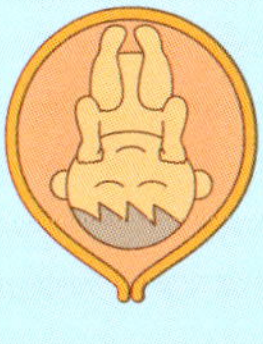

30週ごろまでの胎児は、羊水のなかを自由に動き、姿勢をかえていますが、その後は頭を下にした「頭位（とうい）」でお産を待ちます。しかし、頭が上でおしりや脚が下になっていることがあります。これが俗にいう「逆子（さかご）」です。出産までに位置をかえる胎児が多いですが、逆子のままの場合は帝王切開になることもあります。

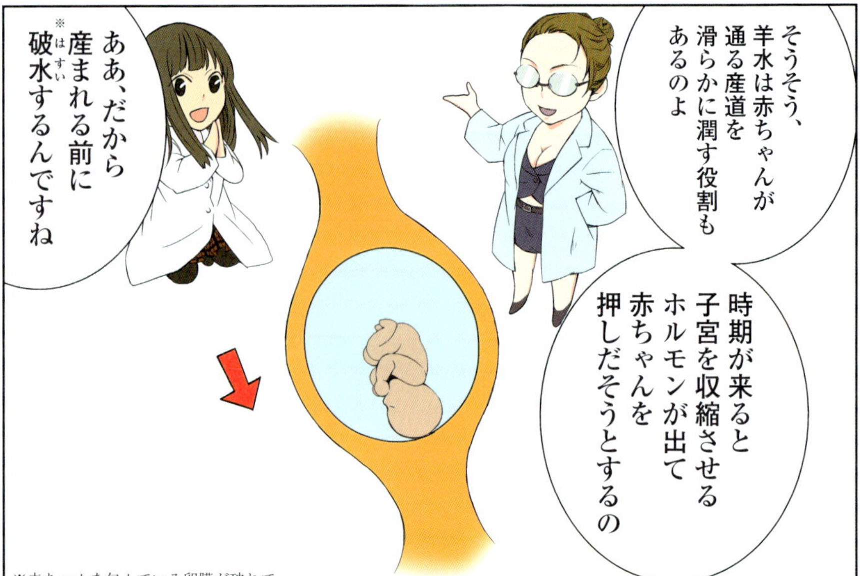
そうそう、羊水は赤ちゃんが通る産道を滑らかに潤す役割もあるのよ
時期が来ると子宮を収縮させるホルモンが出て赤ちゃんを押しだそうとするの
ああ、だから産まれる前に※破水《はすい》するんですね
※赤ちゃんを包んでいる卵膜が破れて、羊水が外に流れだすこと。

•出産（自然分娩の場合）

①準備期

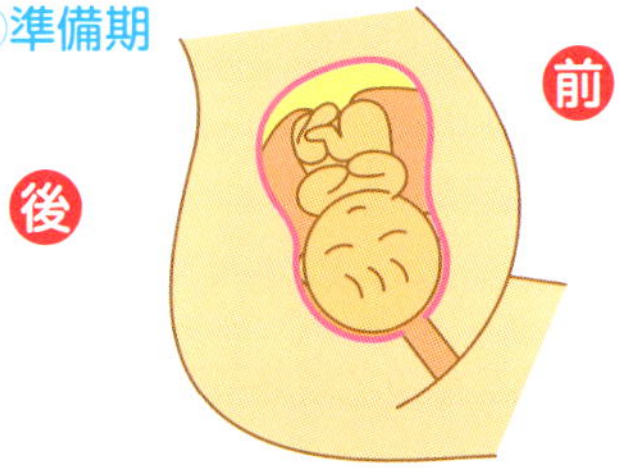
前
後

母体の陣痛がはじまったころ。胎児は真横を向いて、骨盤に入っていく。

②進行期

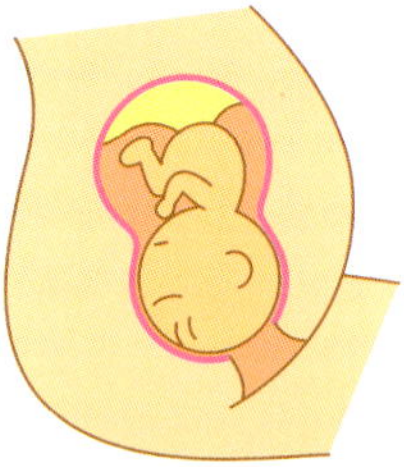

からだの向きをかえながら子宮口に向かう。顔は母体のおしりのほうを向く。

③極期

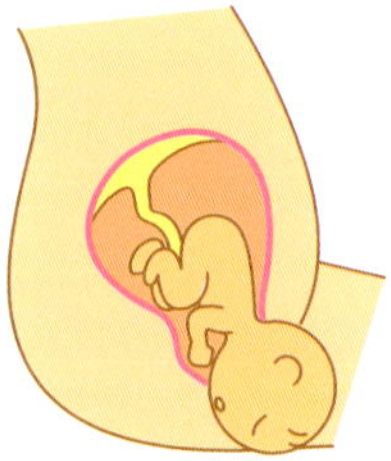

母体の陣痛はピークに達する。胎児の頭が見え隠れし、やがて見えたままの状態に。

④娩出期

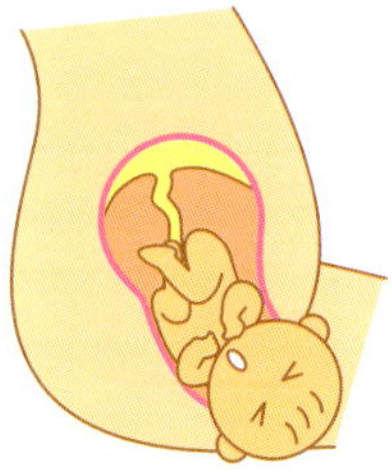

頭が出ると肩をだすために横向きになり、両肩が出たらあとはスルリと抜け出る。

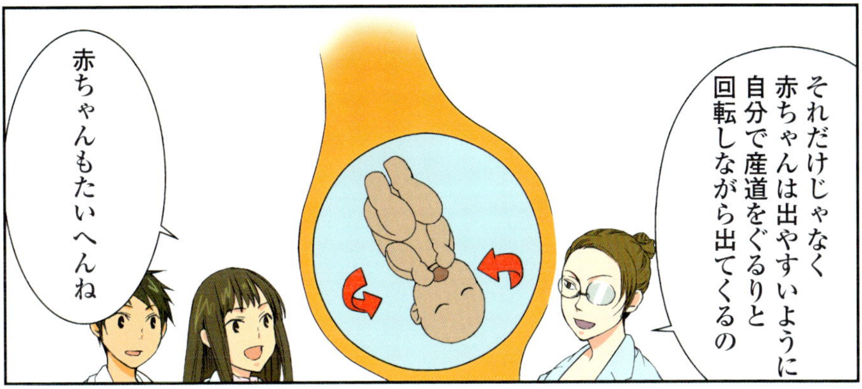
それだけじゃなく
赤ちゃんは出やすいように
自分で産道をぐるりと
回転しながら出てくるの
赤ちゃんもたいへんね

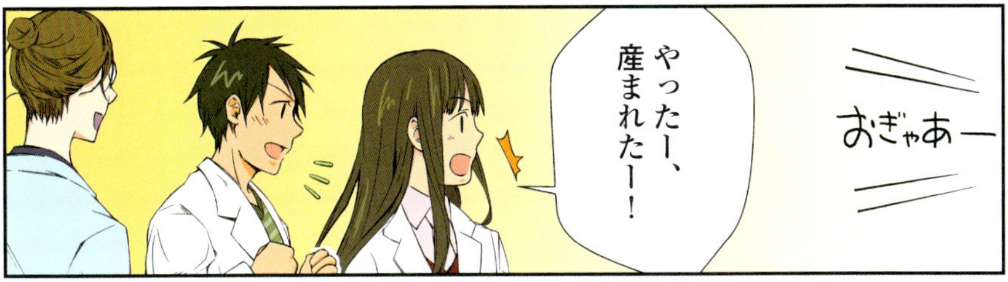
おぎゃあー
やったー、
産まれたー！

•出産（帝王切開《ていおうせっかい》の場合）

帝王切開とは、お腹を切って赤ちゃんをとりだす出産の方法。予定して帝王切開になる場合と、緊急で帝王切開になる場合とがあります。

予定して帝王切開になる場合

●妊婦の骨盤が小さくて胎児の頭が通らない※
●妊婦または胎児のからだに心配な要素がある
●逆子である　など

緊急で帝王切開になる場合

●陣痛がなかなか強くならない
●赤ちゃんの元気がなくなってきた
●お産が長引きすぎている
など

※骨盤の下方の筒型の部分が胎児の通り道となるが、この部分が赤ちゃんの頭より小さく、出産時にうまくと開かないと、帝王切開になることがある。

新生児のからだは不思議がいっぱい！

生まれた瞬間、新生児は羊水で満たされている肺に空気をとり込み、呼吸をはじめます。また、からだの表面は胎脂（たいし）と呼ばれる脂肪分におおわれています。このおかげで、長い期間、羊水のなかにいる割には皮膚があまりふやけていないのです。

やり方を教えていないのに、お母さんのおっぱいに吸いつくことができるのは、乳首を探す「ルーティング反射」と乳首を吸う「吸啜反射（きゅうてつはんしゃ）」という、もって生まれた能力のおかげ。また、手のひらに触れると握り返す「手掌把握反射（しゅしょうはあくはんしゃ）」などの動きもあり、総称して「原始反射」と呼ばれています。

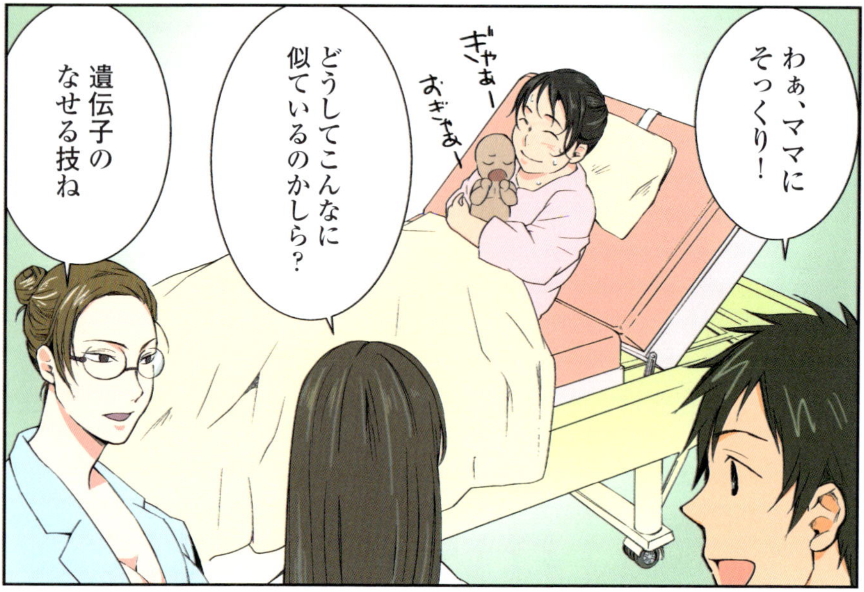
わぁ、ママにそっくり！
ギャあー
おぎゃあー
どうしてこんなに似ているのかしら？
遺伝子のなせる技ね

•遺伝子とは人体のトリセツ!?

DNA には、お父さんやお母さんの顔かたち、目の色、髪の色、血液型などの情報が刻み込まれており、この情報を遺伝子といいます。いわば人体の取扱説明書のようなものです。

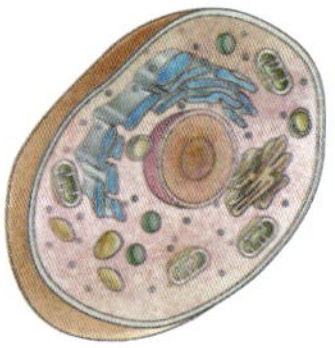

からだは、さまざまな細胞が集まってできている。それぞれの細胞には核という部分がある。

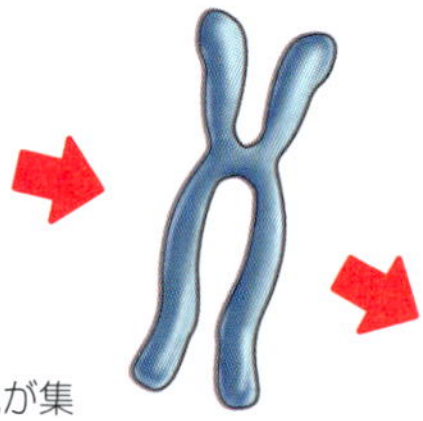

核のなかには、DNA という物質からなる染色体がある。染色体は、2 本のひもが、らせん状にからみ合った状態で存在する。

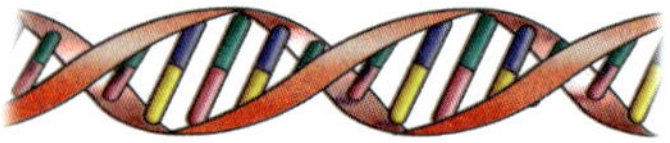

人の染色体は46本ある

人の染色体は、2 本で 1 組と数え、23 組あると表現されます。22 組目までは、同じ形をした染色体が 2 本ずつあります。

23 組目は性染色体と呼ばれ、形の大きなＸ染色体が 2 つ（XX）、または、Ｘ染色体がひとつと形の小さいＹ染色体がひとつという組み合わせ（XY）になっています。ＸＸが女性、ＸＹが男性となります。

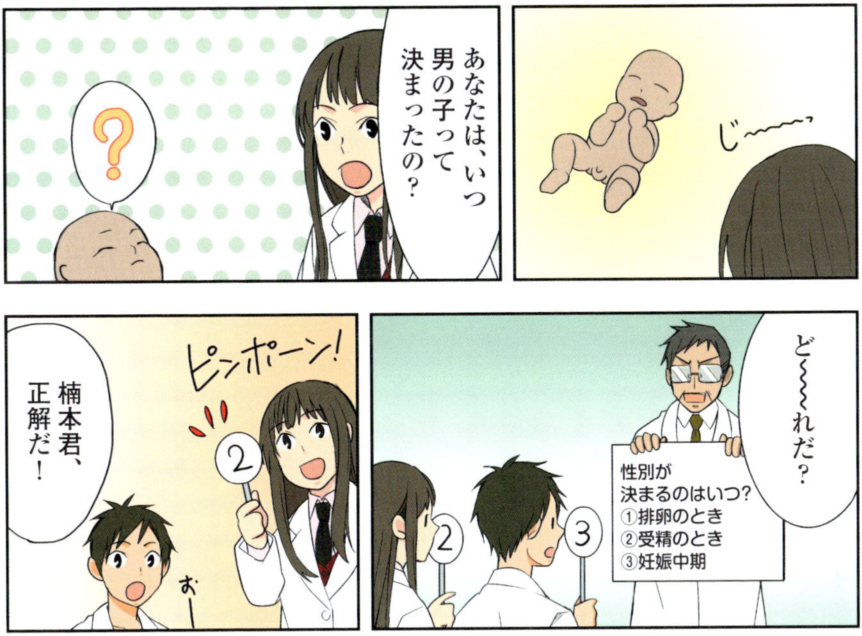
じ〜〜〜〜
あなたは、いつ男の子って決まったの？
？
性別が決まるのはいつ？
①排卵のとき
②受精のとき
③妊娠中期
ど〜〜〜れだ？
2
3
ピンポーン！
楠本君、正解だ！
2
お〜

•男女の決まり方

人の生殖細胞としての卵子と精子の核には、染色体が23本しかありません。受精してひとつの細胞になったとき、はじめて46本の染色体になるのです。また、赤ちゃんの性別は受精した瞬間に決定します。

卵子

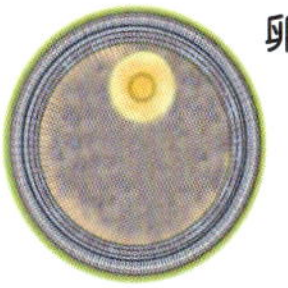

性染色体はXのみ

卵子X＋精子Y＝男の子
卵子X＋精子X＝女の子

精子

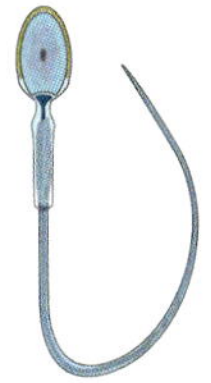

性染色体はXまたはYのいずれか

•双生児の遺伝子

一卵性

ひとつの受精卵が途中で2つにわかれて2人の赤ちゃんに育つ。遺伝子はまったく同じなので、顔だけでなく性格も似ている。

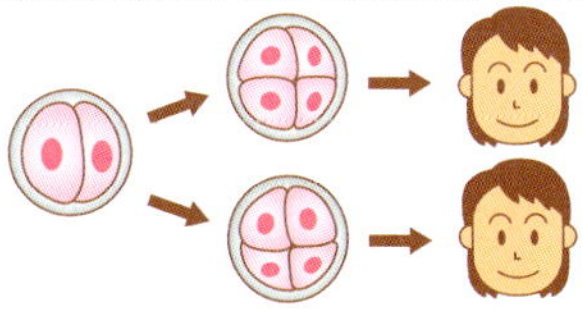

二卵性

卵子が一度に2つ排卵されて、2つの受精卵が育つ。こちらはあまり似ていない。

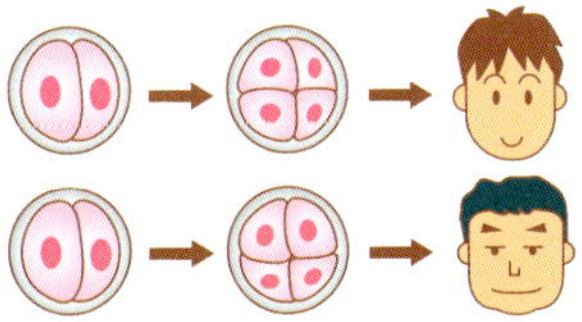

COLUMN5

男か？ 女か？

インターセックスとは？

男と女という性別があり、いずれかであるべきという考えが原則としてありますが、実際にはその中間ともいえる人がいます。

身体的特徴から完全に男であるとも女であるとも判別しづらい状態を「インターセックス（半陰陽《はんいんよう》）」といいます。これには、生殖器、内分泌系、性染色体のいずれかが、外見的な性別と異なる場合が含まれます。たとえば、見た目は女性なのに腟《ちつ》がない、見た目は男性なのに女性の二次性徴《にじせいちょう》がおきるなどのケースがあげられます。

インターセックス自体が命を危険にさらすことはありませんが、インターセックスの原因となった身体的な異常が、別の病気のもととなることはあります。

生まれてすぐにインターセックスと判明する場合もあれば、成長の過程で、または成人になってからわかることもあり、どのように対処するかは、難しい問題となっています。

性同一性障害とは？

性の自己意識（心の性）と生物学的性別（からだの性）、そして社会的な性は、ほとんどの場合一致しています。これを性同一性といい、この同一性に欠けた状態を「性同一性障害」と呼びます。

男性なら女装、女性なら男装といった異性の格好をすると安心感を覚える人、社会的にも異性として扱われたいと願う人、完全に異性の身体を望む人など程度はさまざまです。

性同一性障害は、育て方や環境といった後天的な要素でおこるのではなく、胎児の時期または産後まもなく、なんらかの要因によって、身体的な性とは違う性の自覚がなされていると考えられています。また、一度確立した認識は変えることができないといわれています。

第6章

人の頭ってどうなっているの?

感情や思考をつかさどるだけでなく
体温維持やホルモンの調整などの指令も脳から発せられます。
一般に、脳は大脳・小脳・間脳・脳幹の4つに分類されますが、
そのいずれも人間のからだをコントロールする機関として
重要な役割を果たしているのです。

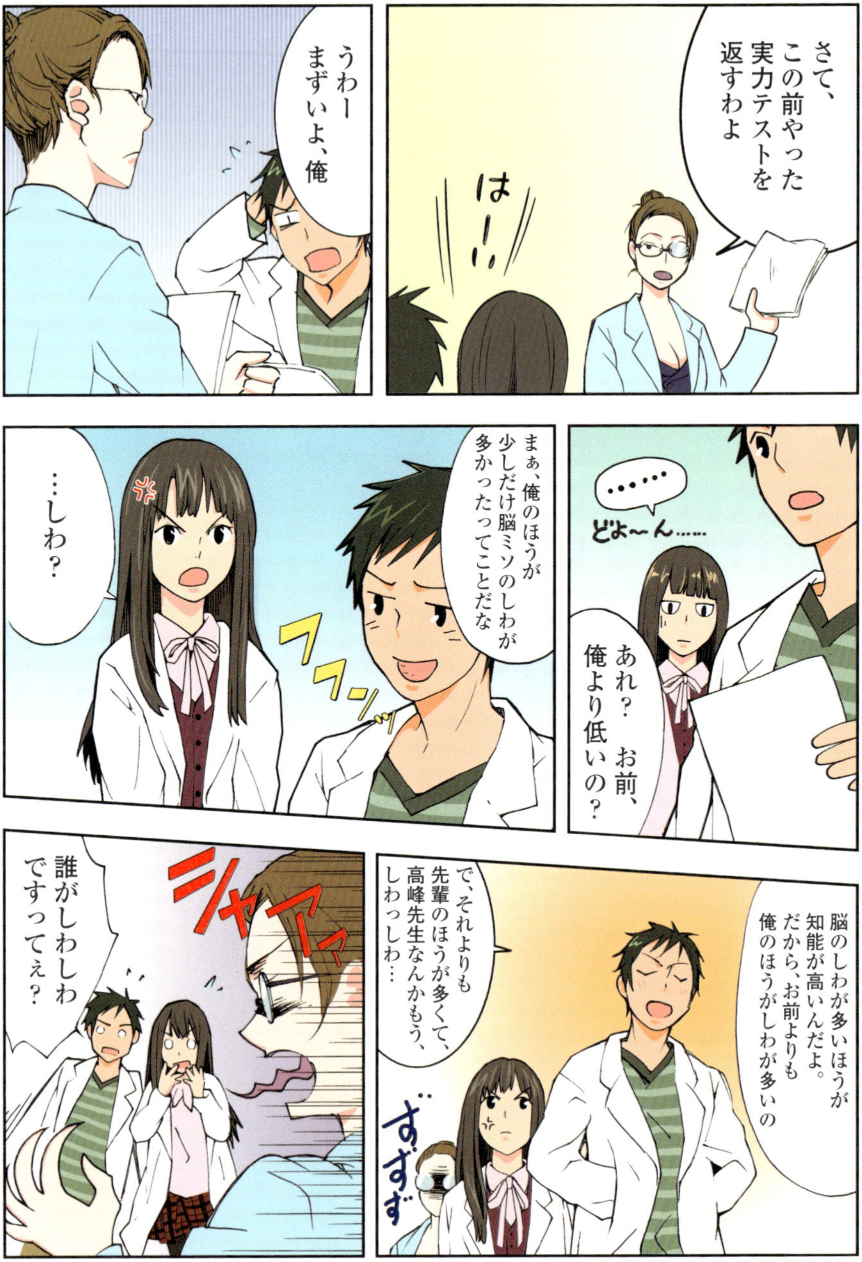
さて、この前やった実力テストを返すわよ
はーい
うわー まずいよ、俺
………
どよ～ん……
あれ？ お前、俺より低いの？
まぁ、俺のほうが少しだけ脳ミソのしわが多かったってことだな
フフン
…しわ？
脳のしわが多いほうが知能が高いんだよ。だから、お前よりも俺のほうがしわが多いの
で、それよりも先輩のほうが多くて、高峰先生なんかもう、しわっしわ…
ずずず
シャアァ
誰がしわしわですってぇ？

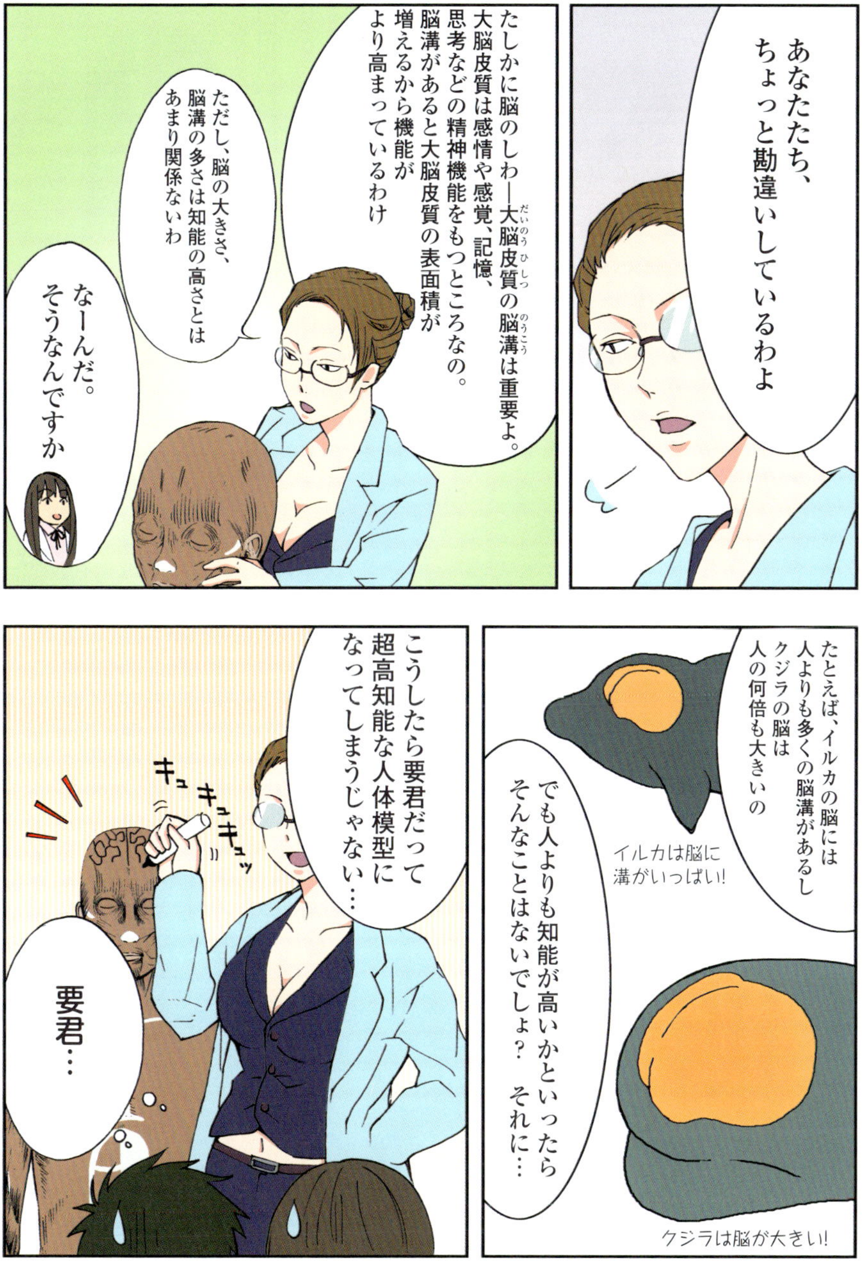
あなたたち、
ちょっと勘違いしているわよ
たしかに脳のしわ―大脳《だいのう》皮質《ひしつ》の脳溝《のうこう》は重要よ。
大脳皮質は感情や感覚、記憶、
思考などの精神機能をもつところなの。
脳溝があると大脳皮質の表面積が
増えるから機能が
より高まっているわけ
ただし、脳の大きさ、
脳溝の多さは知能の高さとは
あまり関係ないわ
なーんだ。
そうなんですか
たとえば、イルカの脳には
人よりも多くの脳溝があるし
クジラの脳は
人の何倍も大きいの
イルカは脳に
溝がいっぱい!
でも人よりも知能が高いかといったら
そんなことはないでしょ？ それに…
クジラは脳が大きい!
こうしたら要君だって
超高知能な人体模型に
なってしまうじゃない…
キュキュキュッ
要君…

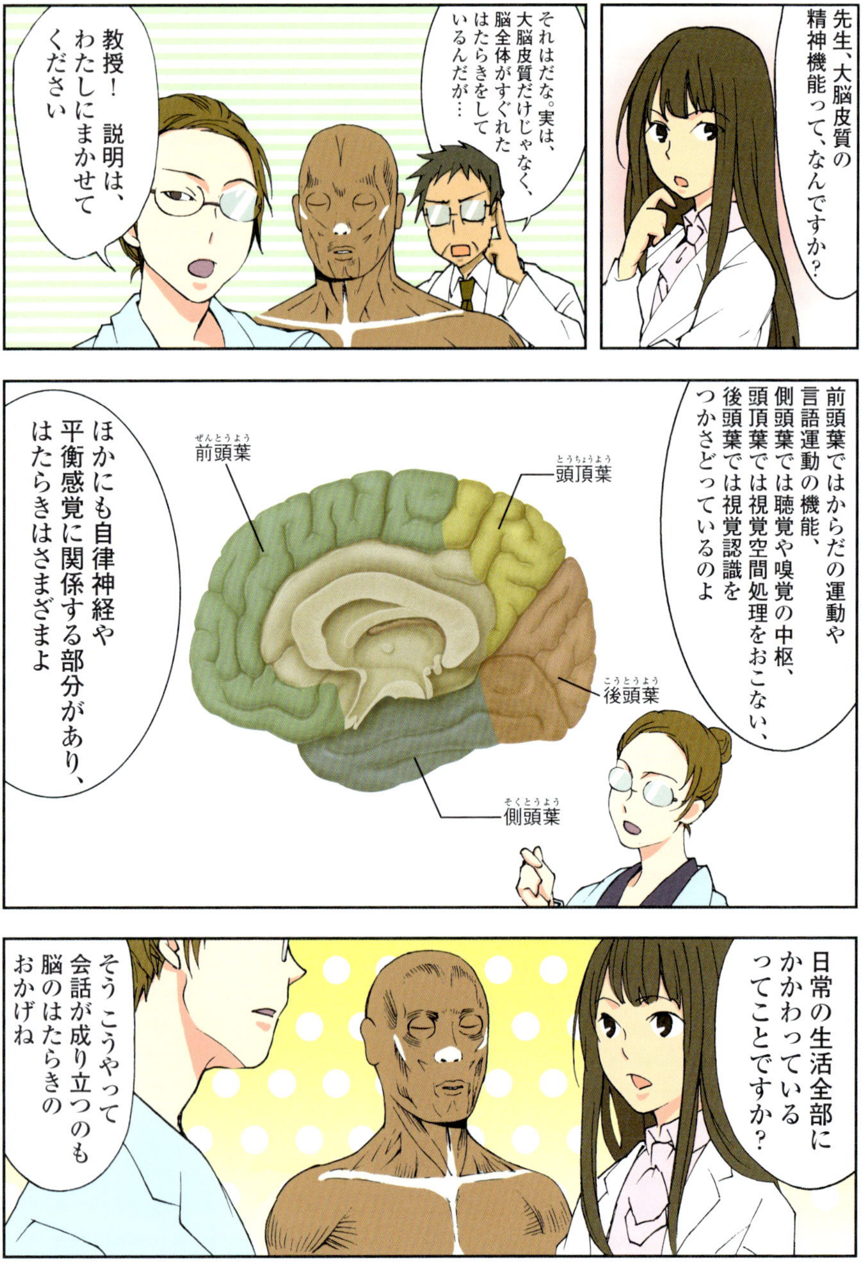
先生、大脳皮質の精神機能って、なんですか？
それはだな。実は、大脳皮質だけじゃなく、脳全体がすぐれたはたらきをしているんだが…
教授！ 説明は、わたしにまかせてください
前頭葉ではからだの運動や言語運動の機能、側頭葉では聴覚や嗅覚の中枢、頭頂葉では視覚空間処理をおこない、後頭葉では視覚認識をつかさどっているのよ
前頭葉《ぜんとうよう》
頭頂葉《とうちょうよう》
後頭葉《こうとうよう》
側頭葉《そくとうよう》
ほかにも自律神経や平衡感覚に関係する部分があり、はたらきはさまざまよ
日常の生活全部にかかわっているってことですか？
そうこうやって会話が成り立つのも脳のはたらきのおかげね

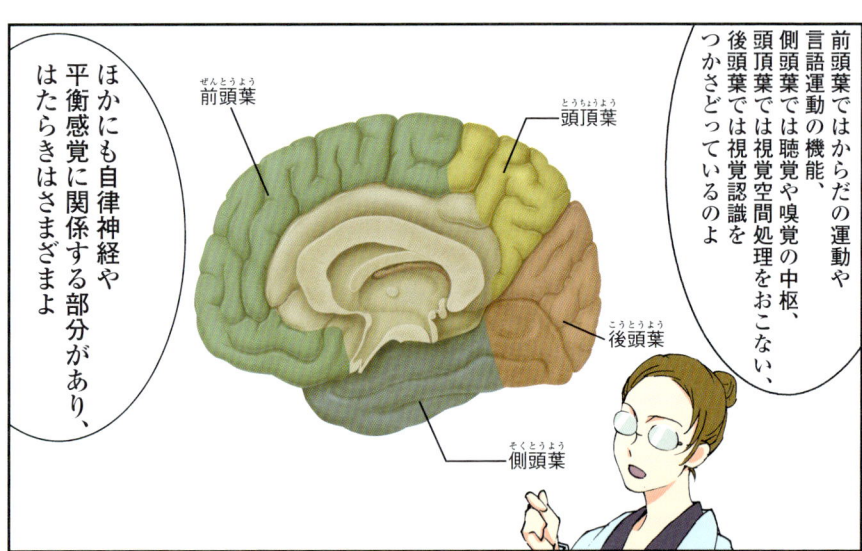

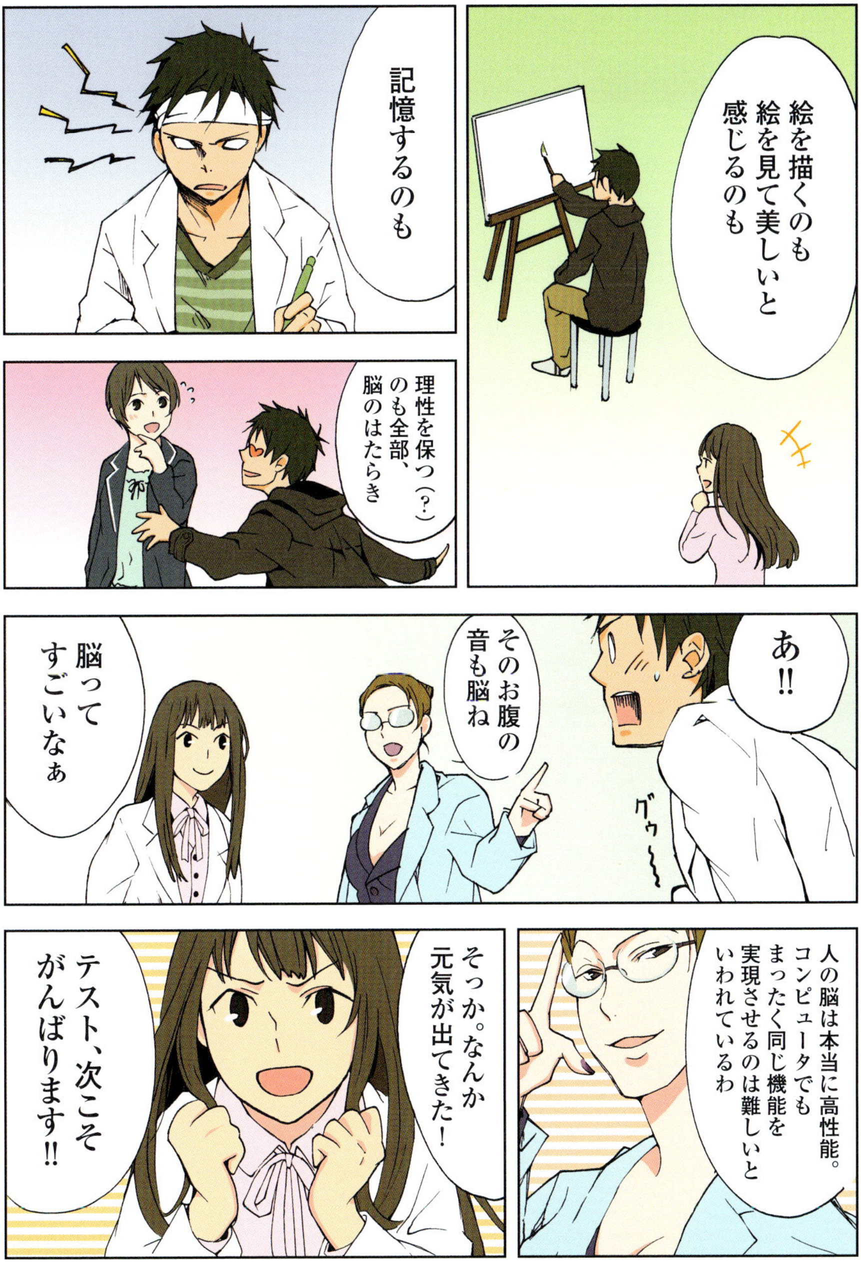
絵を描くのも
絵を見て美しいと
感じるのも
記憶するのも
理性を保つ(?)のも全部、脳のはたらき
あ!!
グゥ～～
そのお腹の音も脳ね
脳ってすごいなぁ
人の脳は本当に高性能。コンピュータでもまったく同じ機能を実現させるのは難しいといわれているわ
そっか。なんか元気が出てきた!
テスト、次こそがんばります!!

脳はからだのなかの宇宙的な存在

頭部にあって、頭蓋骨《とうがいこつ》にしっかりと守られている大切な器官、脳。感情、思考、判断、記憶といった心にまつわる活動だけでなく、内臓のはたらきの調節、呼吸や体温の維持、ホルモンの調整など、からだの活動もコントロールしています。また、生命を維持する重要な場所であり、未知の領域の多い神秘的な器官でもあります。

脳は大脳《だいのう》と小脳《しょうのう》、間脳《かんのう》、脳幹《のうかん》の4つの部分に分けられます。一番大きいのが大脳で、その下に小脳、中心部から下へ向かって間脳と脳幹があり、**脊髄**《せきずい》につながっていきます。

脳は重さが約1・2kgで、表面積は新聞紙約1枚分の2000～2500㎠にもなります。膨大な情報を処理するため大脳をおおう**大脳皮質**《だいのうひしつ》は、しわをつくって表面積を大きくしており、約140億個の**神経細胞**が集まっています。神経細胞に酸素と栄養分を供給するために、心臓から送りだされる血液の約20%が脳に送られています。脳は体内でもっとも血液を必要とする器官であり、血液の流れが阻害されると心身に大きな影響がおよぶことになります。

脳をさわると豆腐のように軟らかく、衝撃ですぐに崩れてしまいそうです。しかし、硬い頭蓋骨と硬膜《こうまく》、クモ膜、軟膜《なんまく》の3層からなる髄膜《ずいまく》にガードされているおかげで少々の衝撃を受けても無事です。さらにクモ膜と軟膜の間を流れる**脳脊髄液**《のうせきずいえき》が振動によるショックを吸収してくれており、脳はそのなかに浮いた状態を保っているのです。

脊髄
脳とともに、神経の中心をなす部分。脳から下へ伸びて、背骨（脊柱）のなかを通っている。

大脳皮質
大脳は層構造になっており、このうち表層にあるのが皮質と呼ばれる。

神経細胞
細胞のうち、電気信号を伝えるための細胞のことで、木の枝のように突起のある部分と、1本だけ伸びた長い線維のセットになっている。ニューロンとも呼ばれる。

脳脊髄液
血液からつくられた液体で、常に脳の周囲を流れている。

•脳の構造

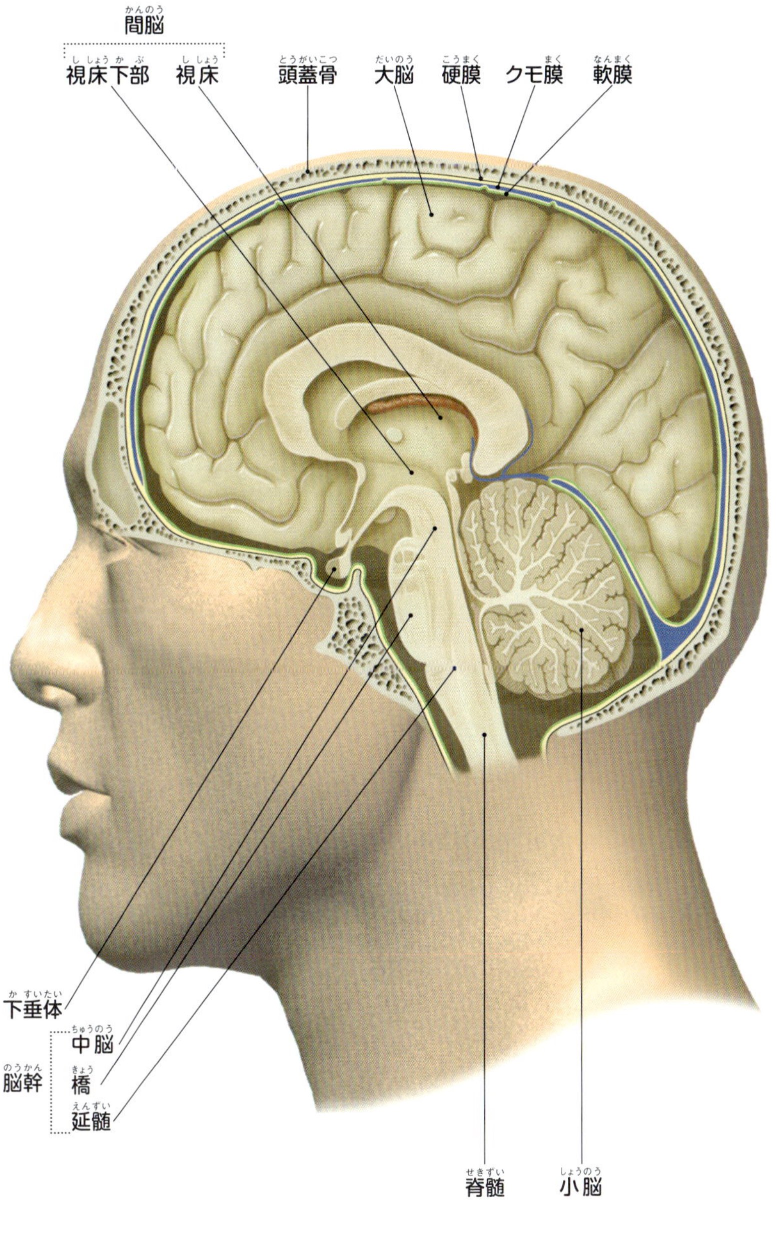
間脳《かんのう》
視床下部《ししょうかぶ》
視床《ししょう》
頭蓋骨《とうがいこつ》
大脳《だいのう》
硬膜《こうまく》
クモ膜《まく》
軟膜《なんまく》
下垂体《かすいたい》
脳幹《のうかん》
中脳《ちゅうのう》
橋《きょう》
延髄《えんずい》
脊髄《せきずい》
小脳《しょうのう》

大脳
機能によっていろいろ名前がかわる部位

大脳《だいのう》のパーツには名称がつけられていますが、ひと通りではなく、いくつかの異なる分類方法でつけられた名称が混在しています。

まず一番大きな分け方が右脳《うのう》と左《さ》脳《のう》です。大脳は大脳縦裂《だいのうじゅうれつ》によって左右の半球に分けられており、脳《のう》梁《りょう》という神経線維の通路でつながれています。左右の大脳半球から伸びる神経は**下位脳**《かいのう》で交差して全身に広がっているため、からだの左半分の感覚は右脳が、右半分の感覚は左脳が担当しています。また、右脳はおもに感覚的なはたらきを、左脳はおもに論理的なはたらきをしているといわれ、映画や音楽、絵などを鑑賞するのは右脳で、言葉を話すこと、計算、分析などは左脳でおこなっていると考えられています。

大脳皮質《だいのうひしつ》を位置で分けたのが葉《よう》です。前頭葉《ぜんとうよう》、頭頂葉《とうちょうよう》、後頭葉《こうとうよう》、側《そく》頭葉《とうよう》の4つに区分されています。前頭葉と頭頂葉の境には中心溝《ちゅうしんこう》があり、側頭葉のすぐ上には外側溝《がいそくこう》が走っています。

機能ごとにも名称がつけられています。ひとつの機能をもった部分には○○野《や》という名称がつけられており、後頭葉の内側面にある視覚野《しかくや》には、視覚の情報が入ってきます。

また、大脳皮質内で神経線維が連絡していて、情報を統合することで認識や記憶、学習、判断といった高度な機能をもつ部分は連合野《れんごうや》と名づけられています。たとえば前頭葉あたりの前頭連合野は、集めた情報から行動計画を立案し、その案を実行する能力にかかわっています。

下位脳
大脳の下のほうにある脳幹などのことをさす。

•左右の脳半球

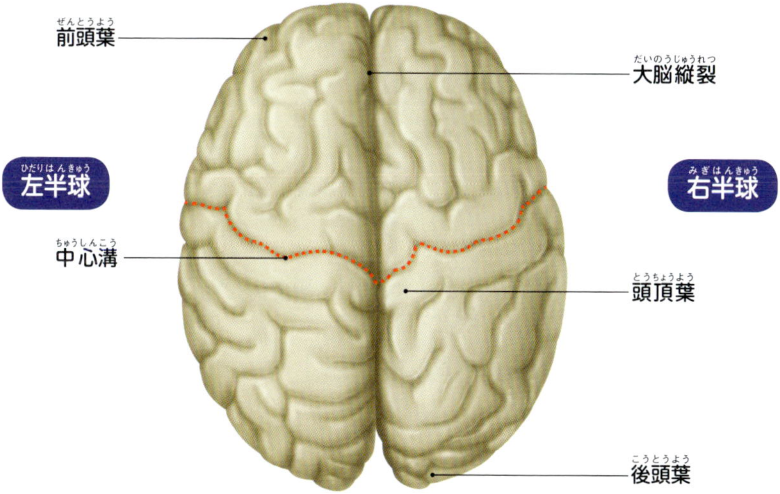

前頭葉《ぜんとうよう》
大脳縦裂《だいのうじゅうれつ》
左半球《ひだりはんきゅう》
右半球《みぎはんきゅう》
中心溝《ちゅうしんこう》
頭頂葉《とうちょうよう》
後頭葉《こうとうよう》

脳

•大脳の断面図（右脳内側）

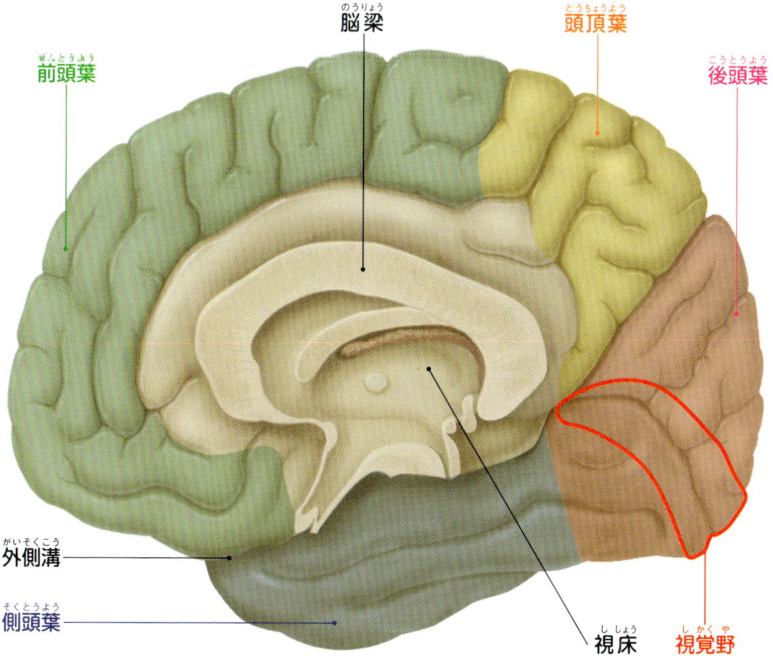

脳梁《のうりょう》
頭頂葉《とうちょうよう》
前頭葉《ぜんとうよう》
後頭葉《こうとうよう》
外側溝《がいそくこう》
側頭葉《そくとうよう》
視床《ししょう》
視覚野《しかくや》

大脳には新しい脳と古い脳が存在した

大脳《だいのう》は断面で見ると、色の違う2層になっていることがわかります。表面に近い層は、厚さが1・5〜4・5㎜の神経細胞が集まった大脳皮質《だいのうひしつ》と呼ばれる部分でやや灰色がかった白色をしていることから、灰白質《かいはくしつ》ともいいます。

大脳皮質のなかでも特に外側の部分を大脳新皮質《だいのうしんひしつ》といい、人間が進化していくなかで発達してできた部分と考えられており、言葉を話す、創造する、記憶するといったはたらきをしています。これに対し、大脳の中心部分には、進化の歴史が残る古い部分である古皮質《こひしつ》と旧皮質《きゅうひしつ》があり、食欲、快、不快、怒り、恐れなど、生きていくのに必要な本能的な感情を生みだしています。

大脳の深層には神経線維が集まった髄質《ずいしつ》と呼ばれる部分が広がり、白色なので白質《はくしつ》ともいいます。髄質の神経線維は大脳皮質と脳幹《のうかん》や脊髄《せきずい》などのほかの部分をつないだり、**左右の大脳半球**をつないだりして連絡を取り合う役割をはたしています。

大脳の中心部には、ところどころに大脳皮質と同様の灰白質がみられます。これも神経細胞が集まった部分でそれぞれに役割と名称がありますが、総称して神経核《しんけいかく》といいます。

大脳を3層に分ける分類もあり、その場合、表層を大脳皮質、中間層を大脳辺縁系《だいのうへんえんけい》、深層は大脳基底核《だいのうきていかく》といいます。大脳辺縁系は欲求や感情をつかさどる部分で、**扁桃体**《へんとうたい》、**海馬**《かいば》などが含まれます。大脳基底核は大脳皮質からの情報を受けとり、運動を調節するはたらきをしています。

左右の大脳半球
大脳は、左右の大脳半球が脳梁によってつながる構造になっている。

扁桃体
情動や記憶にかかわる部分。

海馬
記憶や学習にかかわる部分。212ページ参照。

•大脳の断面図（横断）

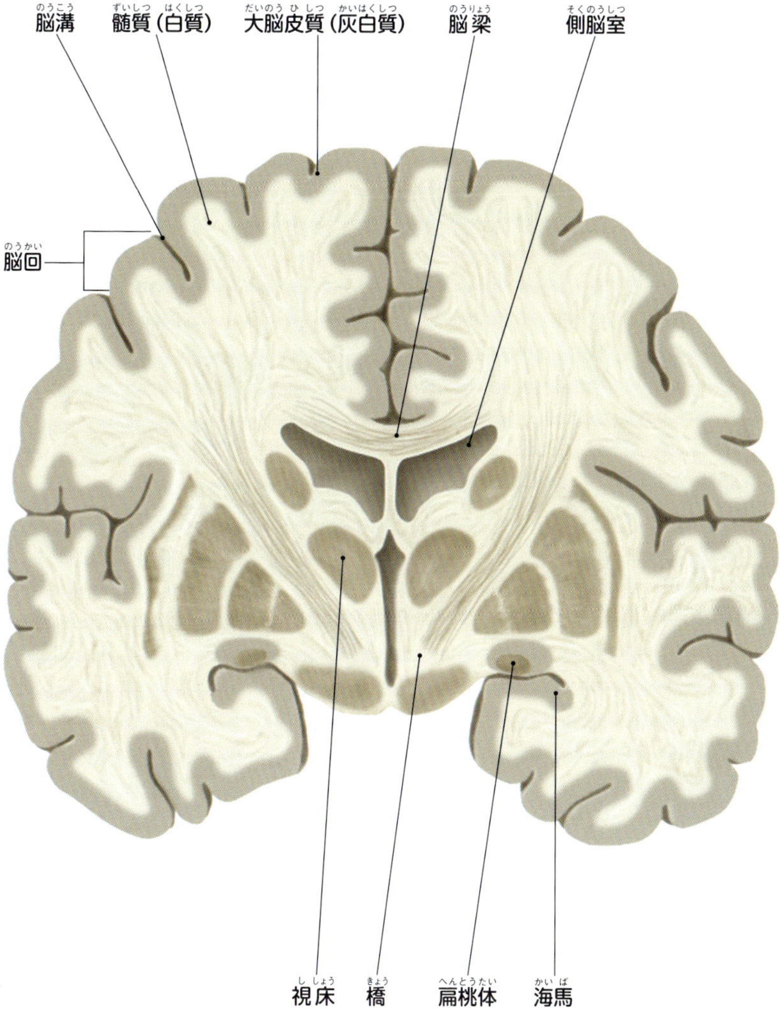
脳溝《のうこう》
髄質《ずいしつ》（白質《はくしつ》）
大脳皮質《だいのうひしつ》（灰白質《かいはくしつ》）
脳梁《のうりょう》
側脳室《そくのうしつ》
脳回《のうかい》
視床《ししょう》
橋《きょう》
扁桃体《へんとうたい》
海馬《かいば》

・脳のはたらき①――記憶のカギは海馬にあり

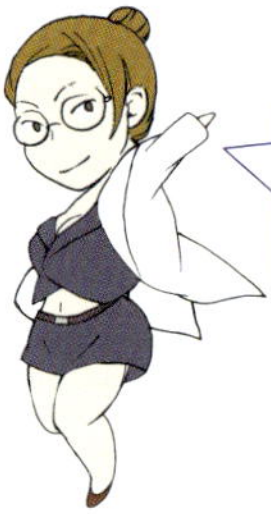

記憶のメカニズムは未解明なことが多いの。今わかっているのは、海馬という部分が深くかかわっているということよ

記憶のしくみ

①電気信号となった情報が、側頭葉を通って海馬に送られる。

↓

②海馬で情報が選ばれ、保存すべきものだけが側頭葉へ送られて保存される。

↓

③保存された情報は、前頭連合野を使って思いだされる。

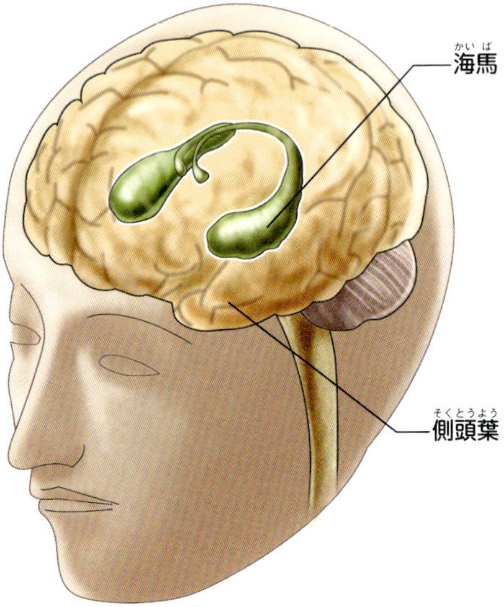

記憶の種類

短期記憶―**一次記憶**―かける直前の電話番号の記憶など、とっさに覚えてすぐに忘れてしまう記憶

長期記憶―**二次記憶**―数分から数年間の記憶

海馬は2～3日前くらいの近い過去の記憶にもっとももかかわっているらしい。

三次記憶―季節の変化、箸の使い方、自分の名前など一生覚えている記憶

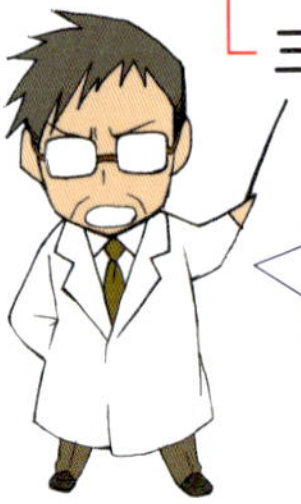

脳の神経細胞は原則として増えないけれど、海馬の一部だけは成人になっても細胞分裂をすることがわかっているのだ

•脳のはたらき②──不思議な夢のしくみ

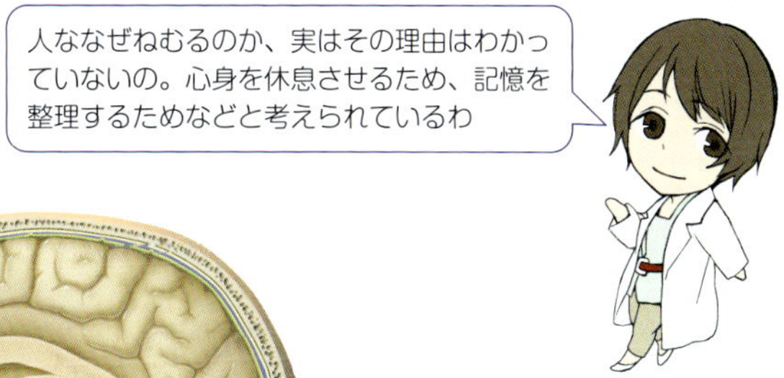

人ななぜねむるのか、実はその理由はわかっていないの。心身を休息させるため、記憶を整理するためなどと考えられているわ

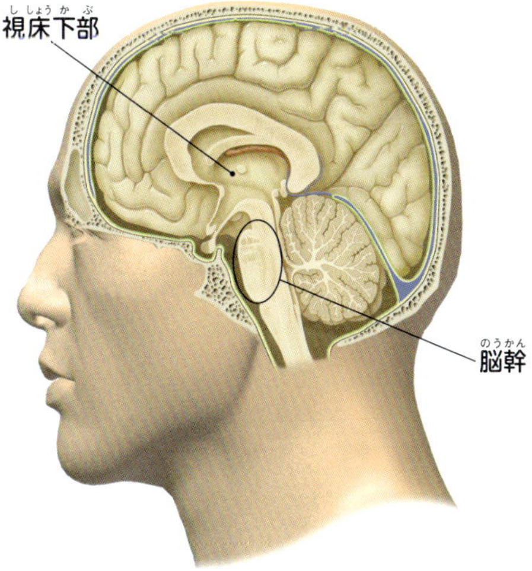

視床下部《ししょうかぶ》
脳幹《のうかん》

間脳の視床下部にある**睡眠中枢**や脳幹にある**脳幹網様体**というところが、睡眠と覚醒の調節にかかわっていると考えられている。

睡眠時の脳は、休む、はたらくを繰り返していて、脳が休んでいるときの眠りを**ノンレム睡眠**といい、脳がはたらいているときの眠りを**レム睡眠**という。

レム睡眠とノンレム睡眠

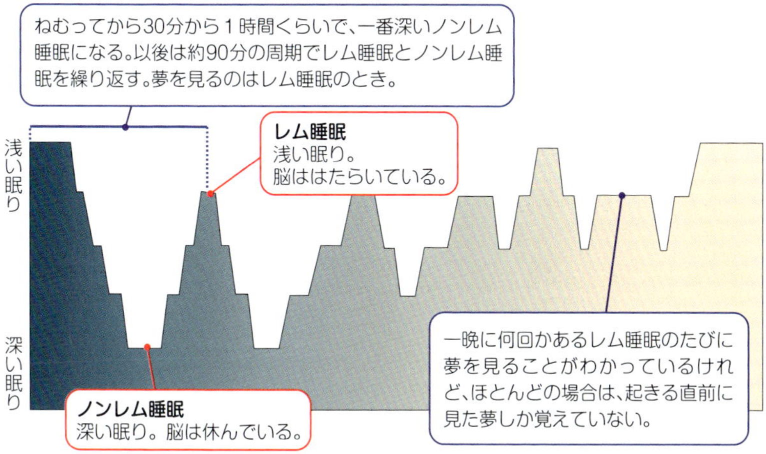

ねむってから30分から１時間くらいで、一番深いノンレム睡眠になる。以後は約90分の周期でレム睡眠とノンレム睡眠を繰り返す。夢を見るのはレム睡眠のとき。
浅い眠り
深い眠り
レム睡眠
浅い眠り。
脳ははたらいている。
ノンレム睡眠
深い眠り。脳は休んでいる。
一晩に何回かあるレム睡眠のたびに夢を見ることがわかっているけれど、ほとんどの場合は、起きる直前に見た夢しか覚えていない。

小脳は、からだの動きの調整役

脳幹《のうかん》の後ろ、大脳《だいのう》の後頭葉《こうとうよう》の下に半分隠れるように見えるのが**小脳**《しょうのう》です。**虫部**《ちゅうぶ》を中心に、左右に小脳半《しょうのうはん》球《きゅう》があり、前後は前葉《ぜんよう》と後葉《こうよう》に区分されます。大脳と直接連絡はしておらず、小脳脚《しょうのうきゃく》で脳幹とつながります。

小脳も大脳と同様に、表面には神経細胞の集まった小脳皮質《しょうのうひしつ》（灰白《かいはく》質《しつ》）が、深部には神経線維の集まった髄質《ずいしつ》（白質《はくしつ》）があります。小脳皮質には大脳よりも細かい溝が走っており、この溝が表面積を広げています。中心部には神経細胞の集まりである小脳核《しょうのうかく》があり、小脳脚の神経線維を通して小脳皮質の各部や脳のほかの部分と連絡を取り合います。

小脳は直接つながっていないにもかかわらず、大脳とセットではたらきます。役割分担としては、大脳がからだを動かし、小脳がその動きを滑らかにしています。楽器を演奏する、自転車に乗るといったときには、大脳と小脳が連絡を取り合いながら、筋肉の動かし方やバランスの取り方を考え、調整しているというわけです。また、からだの動きを繰り返し練習すると、動きが滑らかに、上手になっていくのは、小脳のはたらきです。小脳は筋肉の一連の細かい動きのつながりをずっと記憶してくれているのです。

一度身についたことは、長年やっていなくてもできることがあります。たとえば何年も泳いでいなかった人が久しぶりに泳いでみたら「からだが覚えていた」といったことがありますが、この場合も、動きを覚えていてくれたのは小脳なのです。

小脳
小脳の起源は非常に古く、魚類から哺乳類まで、脊柱動物全般に同様の部分がある。鳥が大空を自由自在に飛ぶためには、バランス感覚や微妙な動きの調整が必要なため、鳥の小脳はほかの動物に比べ、発達しているといわれる。

虫部
からだの中心、体幹の平衡感覚をつかさどる部分。

•小脳の構造

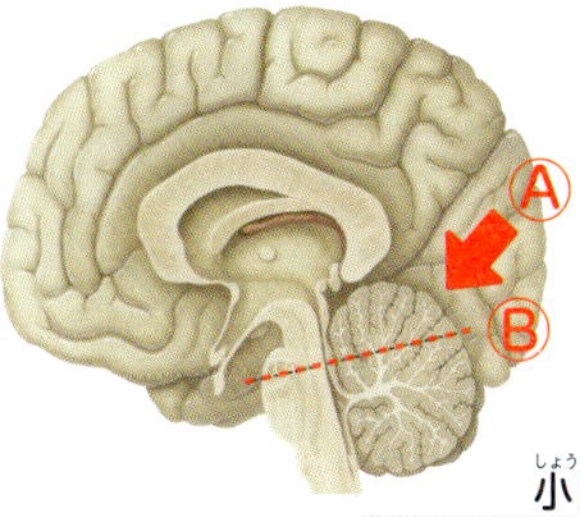
A
B

Ⓐ後ろ上方から
見た場合

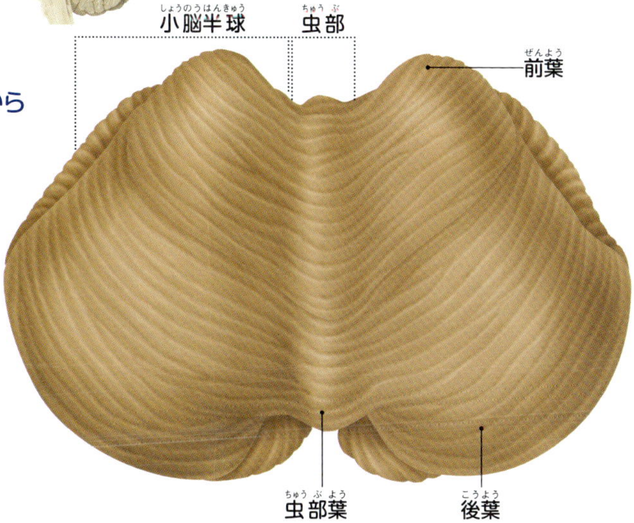
小脳半球《しょうのうはんきゅう》
虫部《ちゅうぶ》
前葉《ぜんよう》
虫部葉《ちゅうぶよう》
後葉《こうよう》

Ⓑ小脳の断面図

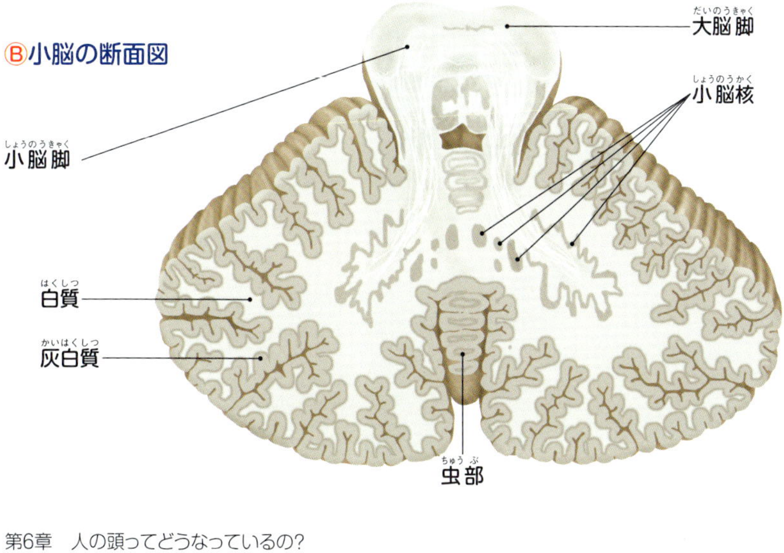
大脳脚《だいのうきゃく》
小脳核《しょうのうかく》
小脳脚《しょうのうきゃく》
白質《はくしつ》
灰白質《かいはくしつ》
虫部《ちゅうぶ》

脳

間脳は本能行動の中枢
脳幹は視覚や聴覚の中枢

脳の中心部のうち、最上部を間脳《かんのう》といいます。間脳を脳幹《のうかん》の一部とする場合と、独立させて分類する場合とがあります。

間脳は視床《ししょう》と視床下部《ししょうかぶ》からなります。視床は脳の各部や全身からの感覚の情報が集まる場所です。情報はここで中継されて、大脳皮質《だいのうひしつ》に投射されます。視床下部は、ねむりたい、食べたいなど本能行動の中枢であるとともに、**自律神経**や**内分泌**《ないぶんぴつ》とも深くかかわっています。1日を周期としたリズムを刻むのも視床下部。ここには**体内時計**といわれる機能があります。視床下部とつながっている下垂体は内分泌腺のひとつで、ほかの内分泌腺や全身に作用するホルモンを分泌します。

脳幹は体温調節、血圧調節など、生命を維持する機能の中枢があります。また、脳神経のほとんどが脳幹から出ています。

脳幹は、中脳《ちゅうのう》、橋《きょう》、延髄《えんずい》に区分されます。中脳は大脳皮質から下に向かう神経線維の通路となっており、眼球の運動や瞳孔《どうこう》の調節、姿勢の調節をおこない、視覚、聴覚の中枢でもあります。

橋は呼吸のリズムや深さの調節をしています。前に向かってふくらんだ部分には、左右の小脳半球をつなぐ神経線維が通っています。

右脳と左脳からつながる神経が交差する場所、延髄は橋とともに呼吸の調節を担うだけでなく、発声、消化、まぶたの動き、汗の分泌、血管や心臓の動きの調節など、たくさんの役目をもっています。

自律神経
内臓などのはたらきを調節する神経。２３３ページ参照。

内分泌
特定の臓器に作用する物質であるホルモンを血液中に分泌すること。２４６ページ参照。

体内時計
1日は24時間だが、なぜか体内時計の1日は25時間に設定されている。朝に光を浴びることで24時間にリセットされるしくみになっている。

・間脳・脳幹の構造

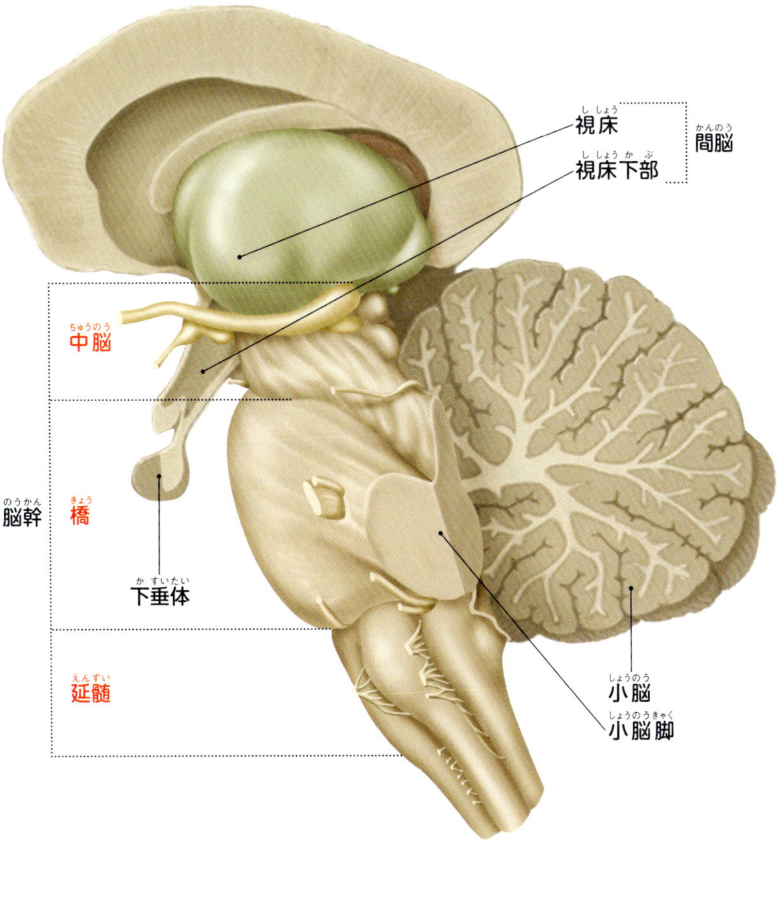
視床《ししょう》
視床下部《ししょうかぶ》
間脳《かんのう》
中脳《ちゅうのう》
脳幹《のうかん》
橋《きょう》
下垂体《かすいたい》
延髄《えんずい》
小脳《しょうのう》
小脳脚《しょうのうきゃく》

COLUMN6

頭がよくなる秘策とは?

頭がよくなる食物って本当にあるの？

「魚を食べると頭がよくなる」とよくいわれますが、本当によくなるのでしょうか。魚に含まれるDHA（ドコサヘキサエン酸）は、記憶をつかさどる海馬などに多く含まれています。DHAが不足すると脳の活動は低下し、補給するともとに回復することがわかっており、「魚を食べると“低下した”頭“の活動”がよくなる」ということになりそうです。

そのほか、米、納豆、牛乳、レバー、うなぎ、大豆、チーズ、ゴマ、バナナ……多くの食品が「頭によい」といわれています。ひとつの成分をたくさん摂取するのではなく、いろいろな食品をバランスよく食べることが頭にはよさそうです。

また、食べ方も大切です。しっかりとかむこと、よく味わうこと、季節や体調に合わせた食品を選ぶこと。そうした食事への気配りが、脳をよくはたらかせることにつながるのではないでしょうか。

頭がよくなるコツ

脳はからだと同様に、血流がよくなると、よくはたらくことができます。ですから、運動をしたり、さまざまな感覚を受け入れたりすると脳にいい刺激となります。

また、脳の神経細胞は、使われると発達し、使われないと消失する性質があるため、日ごろから脳を使うことが大切です。人との会話を多くするように心がけるだけでも、脳のはたらきは違ってきます。会話は、相手の言葉を理解しようとしたり、自分の言いたいことが伝わるように工夫したりするので、懸命に脳を使います。

注目を集めている「脳トレーニング」は、計算ドリルや音読などにより、脳細胞のはたらきがよくなるというもの。高齢社会の大きな問題のひとつである認知症の予防に役立つと期待されています。

第7章

人間の神経やホルモンなどを調べてみよう

わたしたちのからだ全身には神経や血管、
リンパ腺が張りめぐらされています。
これらが脳などへからだ各部の情報を伝えることで
安定した日常生活を保つことができるのです。

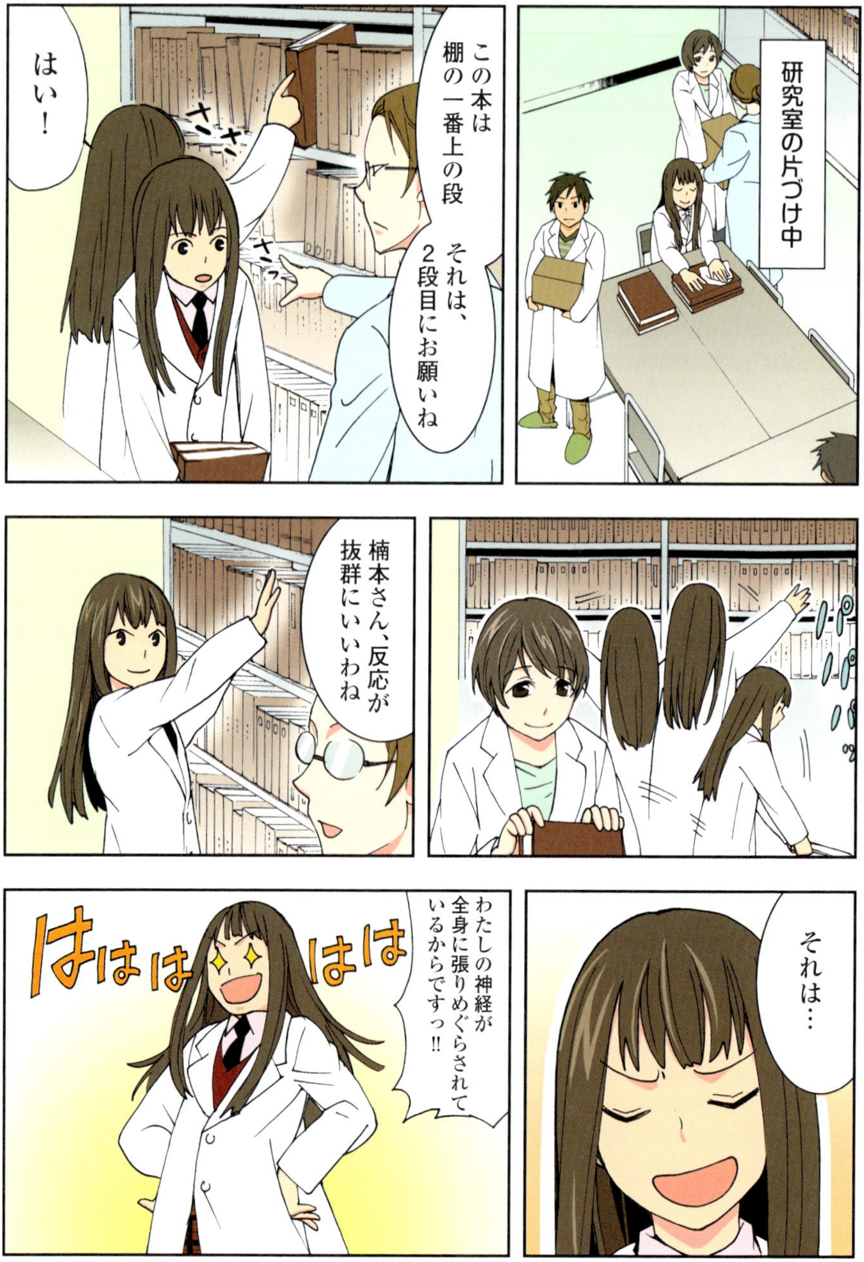
研究室の片づけ中
この本は棚の一番上の段
それは、2段目にお願いね
はい！
パパパッ
楠本さん、反応が抜群にいいわね
それは…
わたしの神経が全身に張りめぐらされているからですっ!!
はははははは

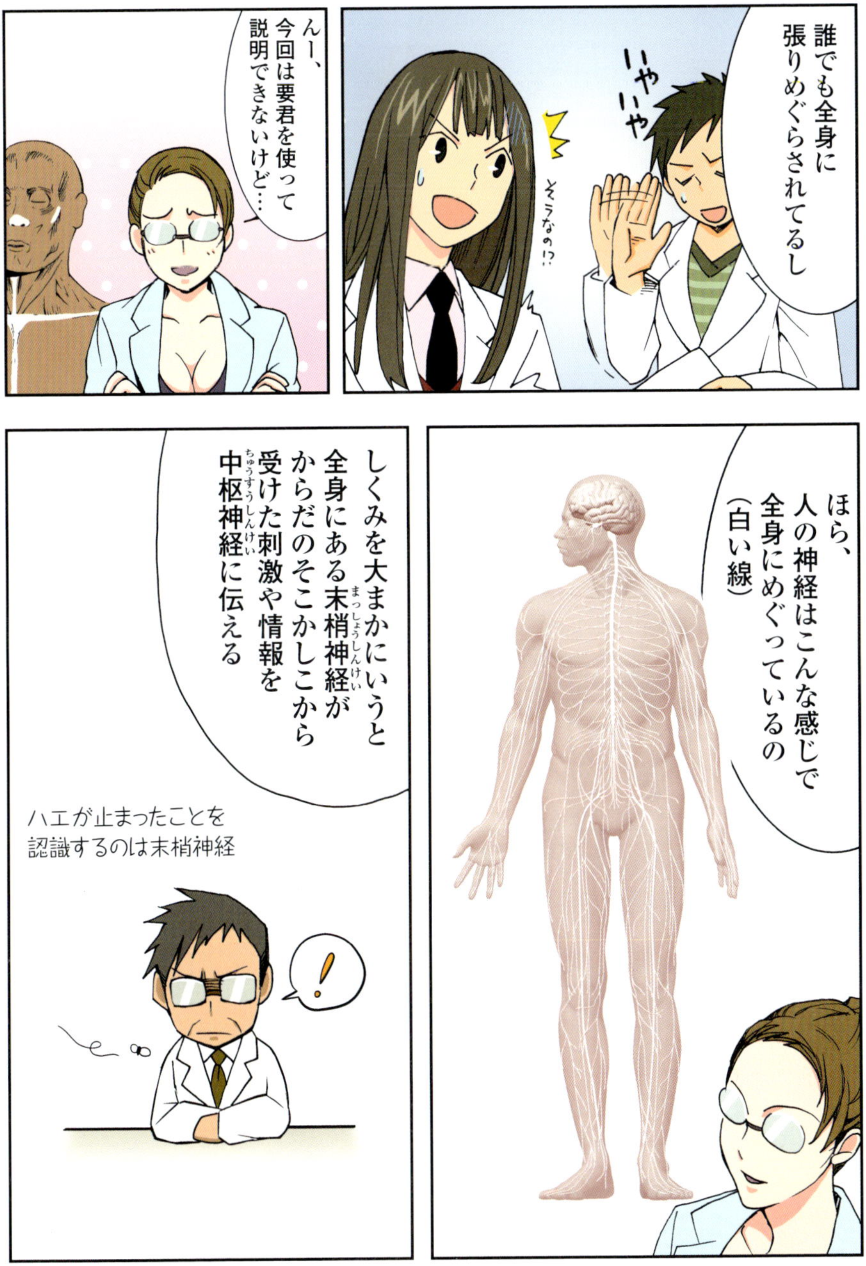

誰でも全身に張りめぐらされてるし
いやいや
そうなの!?
んー、今回は要君を使って説明できないけど…
ほら、人の神経はこんな感じで全身にめぐっているの(白い線)
しくみを大まかにいうと全身にある末梢《まっしょう》神経《しんけい》がからだのそこかしこから受けた刺激や情報を中枢《ちゅうすう》神経《しんけい》に伝える
ハエが止まったことを認識するのは末梢神経
!

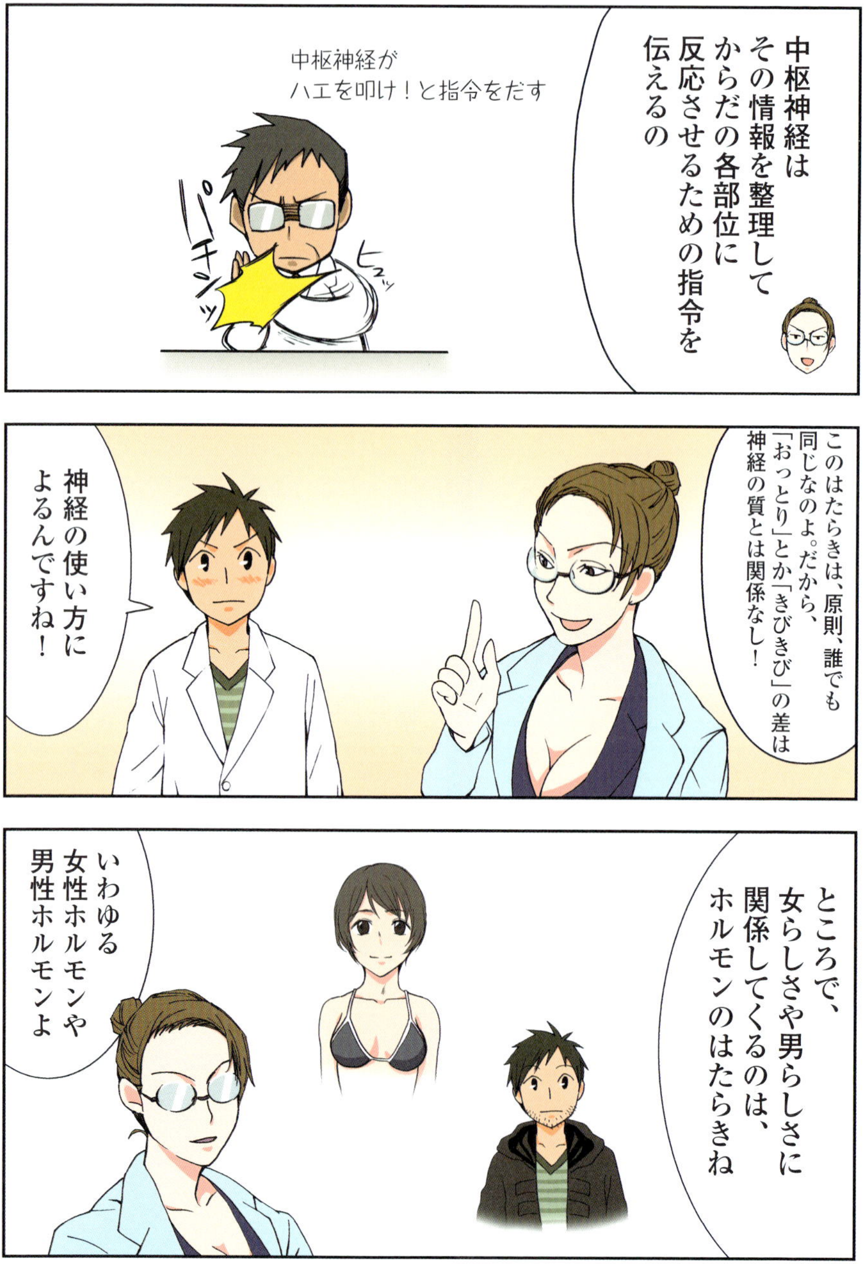
中枢神経はその情報を整理してからだの各部位に反応させるための指令を伝えるの
中枢神経がハエを叩け！と指令をだす
パチンッ
ヒュッ
このはたらきは、原則、誰でも同じなのよ。だから、「おっとり」とか「きびきび」の差は神経の質とは関係なし！
神経の使い方によるんですね！
ところで、女らしさや男らしさに関係してくるのは、ホルモンのはたらきね
いわゆる女性ホルモンや男性ホルモンよ

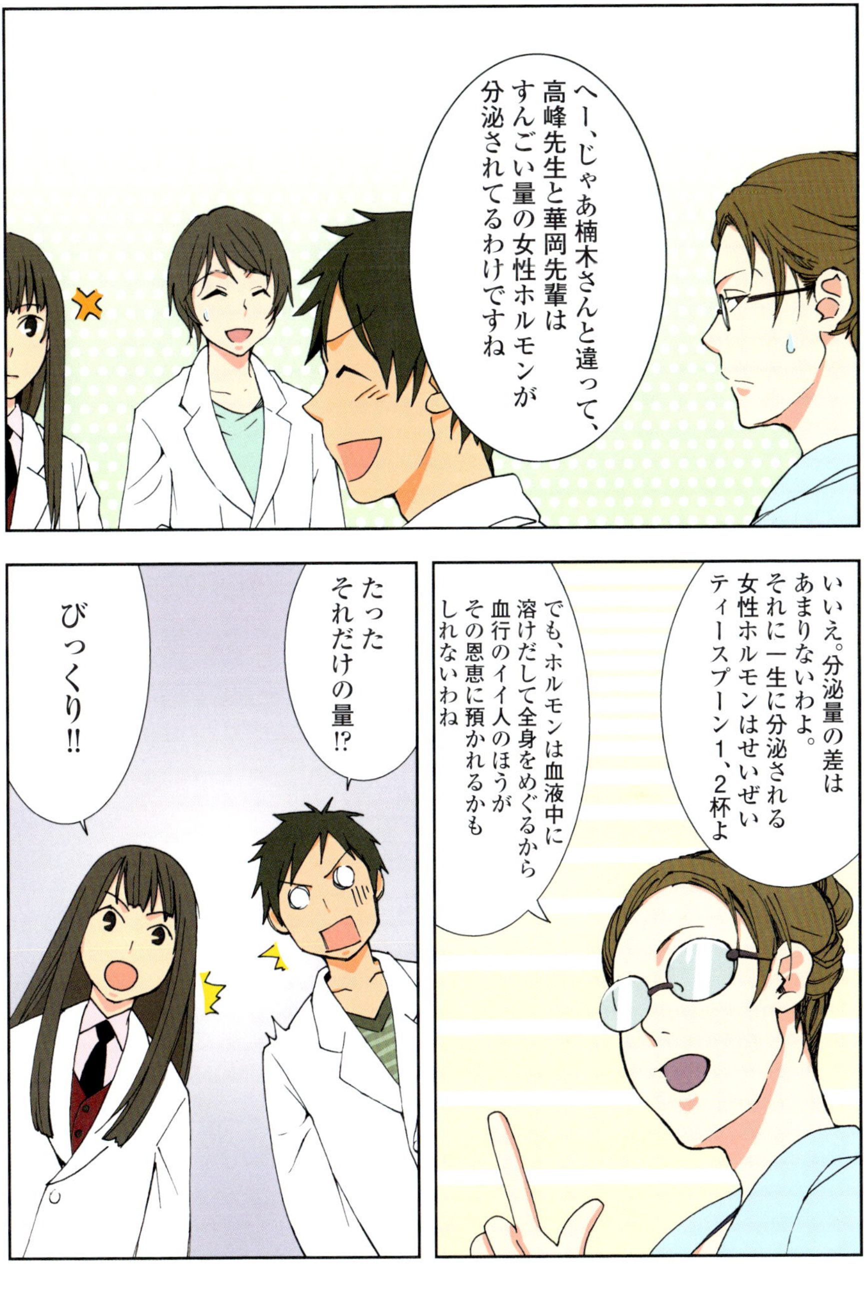
へー、じゃあ楠木さんと違って、高峰先生と華岡先輩はすんごい量の女性ホルモンが分泌されてるわけですね
いいえ。分泌量の差はあまりないわよ。それに一生に分泌される女性ホルモンはせいぜいティースプーン1、2杯よ
でも、ホルモンは血液中に溶けだして全身をめぐるから血行のイイ人のほうがその恩恵に預かれるかもしれないわね
たったそれだけの量!?
びっくり!!

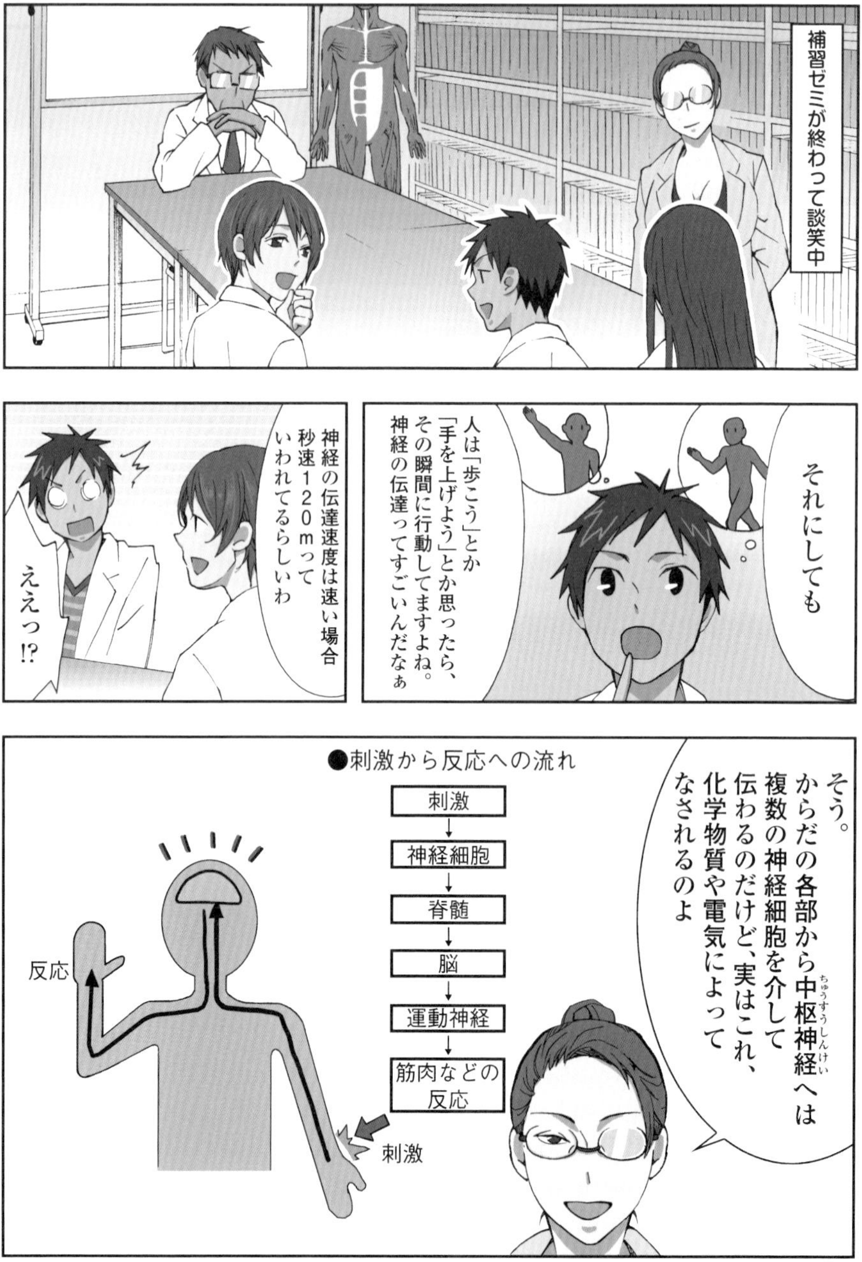
補習ゼミが終わって談笑中
それにしても
人は「歩こう」とか「手を上げよう」とか思ったら、その瞬間に行動してますよね。神経の伝達ってすごいんだなぁ
神経の伝達速度は速い場合秒速120mっていわれてるらしいわ
ええっ!?
そう。からだの各部から中枢神経《ちゅうすうしんけい》へは複数の神経細胞を介して伝わるのだけど、実はこれ、化学物質や電気によってなされるのよ
●刺激から反応への流れ
刺激
神経細胞
脊髄
脳
運動神経
筋肉などの反応
反応
刺激

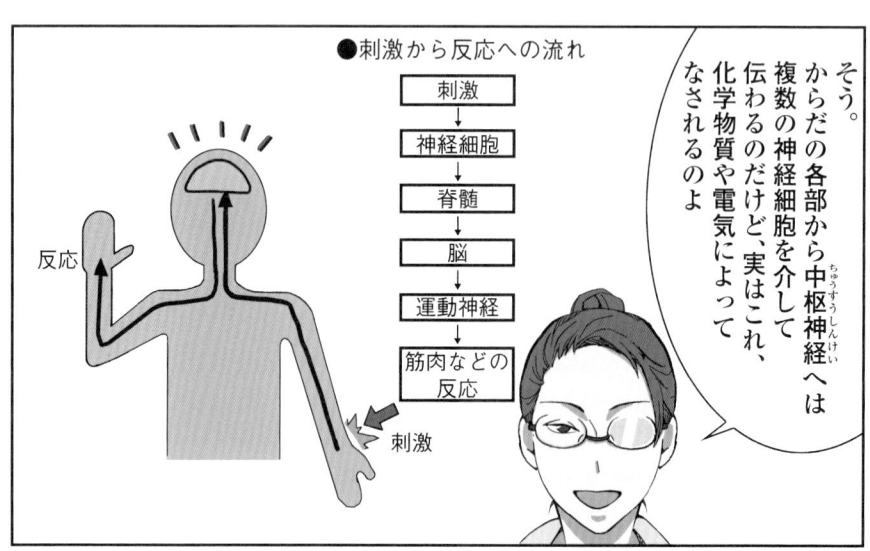

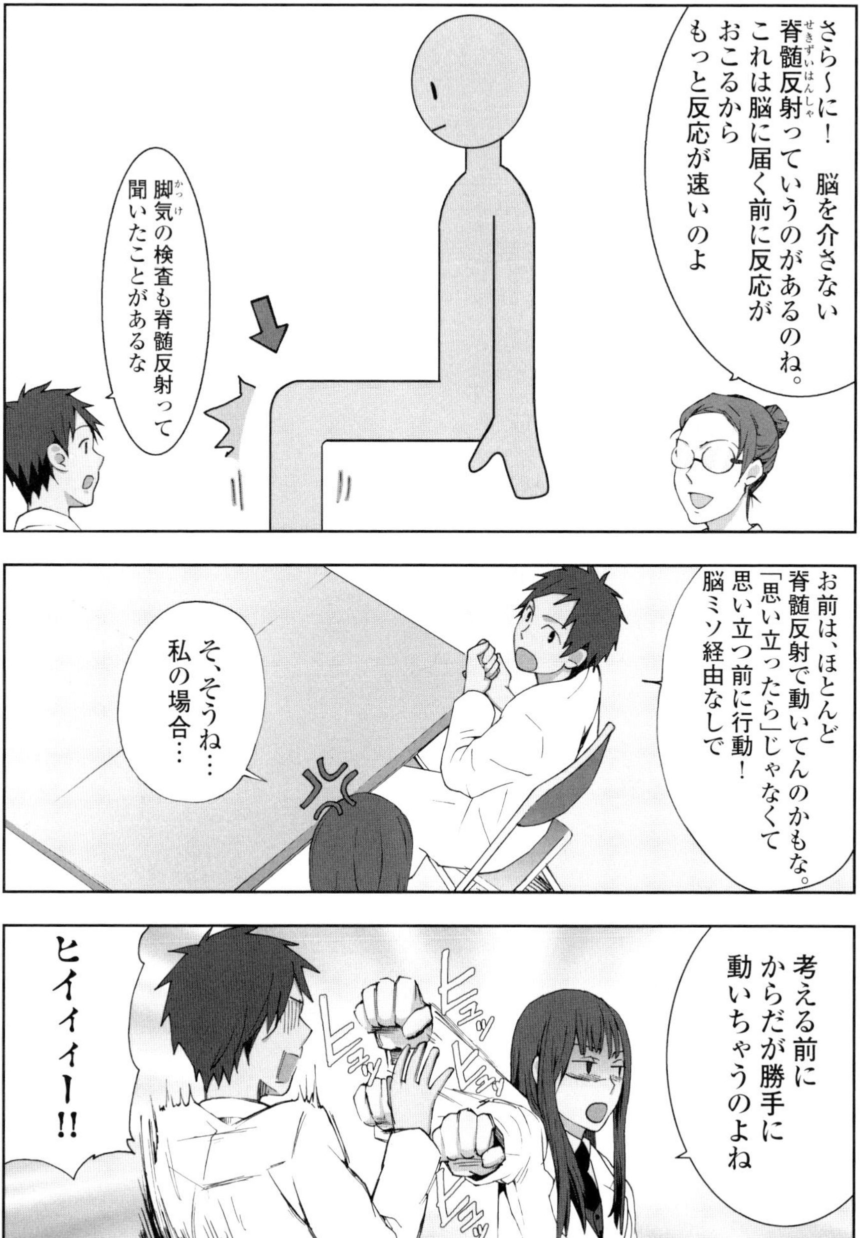
さら〜に！　脳を介さない
脊髄反射《せきずいはんしゃ》っていうのがあるのね。これは脳に届く前に反応がおこるからもっと反応が速いのよ
脚気《かっけ》の検査も脊髄反射って聞いたことがあるな
お前は、ほとんど脊髄反射で動いてんのかもな。「思い立ったら」じゃなくて思い立つ前に行動！脳ミソ経由なしで
そ、そうね…私の場合…
考える前にからだが勝手に動いちゃうのよね
ヒイイイー!!
ヒュッ
ヒュッ
ヒュッ
ヒュッ

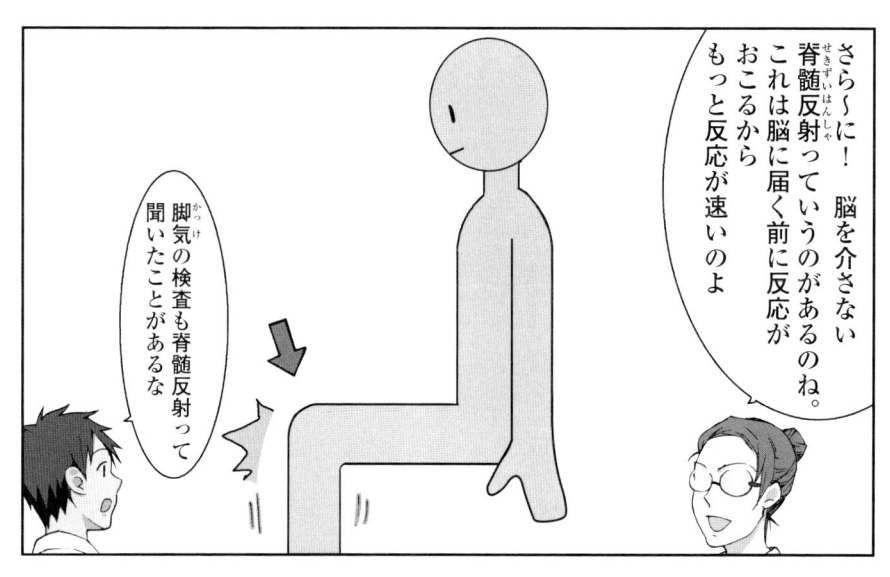

神経は頭のテッペンから脚の先まで通っている

神経は、からだの内外の状況を把握し、それに対して適切な反応をおこさせるための器官です。たとえば、からだを動かすために筋肉に命令をだして動かしているのは神経。鼻に入ってきたにおいを感じさせるのも神経。腸のうごきをコントロールするのも神経。その活動はあまりにも多岐にわたるため、いくつかの観点から分類されています。

神経の総司令官は脳と脊髄《せきずい》で、この2つを中枢神経といいます。脳は頭蓋骨《とうがいこつ》のなかに、脊髄は**脊柱**《せきちゅう》のなかにありますが、脳と脊髄はつながっており、もともと神経管という1本の管でした。それが進化の過程で一方の端が大きくふくらんで脳になり、原形をとどめている部分が脊髄になりました。このような理由から、脊髄は脳と非常に似た構造をもっています。

脊髄の断面を見ると、中心部は神経細胞が集まった灰白質《かいはくしつ》、そのまわりは神経線維が集まった白質《はくしつ》となっています。また、脳と同様に、硬《こう》膜《まく》、クモ膜、軟膜《なんまく》の3層からなる髄《ずい》膜《まく》にガードされており、脳を包む膜とひとつながりになっています。

中枢神経とつながりあってはたらいているのが末梢神経《まっしょうしんけい》です。末梢神経は、中枢神経から出て、枝分かれを繰り返しながら広がっていきます。

末梢神経は、脳につながっているか、脊髄につながっているかで分類する方法と、情報の伝わる方向や支配する部分などを含めた役割によって分類する方法で説明されることがあります。

脊柱
背骨のこと。背骨は細かい骨の集合体で、中心部分が空洞になっており、そこに神経が通っている。28ページ参照。

▪中枢神経と末梢神経

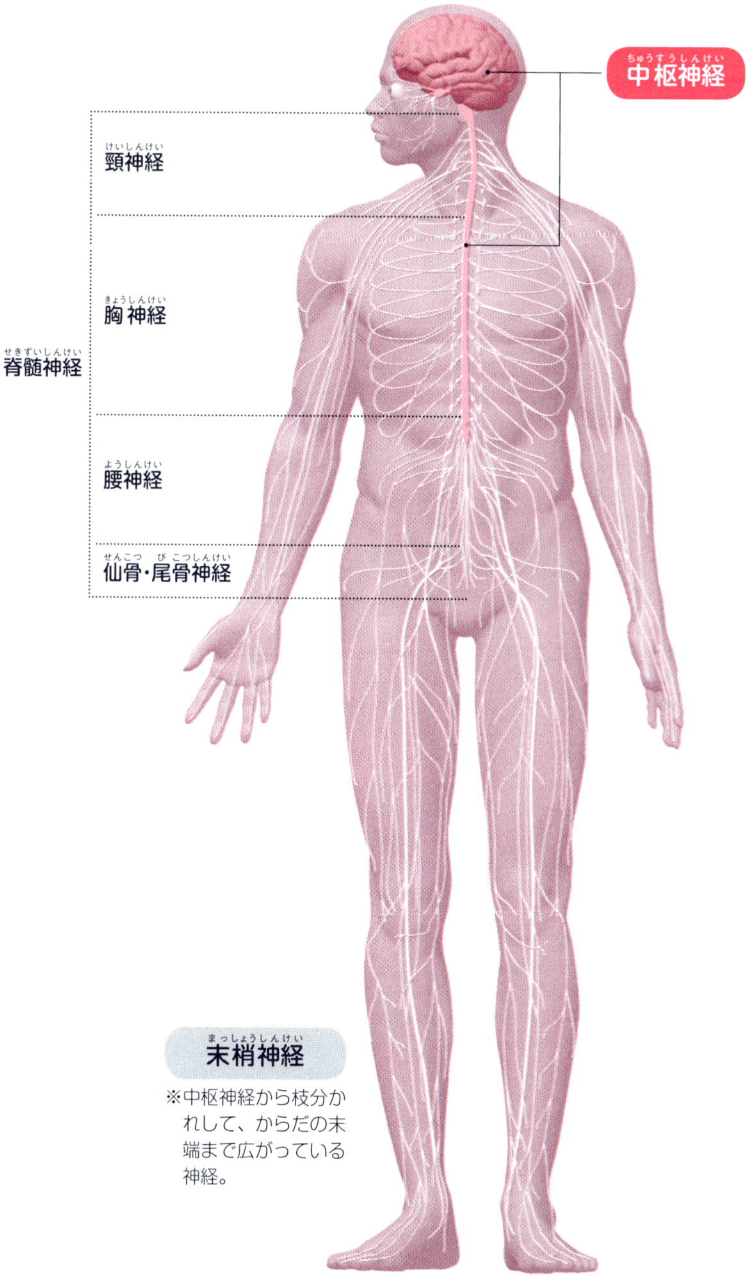

中枢神経《ちゅうすうしんけい》
頸神経《けいしんけい》
胸 神経《きょうしんけい》
脊髄神経《せきずいしんけい》
腰神経《ようしんけい》
仙骨《せんこつ》・尾骨神経《びこつしんけい》
末梢神経《まっしょうしんけい》
※中枢神経から枝分かれして、からだの末端まで広がっている神経。

秒速120mの飛脚！情報伝達のしくみ

　からだのすみずみまで張りめぐらされた神経は、神経細胞《しんけいさいぼう》と呼ばれる細い線維の集まりです。この線維、実は神経細胞がだしている長い突起なのです。突起も含めた神経細胞はニューロンとも呼ばれています。神経細胞の形はさまざまですが、そこから出る突起は**軸索**《じくさく》（神経突起《しんけいとっき》）と樹状突起《じゅじょうとっき》の2種類です。突起の数も神経細胞により異なります。

　軸索は1本だけ突出して遠くまで長く伸びていて、情報を遠くのほうに伝える役目をはたしています。樹状突起は短くて、木の枝のように張りめぐらされており、情報を受けとる役目をしています。樹状突起の一部にはほかの神経細胞の軸索の末端が接触している個所があります。この接触部分をシナプスといいます。

　では、神経細胞から神経細胞へ、情報はどのように伝わっているのでしょうか。情報の伝達は、電気信号と化学信号の組み合わせでおこなわれています。

　光や音といった外部からの刺激を受けると、目や耳などの感覚器は興奮して弱い電気信号を発します。この信号をとなりの神経細胞に伝えるのですが、シナプスによって神経細胞同士は接しているものの、直接つながってはいません。そこで、軸索の先端から神経伝達物質が放出され、樹状突起がそれを受けとることで神経細胞間を移動します。受けとった神経細胞はその物質を再び電気信号に置きかえ、次の神経細胞へと伝えていくのです。情報の信号を伝える速度は、最大で**秒速約１２０ｍ**です。

軸索
軸索は、周囲をシュワン細胞で包まれている。シュワン細胞の包み方には2種類あり、軸索をぐるぐる巻くように包む「髄鞘（ずいしょう）」と軸索を単純に抱え込む「シュワン鞘（しょう）」に分けられる。

秒速約１２０ｍ
とっさにからだを動かすような場合のスピード。

▪神経細胞(ニューロン)の構造

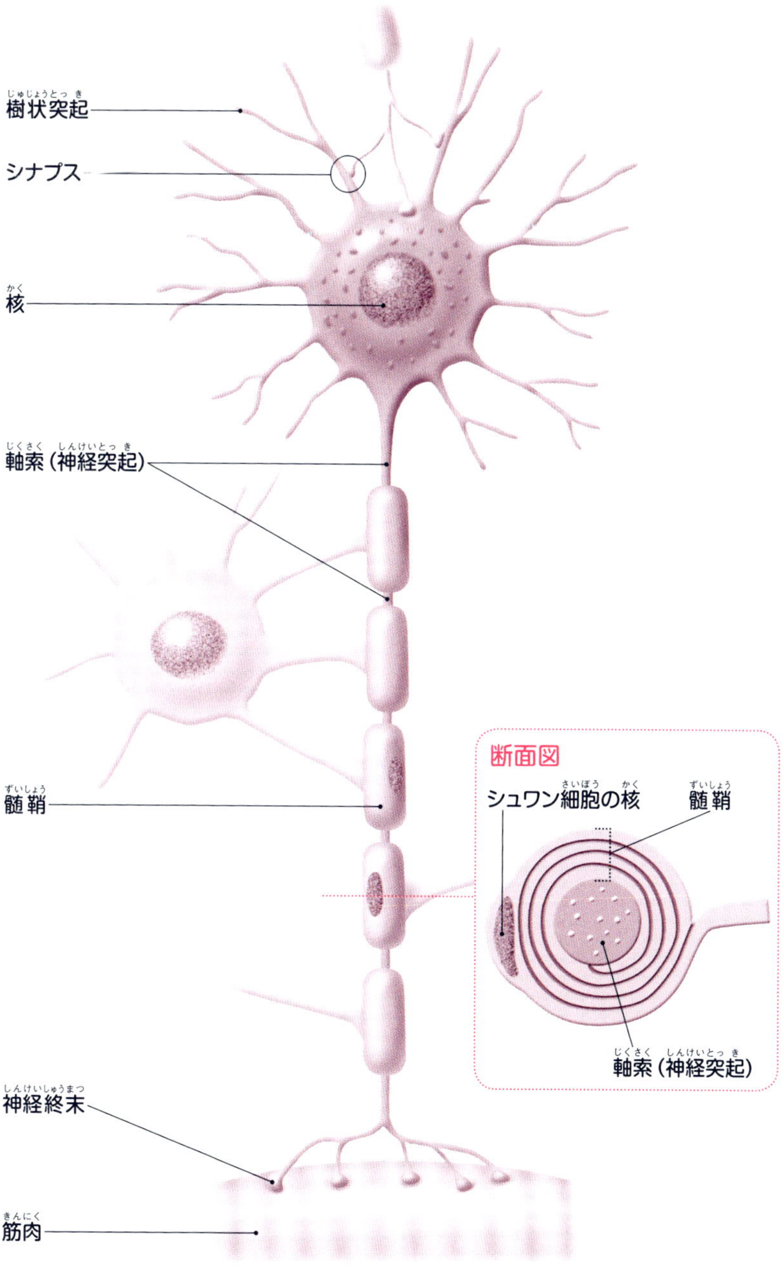
樹状突起《じゅじょうとっき》
シナプス
核《かく》
軸索《じくさく》(神経突起《しんけいとっき》)
髄鞘《ずいしょう》
神経終末《しんけいしゅうまつ》
筋肉《きんにく》
断面図
シュワン細胞《さいぼう》の核《かく》
髄鞘《ずいしょう》
軸索《じくさく》(神経突起《しんけいとっき》)

▪末梢神経の「中枢神経とのつながりによる分類」①脳神経

末梢神経を中枢神経とのつながりにおいて分類すると、脳神経と脊髄神経の2種類になります。そのうち脳神経は12本あります。

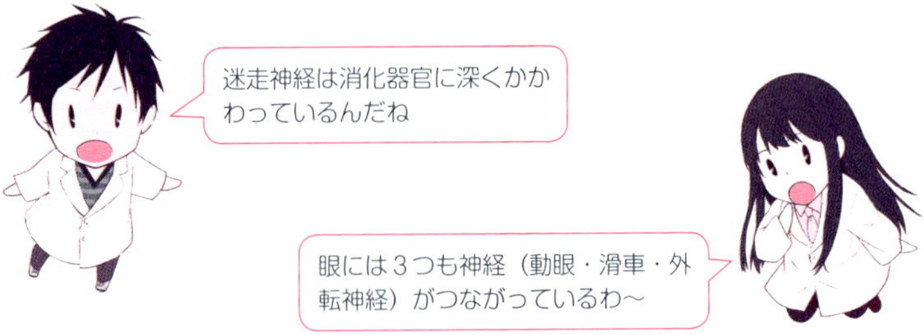

迷走神経は消化器官に深くかかわっているんだね
眼には３つも神経（動眼・滑車・外転神経）がつながっているわ～

脳を下から見た図

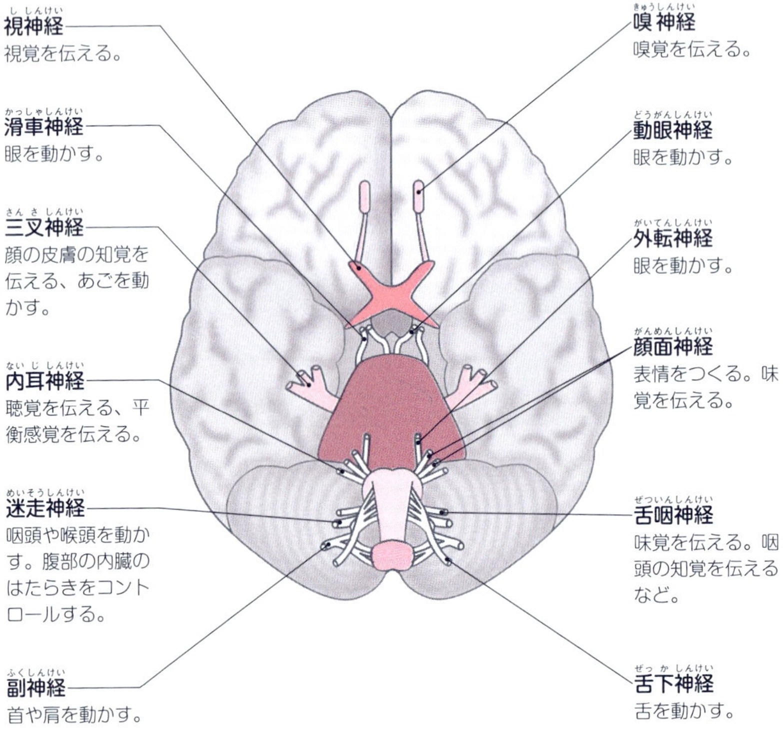

視《し》神経《しんけい》
視覚を伝える。
滑車《かっしゃ》神経《しんけい》
眼を動かす。
三叉《さんさ》神経《しんけい》
顔の皮膚の知覚を伝える、あごを動かす。
内耳《ないじ》神経《しんけい》
聴覚を伝える、平衡感覚を伝える。
迷走《めいそう》神経《しんけい》
咽頭や喉頭を動かす。腹部の内臓のはたらきをコントロールする。
副《ふく》神経《しんけい》
首や肩を動かす。
嗅《きゅう》神経《しんけい》
嗅覚を伝える。
動眼《どうがん》神経《しんけい》
眼を動かす。
外転《がいてん》神経《しんけい》
眼を動かす。
顔面《がんめん》神経《しんけい》
表情をつくる。味覚を伝える。
舌咽《ぜついん》神経《しんけい》
味覚を伝える。咽頭の知覚を伝えるなど。
舌下《ぜっか》神経《しんけい》
舌を動かす。

▪末梢神経の「中枢神経とのつながりによる分類」②脊髄神経

脊髄神経は、脊柱の両脇から左右に伸びており、これを１対と数えます。そして、31対の神経がからだのすみずみまで伸びています。

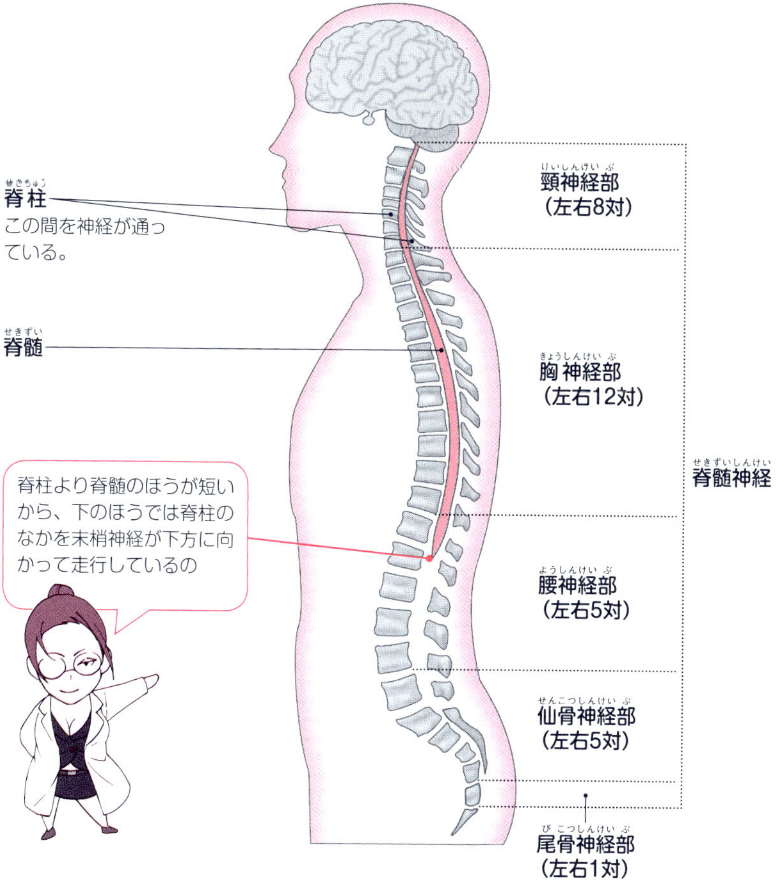

脊柱《せきちゅう》
この間を神経が通っている。
脊髄《せきずい》
脊柱より脊髄のほうが短いから、下のほうでは脊柱のなかを末梢神経が下方に向かって走行しているの
頸神経部《けいしんけいぶ》
（左右8対）
胸神経部《きょうしんけいぶ》
（左右12対）
腰神経部《ようしんけいぶ》
（左右5対）
仙骨神経部《せんこつしんけいぶ》
（左右5対）
尾骨神経部《びこつしんけいぶ》
（左右1対）
脊髄神経《せきずいしんけい》

！ 脊髄が指令を下す「反射」

脊髄は大脳からの指令を整理して、からだの各部へ伝えるはたらきがあります。大脳からの指令は脊髄経由でからだへ、からだの情報は脊髄経由で大脳へと伝わるしくみになっています。

しかし、とっさに危険から身を守るときには、脳の指令を待たずに脊髄が運動を起こし、反応することがあります。これを「反射」といいます。

▪末梢神経の「役割による分類」①体性神経

末梢神経を役割によって分類することもあります。からだを動かす、刺激を感じるといった役割をもち、情報の伝わる方向で分類したのが「体性神経」で、支配しているパーツを状況に応じて変化させる役割をもつのが「自律神経」です。

末梢神経を役割で分類すると、

末梢神経
- ①体性神経…意識にのぼる知覚や運動をコントロールする神経
  - A 運動神経
  - B 知覚神経
- ②自律神経…意識にのぼることなく生命を維持している
  - C 交感神経
  - D 副交感神経

A 運動神経 ——中枢神経の指令を全身の筋肉に伝え、からだを動かす

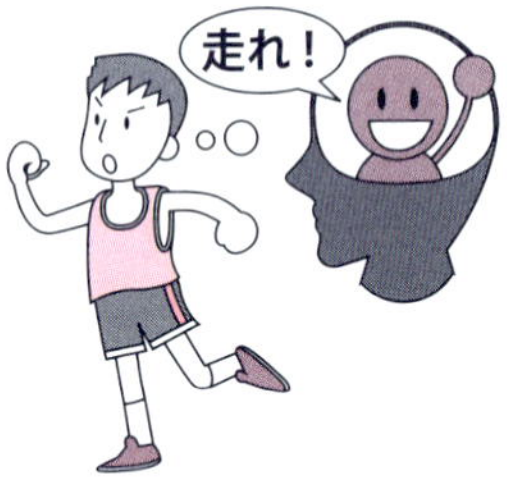
走れ！

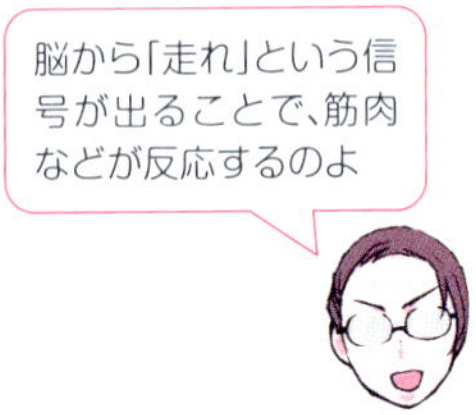
脳から「走れ」という信号が出ることで、筋肉などが反応するのよ

B 知覚神経 ——皮膚が受けた刺激を中枢神経に伝える

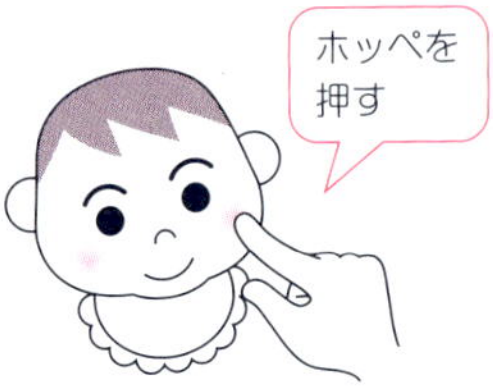
ホッペを押す

触覚

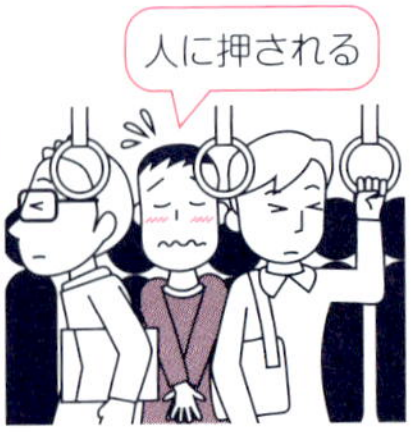
人に押される

圧覚

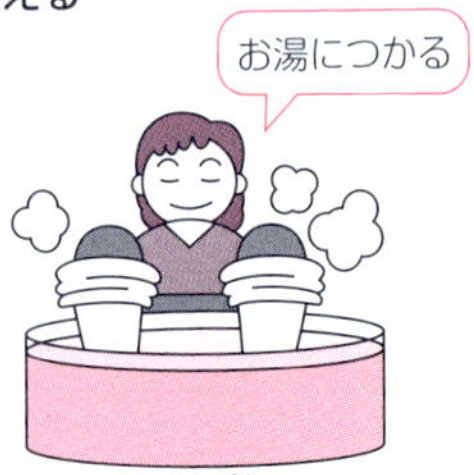
お湯につかる

温覚

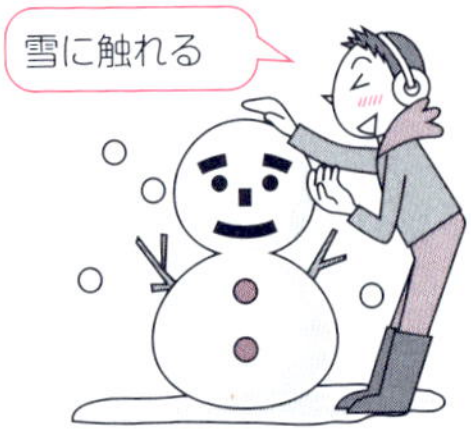
雪に触れる

冷覚

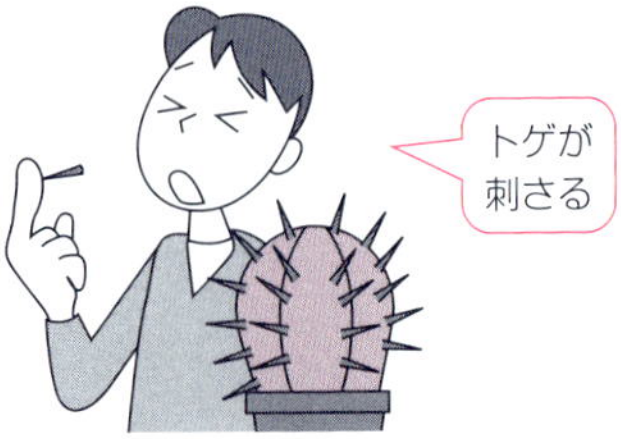
トゲが刺さる

痛覚

■末梢神経の「役割による分類」②自律神経

自律神経は、動物的な体性神経との対比で植物的な神経ともいわれています。また、自律神経は交感神経と副交感神経に分けられ、多くの場合、両方の神経は逆方向にはたらきます。

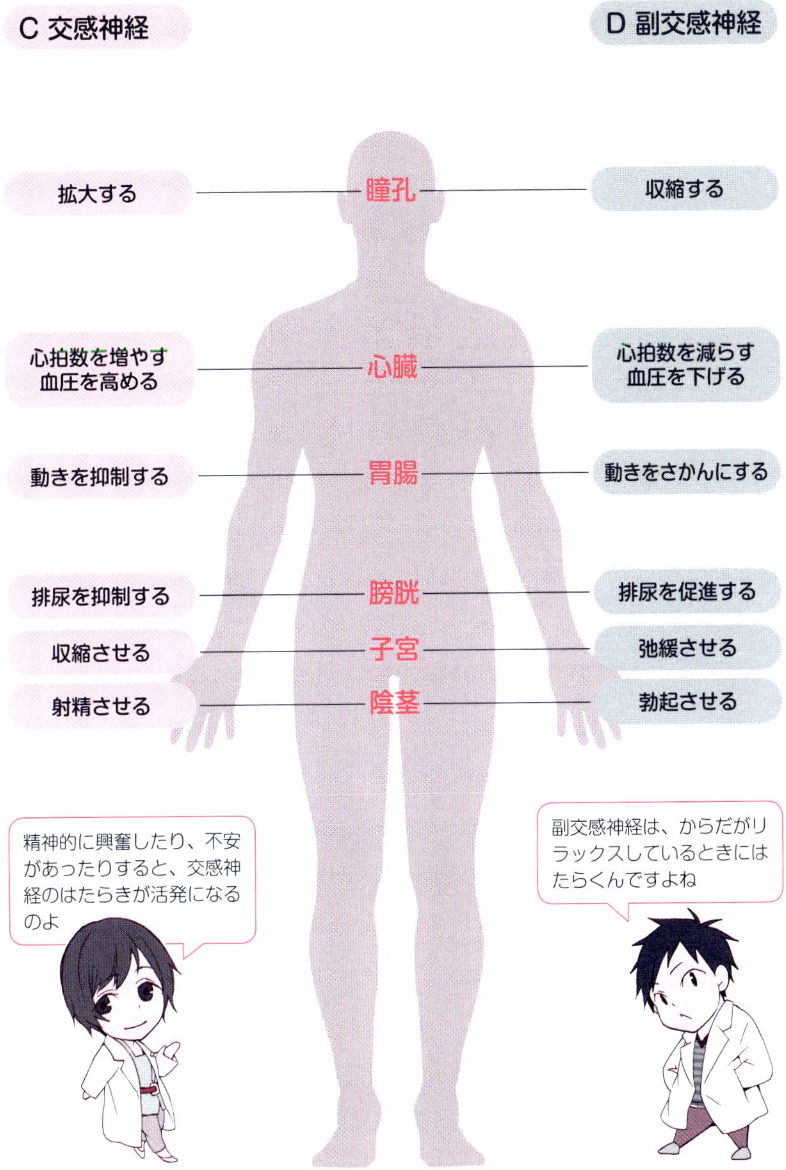
C 交感神経
D 副交感神経
瞳孔
拡大する
収縮する
心臓
心拍数を増やす 血圧を高める
心拍数を減らす 血圧を下げる
胃腸
動きを抑制する
動きをさかんにする
膀胱
排尿を抑制する
排尿を促進する
子宮
収縮させる
弛緩させる
陰茎
射精させる
勃起させる
精神的に興奮したり、不安があったりすると、交感神経のはたらきが活発になるのよ
副交感神経は、からだがリラックスしているときにはたらくんですよね

全身の血管は日本列島１往復半の長さ！

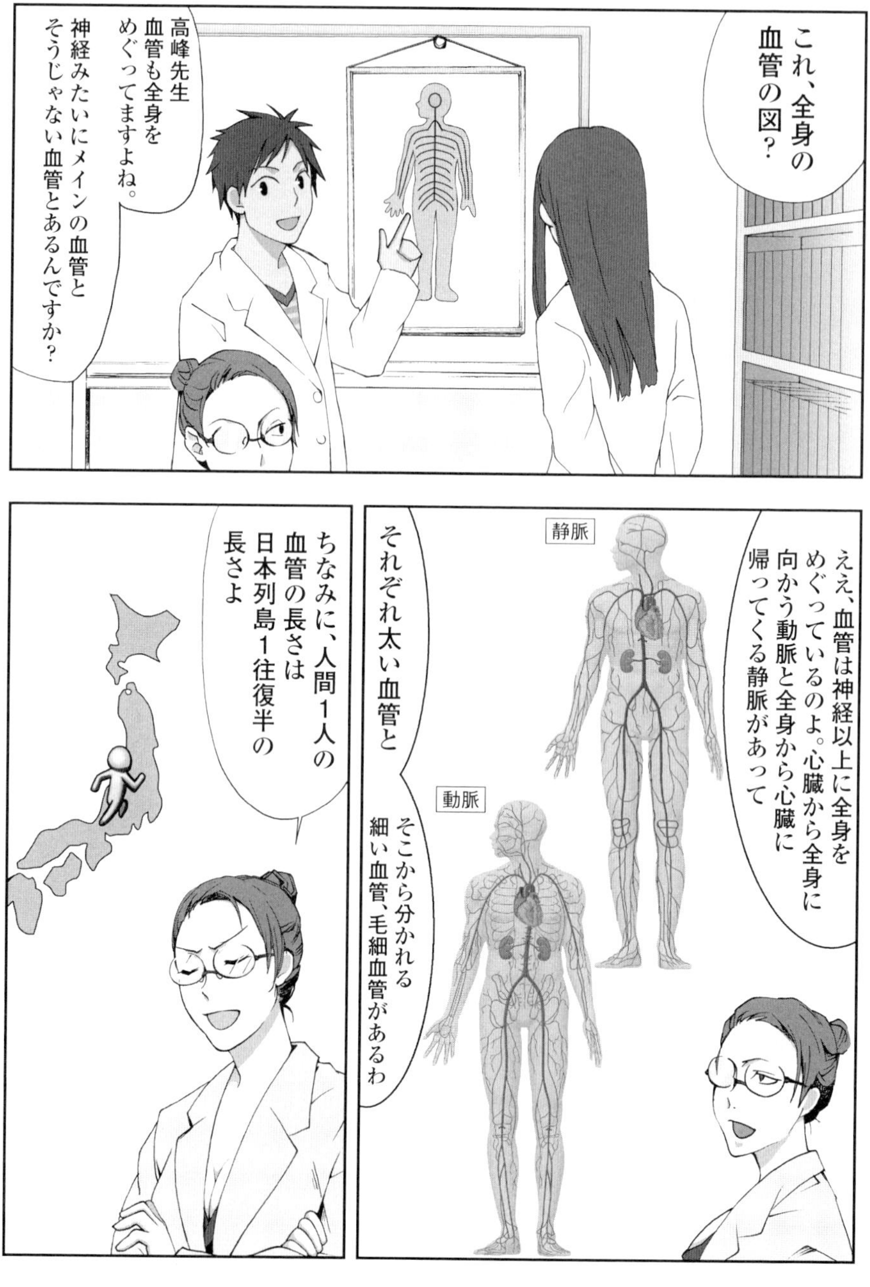
これ、全身の血管の図？
高峰先生 血管も全身をめぐってますよね。神経みたいにメインの血管とそうじゃない血管とあるんですか？
ええ、血管は神経以上に全身をめぐっているのよ。心臓から全身に向かう動脈と全身から心臓に帰ってくる静脈があって
静脈
動脈
それぞれ太い血管と
そこから分かれる細い血管、毛細血管があるわ
ちなみに、人間1人の血管の長さは日本列島1往復半の長さよ

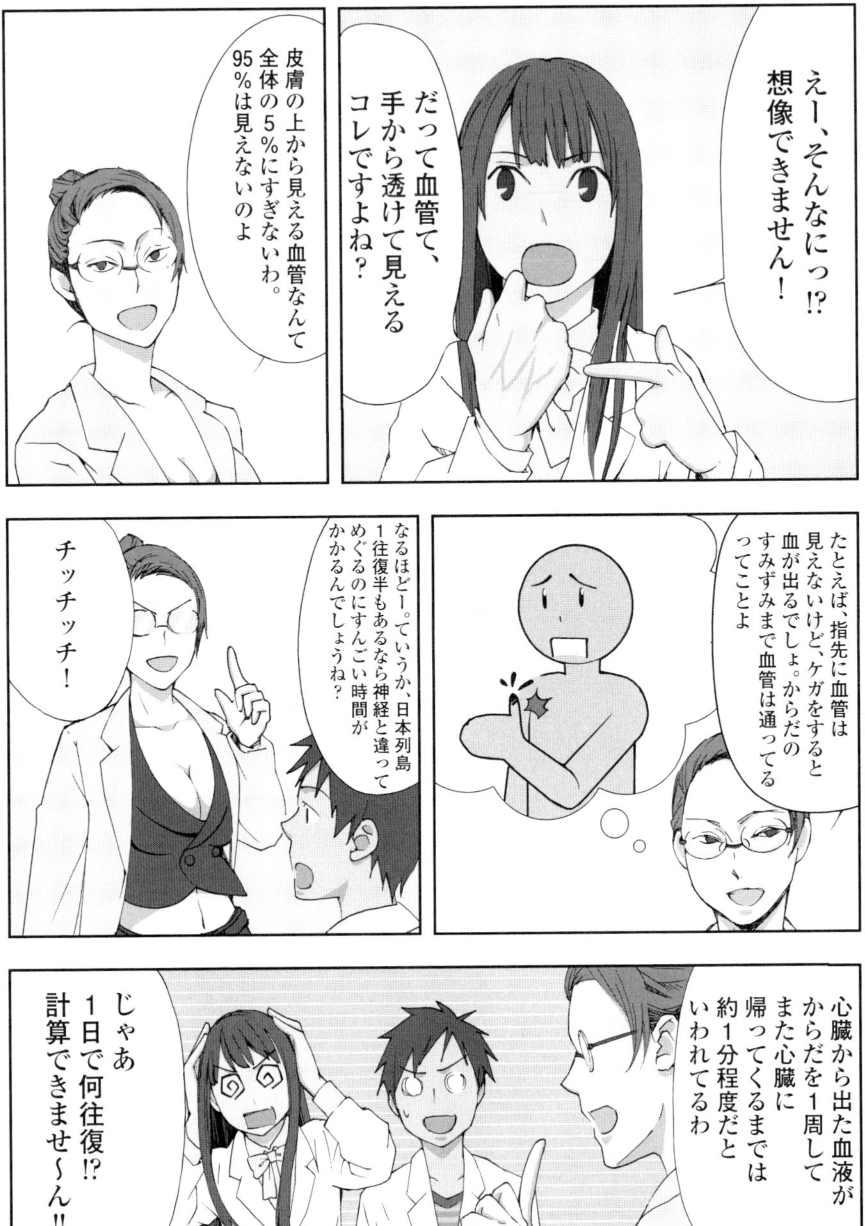
えー、そんなにっ!? 想像できません！
だって血管て、手から透けて見えるコレですよね？
皮膚の上から見える血管なんて全体の5％にすぎないわ。95％は見えないのよ
たとえば、指先に血管は見えないけど、ケガをすると血が出るでしょ。からだのすみずみまで血管は通ってるってことよ
なるほどー。ていうか、日本列島1往復半もあるなら神経と違ってめぐるのにすんごい時間がかかるんでしょうね？
チッチッチ！
心臓から出た血液がからだを1周してまた心臓に帰ってくるまでは約1分程度だといわれてるわ
じゃあ1日で何往復!? 計算できませ～ん!!

だんだんと細くなっていく動脈

全身をくまなくめぐる血管は全長約６０００㎞、日本列島の約３倍の長さの血液輸送路です。心臓から送りだされた、酸素や栄養分を含む血液の運搬路である動脈と、末端でガス交換をおこなっている毛細血管、二酸化炭素や老廃物を回収して肺へ戻る静脈の３種類があります。

動脈を一番太い部分から見ていきましょう。心臓から出た動脈は直径約３㎝の太さがあります。上行大動《じょうこうだいどう》脈《みゃく》です。すぐに大きく孤を描く大動《だいどう》脈弓《みゃくきゅう》となり、１８０度向きをかえ下行大動脈《かこうだいどうみゃく》となります。この間にも枝分かれははじまっています。大動脈弓から枝分かれをした総頸動脈《そうけいどうみゃく》は頭部に血液を供給し、鎖骨下動脈《さこつかどうみゃく》は上肢に血液を供給しています。

下行大動脈はいくつも分枝しながら下へ向かう途中で胸大動脈《きょうだいどうみゃく》、腹大《ふくだい》動脈《どうみゃく》と名称がかわります。腹大動脈は左右の総腸骨動脈《そうちょうこつどうみゃく》となります。

動脈は何回も枝分かれをしてだんだん細くなり、毛細血管の直前には髪の毛よりも細い細動脈になります。

血液を心臓よりも上にある大事な脳へ届けるため、また末端の毛細血管までくまなく届けるために、心臓のポンプと大動脈の壁にある**弾性線《だんせいせん》維《い》**が協力し合って血液を送っています。

心臓が血液を送りだすときに血管にかかる圧力が**最高血圧**です。血圧は心臓に近いほど高く、毛細血管では１００分の１以下に下がっています。動脈の場所によって血圧が異なるため、測定する場所は、上腕動《じょうわんどう》脈《みゃく》と統一されています。

弾性線維
弾力のある線維。この線維を壁にもつことから、大動脈は弾性動脈とも呼ばれる。

最高血圧
血管に異変がおこると、血圧が高くなるなどの変化がみられる。また、最低血圧は心臓が血液を取り込むときに血管にかかる圧力。

▪全身のおもな動脈

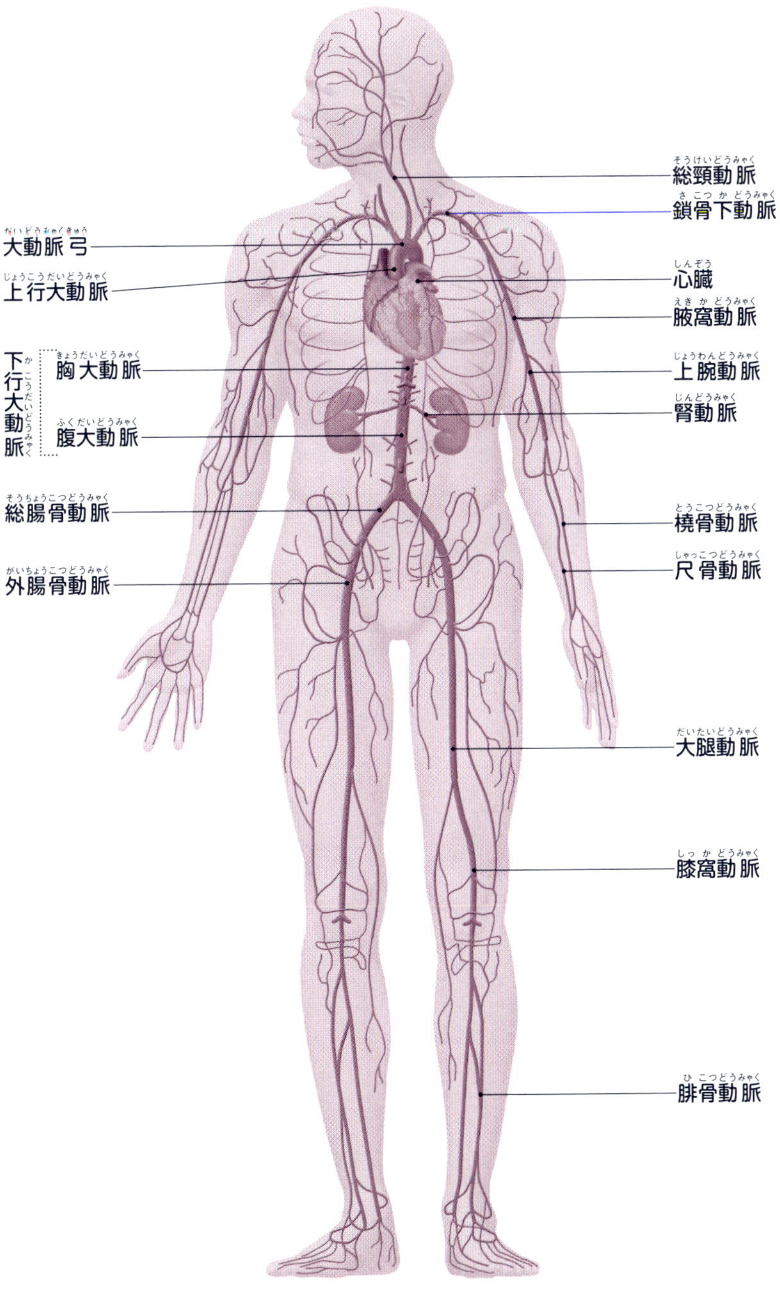

総頸動脈《そうけいどうみゃく》
鎖骨下動脈《さこつかどうみゃく》
大動脈弓《だいどうみゃくきゅう》
上行大動脈《じょうこうだいどうみゃく》
心臓《しんぞう》
腋窩動脈《えきかどうみゃく》
下行大動脈《かこうだいどうみゃく》
胸大動脈《きょうだいどうみゃく》
上腕動脈《じょうわんどうみゃく》
腎動脈《じんどうみゃく》
腹大動脈《ふくだいどうみゃく》
総腸骨動脈《そうちょうこつどうみゃく》
橈骨動脈《とうこつどうみゃく》
尺骨動脈《しゃっこつどうみゃく》
外腸骨動脈《がいちょうこつどうみゃく》
大腿動脈《だいたいどうみゃく》
膝窩動脈《しっかどうみゃく》
腓骨動脈《ひこつどうみゃく》

コツコツと血液を集める静脈

動脈を流れる血液はからだの末端で毛細血管へと流れ込み、静脈を通って心臓へ戻っていきます。勢いよく流れる動脈とは対象的に、静脈を流れる血液はゆったりしています。その流れは確実に心臓へ向かっており、逆流することはありません。

静脈のなかでもっとも太いのは上肢をめぐった血液が合流する上大静《じょうだいじょう》脈《みゃく》と、下肢の血液が合流する下《か》大《だい》静脈《じょうみゃく》の2本です。また、静脈には、動脈に伴行する深静脈《しんじょうみゃく》と独立して流れる皮静脈《ひじょうみゃく》の2種類があります。

頭部の血液は外頸静脈《がいけいじょうみゃく》と内頸静《ないけいじょう》脈《みゃく》に集まります。**手背**《しゅはい》や**前腕**《ぜんわん》には皮静脈がみられ、深静脈の腋窩静脈《えきかじょうみゃく》や上腕静脈《じょうわんじょうみゃく》などに集まり、鎖骨下《さこつか》静脈《じょうみゃく》へと流れ込みます。鎖骨下静脈には**体壁**《たいへき》からの静脈も合流し、内頸静脈とも合流して左右の腕頭静《わんとうじょう》脈《みゃく》となり、上大静脈に注ぎます。

下肢の皮静脈のうち特に太いのは、膝窩静脈《しっかじょうみゃく》に流れ込む小伏在静脈《しょうふくざいじょうみゃく》と大腿静脈《だいたいじょうみゃく》に注ぐ大伏在静脈《だいふくざいじょうみゃく》です。下肢の血液は外腸骨静脈《がいちょうこつじょうみゃく》に集まり、**骨盤内臓**の血液が集まる内腸《ないちょう》骨静脈《こつじょうみゃく》と合流して、総腸骨静脈《そうちょうこつじょうみゃく》となります。そして左右の総腸骨静脈が合流して下大静脈となるのです。

動脈は皮膚の深いところを通っているため、ほとんど見ることはできませんが、静脈は皮膚に透けて見える部分があります。血液の流れがゆったりしている、血管の壁が動脈に比べて薄い、全身をまわったために体内のさまざまな情報がつまっている、といった理由から、一般に採血するときは静脈が使われます。

手背
手の甲のこと。

前腕
手首からヒジまでの部分。肩からヒジまでの上腕と合わせて腕と呼ぶ。

体壁
内臓を包む筋層や皮膚などの部分のこと。

骨盤内臓
骨盤の内側の空間である骨盤腔（こつばんくう）に収められている内臓のこと。膀胱、直腸、子宮などをさす。

■全身のおもな静脈

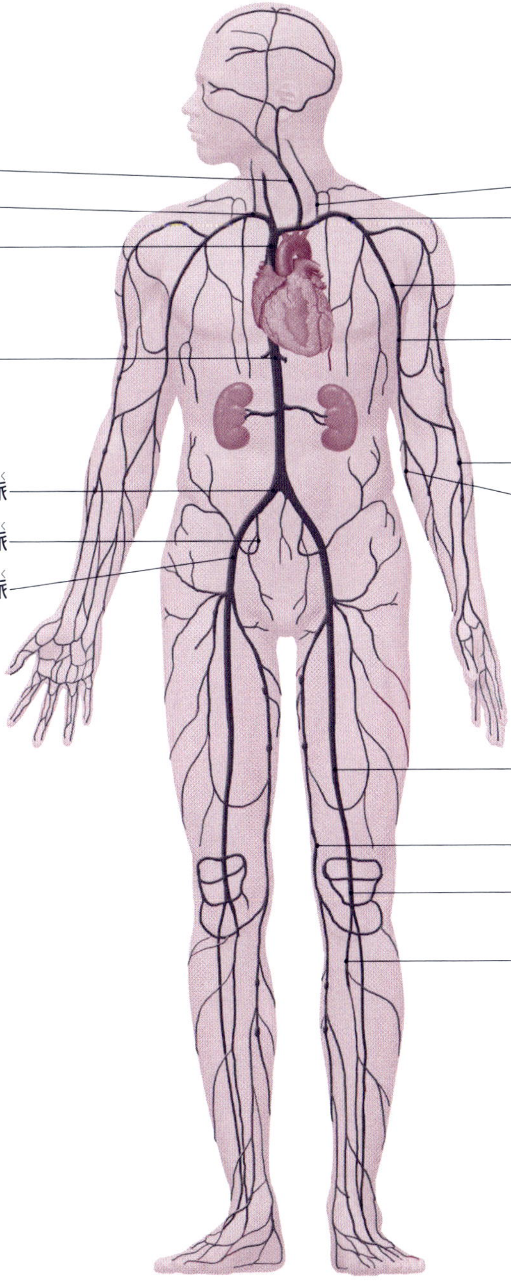
内頸静脈《ないけいじょうみゃく》
腕頭静脈《わんとうじょうみゃく》
上大静脈《じょうだいじょうみゃく》
下大静脈《かだいじょうみゃく》
総腸骨静脈《そうちょうこつじょうみゃく》
内腸骨静脈《ないちょうこつじょうみゃく》
外腸骨静脈《がいちょうこつじょうみゃく》
外頸静脈《がいけいじょうみゃく》
鎖骨下静脈《さこつかじょうみゃく》
腋窩静脈《えきかじょうみゃく》
上腕静脈《じょうわんじょうみゃく》
橈側皮静脈《とうそくひじょうみゃく》
尺側皮静脈《しゃくそくひじょうみゃく》
大腿静脈《だいたいじょうみゃく》
大伏在静脈《だいふくざいじょうみゃく》
膝窩静脈《しっかじょうみゃく》
小伏在静脈《しょうふくざいじょうみゃく》

■血液を送るしくみ

動脈と静脈は基本的に３層構造になっています。血管が細くなるにつれて、各層が薄くなっていき、中膜がなくなります。さらに細くなると外膜もなくなり、内膜のみになります。

動脈の血管

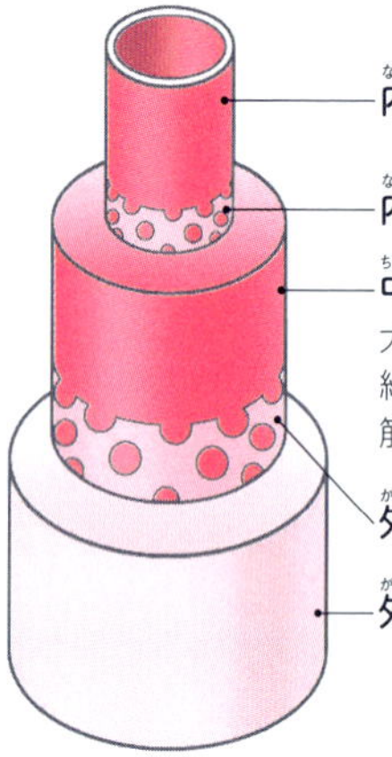

内膜《ないまく》
内弾性板《ないだんせいばん》
中膜《ちゅうまく》
大動脈では弾性線維、細くなると平滑筋が走っている。
外弾性板《がいだんせいばん》
外膜《がいまく》

特徴

- 心臓のポンプの力で、動脈のなかを血液は勢いよく流れていく。
- 大動脈はゴムのように伸縮する弾性線維と内・外弾性板が層になって存在し、心臓の拍動の衝撃を受けとり、やわらげるはたらきをしている。
- 動脈が細くなるにつれ、弾性線維は乏しくなり、かわりに平滑筋が多く含まれるようになる。
- 平滑筋が緊張して血管の太さを調節することで血流を決め、流れの速さやどこに多く血液を流すかという分配を調節している。

静脈の血管

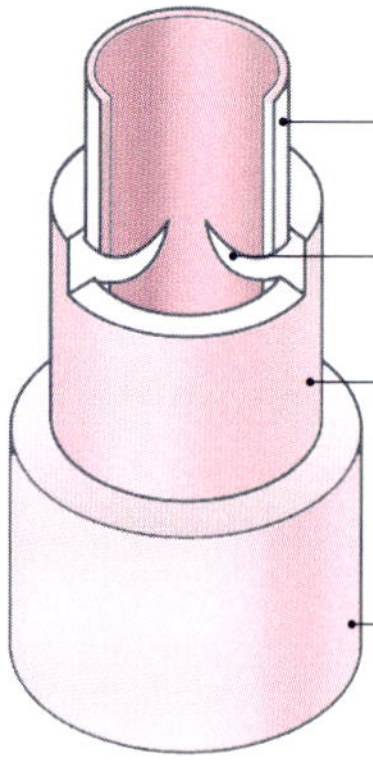

内膜《ないまく》
弁《べん》
中膜《ちゅうまく》
外膜《がいまく》

特徴

- 静脈は、からだを動かしたときにできる小さな圧力差を利用して、静かに流れる。
- 内膜がヒダ状になった弁がある。この弁が逆流を防いでいる。
- 弁のない部分でも、血圧の高いほうから低いほうへと流れ、逆流することはない。
- 動脈のような弾性線維や平滑筋があまりみられない。

■毛細血管のしくみ

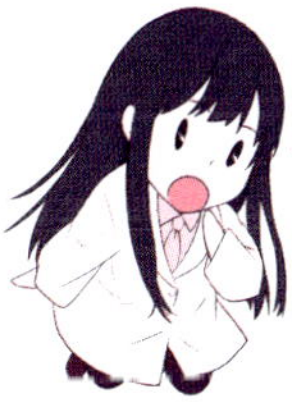
毛細血管の太さは血液中の細胞がかろうじて通れる10ミクロンほどだって！　そのなかを血液は毎秒1㎜でゆったりと流れているらしいわよ

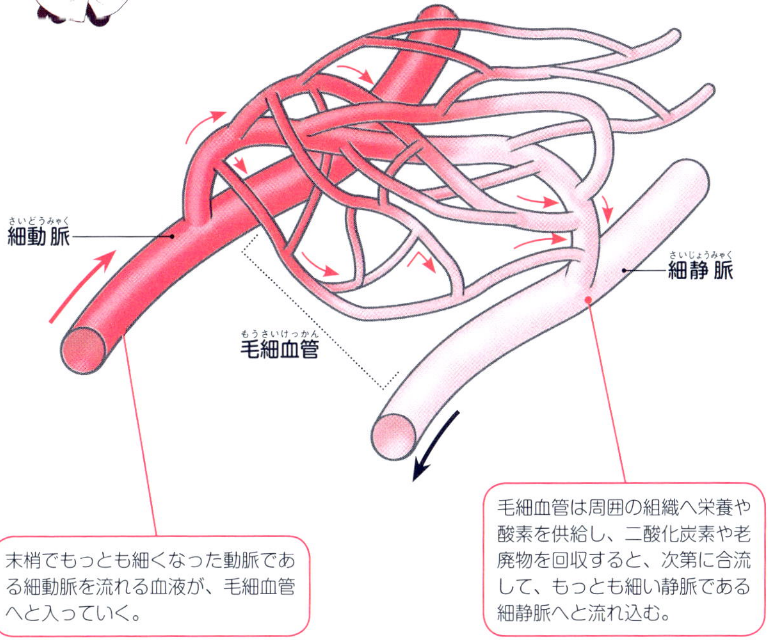
細動脈《さいどうみゃく》
細静脈《さいじょうみゃく》
毛細血管《もうさいけっかん》
末梢でもっとも細くなった動脈である細動脈を流れる血液が、毛細血管へと入っていく。
毛細血管は周囲の組織へ栄養や酸素を供給し、二酸化炭素や老廃物を回収すると、次第に合流して、もっとも細い静脈である細静脈へと流れ込む。

！ 静脈の分布パターンで生体認証《せいたいにんしょう》

生体認証とは、バイオメトリクス認証とも呼ばれ、人によって固有の情報をもつ身体的特徴によって本人確認をする認証方式のことです。代表的なものに指紋があげられますが、研究が進み、眼球の虹彩や静脈などによる認証も実用化されています。

一部の金融機関では、ATM（現金自動預払機）の生体認証装置に、事前に静脈の情報を登録した指をかざしてから、暗証番号を入力して手続きをおこなう生体認証機能つきのキャッシュカードが採用されています。

•血液はさまざまな細胞を含んだ液体

わたしたちのからだを構成している細胞は、生きていくために酸素や栄養分を取り入れ、二酸化炭素や老廃物を出しています。この細胞の環境を上手に保っているのが、血液です。体重の約7、8％を占める血液は、血管を介して全身をめぐっています。

血液の成分

約55%
約45%
血漿（液体成分）約55%
血小板＋白血球　約1%
赤血球約 44%
血球（細胞成分）約45%

液体成分のことを血漿（けっしょう）という。血漿は薄い黄色の液体で、約90%が水だが、残りの成分は塩素やナトリウム、ブドウ糖、アミノ酸、脂質、さまざまなたんぱく質などが含まれている。

血球と総称される細胞成分には、
- ヘモグロビンという鉄を含む色素
- たんぱく質からなる赤血球
- 顆粒球やリンパ球などからなる白血球
- 止血などで活躍する血小板

などがある。

赤血球

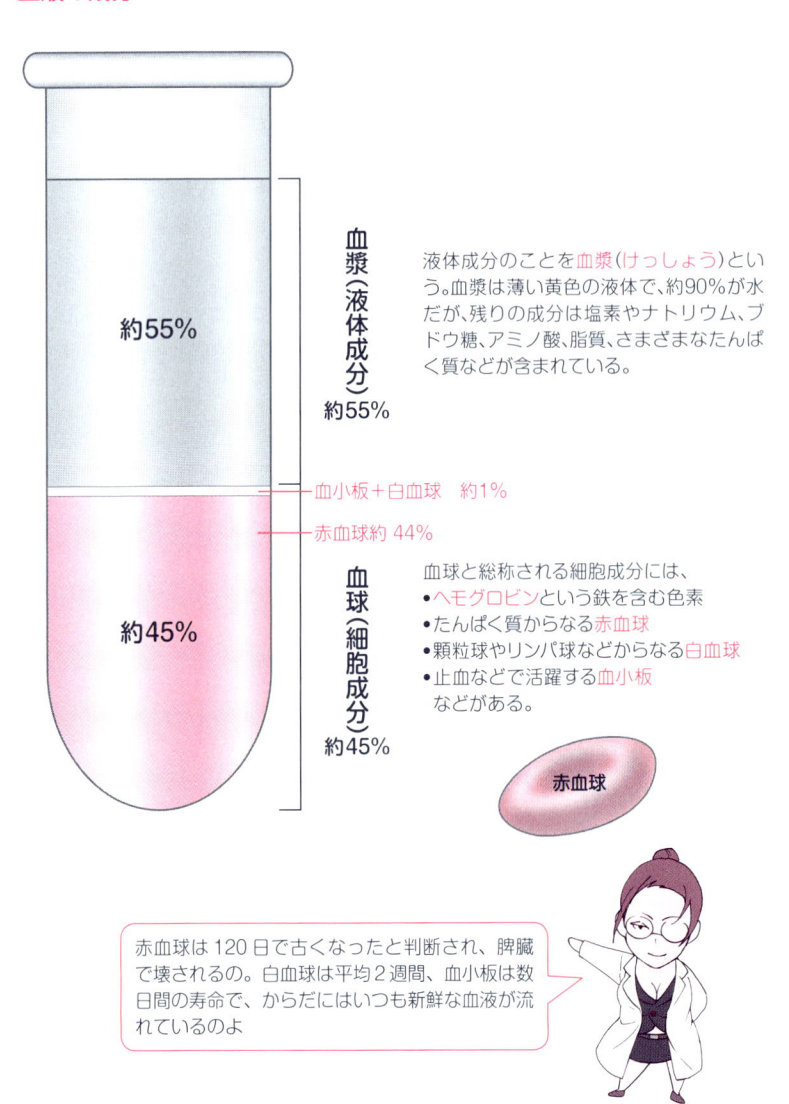

赤血球は 120 日で古くなったと判断され、脾臓で壊されるの。白血球は平均２週間、血小板は数日間の寿命で、からだにはいつも新鮮な血液が流れているのよ

■血液のはたらき

血液はからだの内部環境を整えるために、さまざまなはたらきをしています。いろいろなものを運ぶ仕事をメインにしつつ、受けとる、調整する……一定の状態をキープするためなら、なんでもやる便利屋さんです。

酸素と二酸化炭素の運搬

赤血球のなかのヘモグロビンは酸素と結びついて、からだのすみずみへと運ぶ。酸素を届け終わると、二酸化炭素と結びついて心臓へと持ち帰る。

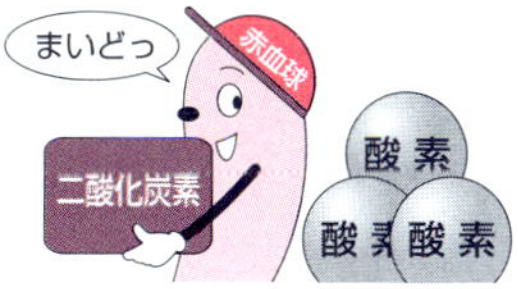

栄養分の運搬

血漿に含まれた栄養分がからだ中に運ばれ、老廃物が回収される。

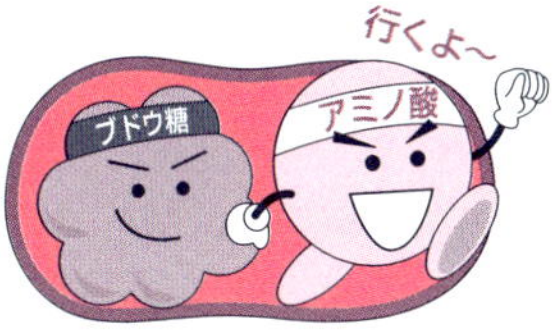

ホルモンの運搬

内分泌腺から分泌されて全身の細胞にはたらきかけるホルモンも、血漿に含まれ、運ばれていく。

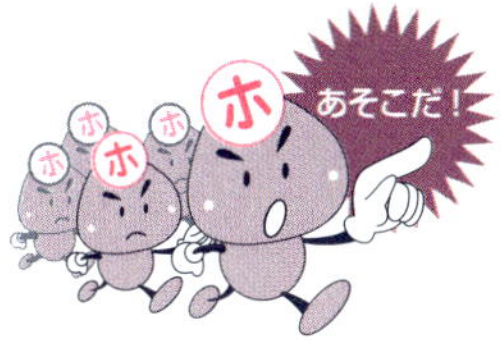

血管の傷の修理

血管に傷がつくと血小板が集まり、傷口を一時的にふさぐ。そこへフィブリノーゲンというたんぱく質が糸状に変化して、その糸の網目に赤血球などがからみついて、傷口がふさがれ、出血が止まる。

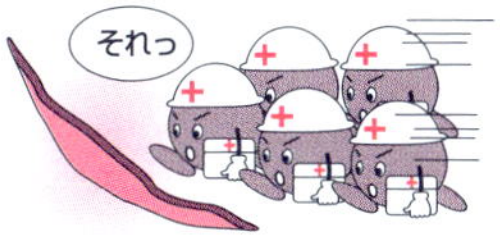

細菌・ウイルスの防御

外から入ってくる細菌やウイルスに対し、白血球がはたらいて、からだを守る。

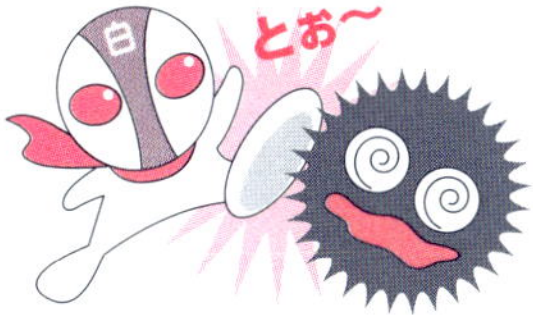

水分・塩分などの調節

細胞が必要としている水分、塩分、カルシウム、リンなどの調節をする。

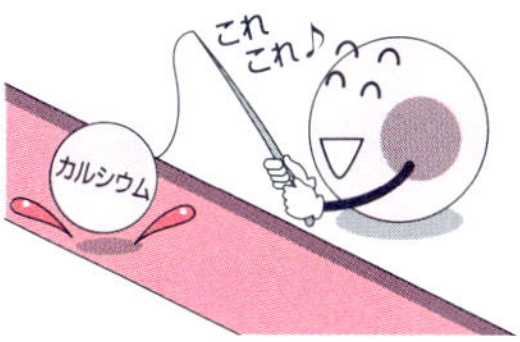

体温の調節

必要に応じて血液の流れを多くしたり少なくしたりすることで、体温を放出したり留めておいたりしている。

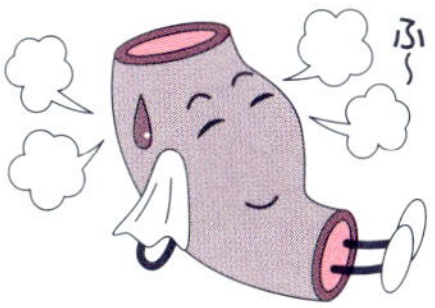

からだを常に一定に整えるホルモン

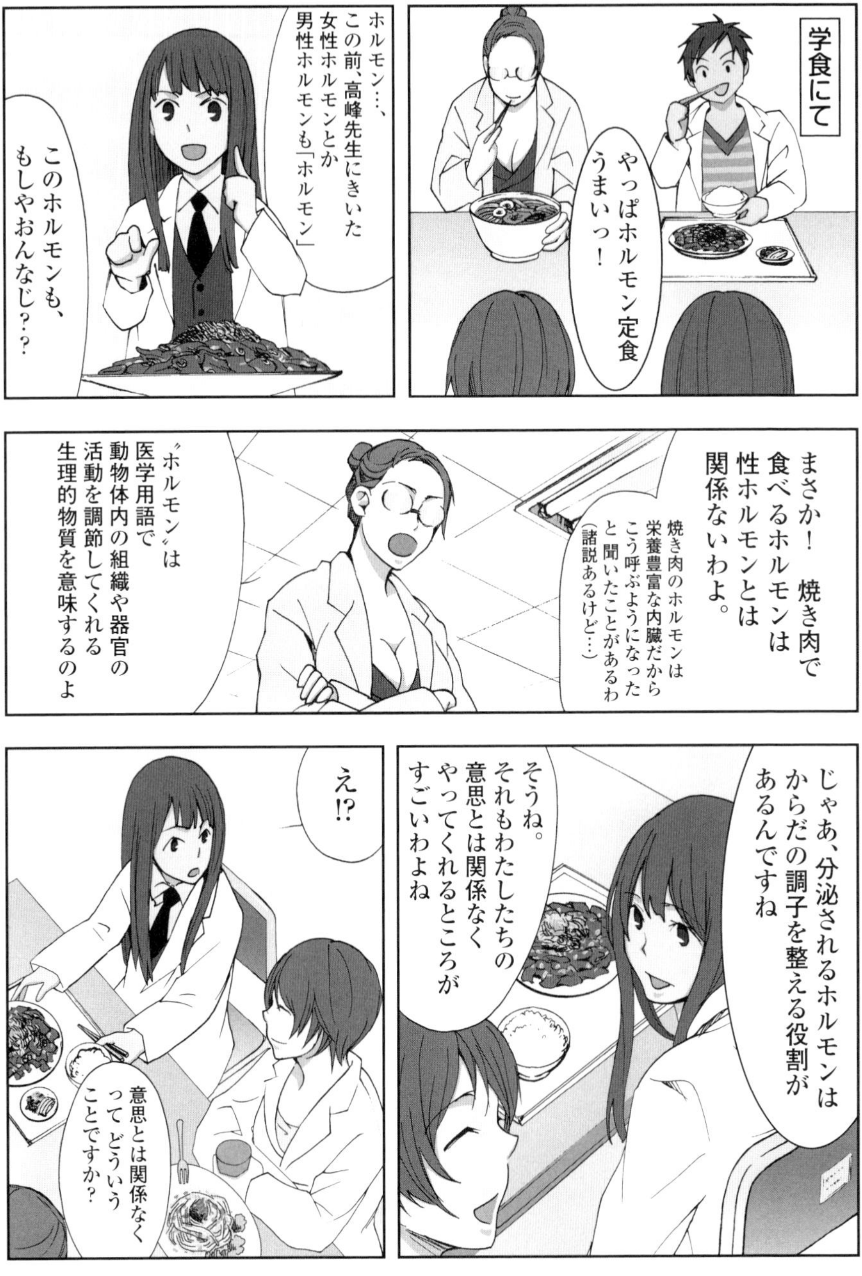
学食にて
やっぱホルモン定食うまいっ！
ホルモン…、この前、高峰先生にきいた女性ホルモンとか男性ホルモンも「ホルモン」
このホルモンも、もしやおんなじ？？
まさか！ 焼き肉で食べるホルモンは性ホルモンとは関係ないわよ。
焼き肉のホルモンは栄養豊富な内臓だからこう呼ぶようになったと聞いたことがあるわ（諸説あるけど…）
〝ホルモン〟は医学用語で動物体内の組織や器官の活動を調節してくれる生理的物質を意味するのよ
じゃあ、分泌されるホルモンはからだの調子を整える役割があるんですね
そうね。それもわたしたちの意思とは関係なくやってくれるところがすごいわよね
え!?
意思とは関係なくってどういうことですか？

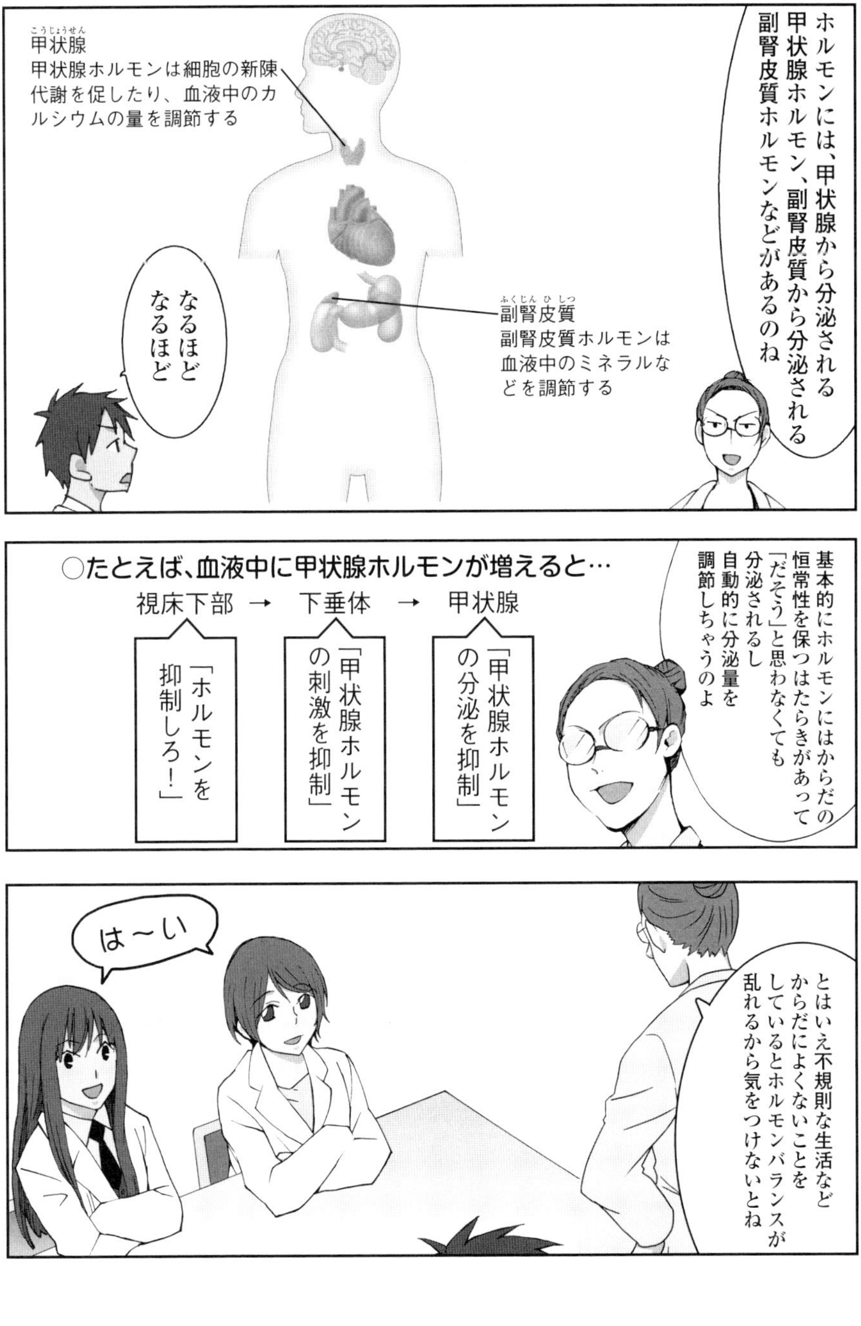
ホルモンには、甲状腺から分泌される甲状腺ホルモン、副腎皮質から分泌される副腎皮質ホルモンなどがあるのね
甲状腺《こうじょうせん》
甲状腺ホルモンは細胞の新陳代謝を促したり、血液中のカルシウムの量を調節する
副腎皮質《ふくじんひしつ》
副腎皮質ホルモンは血液中のミネラルなどを調節する
なるほどなるほど
基本的にホルモンにはからだの恒常性を保つはたらきがあって「だそう」と思わなくても分泌されるし自動的に分泌量を調節しちゃうのよ
○たとえば、血液中に甲状腺ホルモンが増えると…
視床下部 → 下垂体 → 甲状腺
「ホルモンを抑制しろ！」
「甲状腺ホルモンの刺激を抑制」
「甲状腺ホルモンの分泌を抑制」
とはいえ不規則な生活などからだによくないことをしているとホルモンバランスが乱れるから気をつけないとね
は～い

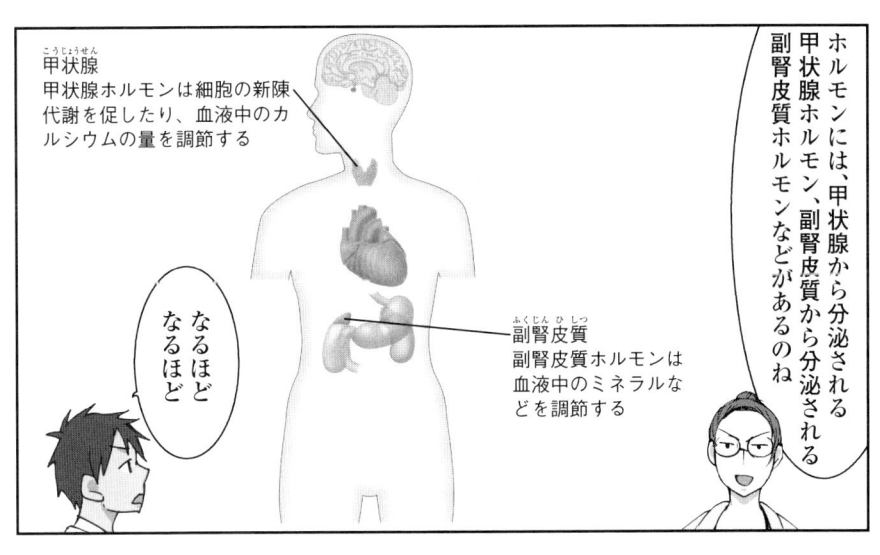

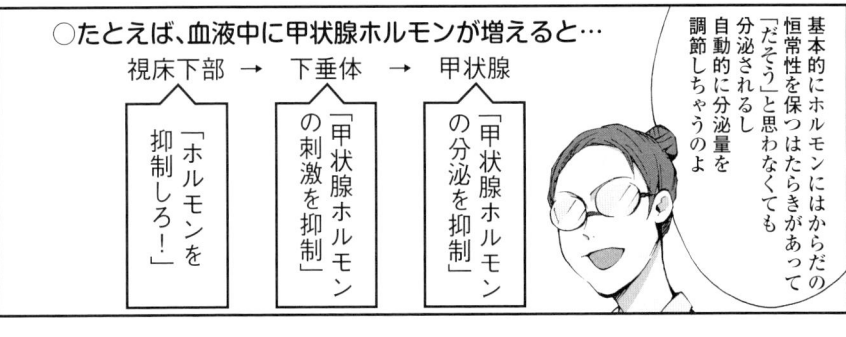

はたらく場所を選び、効率よく作用するホルモン

からだは、さまざまな刺激を受けて変化が生じても、もとに戻そうとするはたらきがあります。これを「恒常性《こうじょうせい》（ホメオスタシス）」といい、**自律神経系**《じりつしんけいけい》と内分泌系《ないぶんぴつけい》の2つがその役割をはたしています。

内分泌とは、からだのなかでつくられた化学物質が、からだのなかで作用することです。特定の臓器に作用する物質をホルモンといい、ホルモンを分泌する器官を内分泌腺といいます。また特定のホルモンの作用を受ける臓器は、ホルモンの標的器《ひょうてきき》官《かん》と呼ばれています。ホルモンとはギリシャ語で「呼び覚ます」「刺激する」の意味をもち、生物活性物質《せいぶつかっせいぶっしつ》と訳されます。70種類以上の物質が体内を巡り、環境を調節しています。

内分泌腺は大きく2種類に分類されます。ひとつは内分泌機能のみを持っている器官で、間脳《かんのう》の視床下《ししょうか》部《ぶ》にぶら下がる下垂体《かすいたい》、腎臓の上にある副腎《ふくじん》、首のつけ根あたりにある甲状腺《こうじょうせん》などがあります。もうひとつは器官の一部に内分泌細胞が入り込んでいるもので、たとえば、心臓から分泌される心房性ナトリウム利尿ペプチドは、腎臓に作用して利尿を引きおこします。

内分泌腺から放出されたホルモンは、毛細血管内に取り込まれて血液中に入り、流れに乗って全身を循環し、特定の臓器に作用します。自律神経系による調節は神経を通じて瞬時におこなわれるのに対し、内分泌系は時間を要しますが、少量のホルモンで絶大な効果を発揮し、効果が長時間持続するのが特徴です。

自律神経系
呼吸や消化などにかかわり、意識にのぼることなく生命を維持している神経。233ページ参照。

▪内分泌腺は全身に存在する

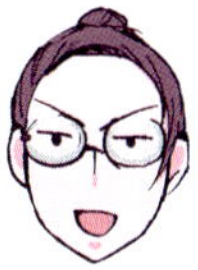

★が内分泌機能のみをもっている器官、
●が器官の一部でホルモンを分泌している器官よ

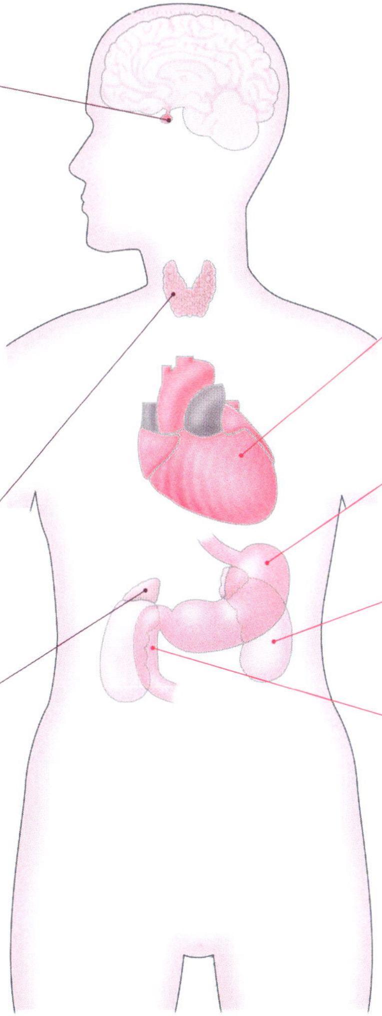

★下垂体《かすいたい》
ホルモンをださせるようにしむける刺激ホルモンを排出するなど、ホルモンの調整役をしている。
また、からだの器官に直接はたらきかけるホルモンもだしている。
〔成長ホルモン〕
骨の成長と発育を促進する。
〔プロラクチン〕
乳汁をつくり、ださせる。

★甲状腺《こうじょうせん》
〔サイロキシン、トリヨード、サイロニン〕
細胞の代謝を高め、からだのはたらきを活発にする。

★副腎《ふくじん》
〔副腎皮質ホルモン(ステロイド)〕血液中のブドウ糖やミネラルの量を調節する。

〔副腎髄質ホルモン(ノルアドレナリン、アドレナリン)〕
心臓の拍動を促進する。

●心臓《しんぞう》
〔心房性ナトリウム利尿ペプチド〕
尿をつくったり、排泄を増加させたりする。

●胃《い》
〔ガストリン〕
胃酸の分泌を促進する。

●腎臓《じんぞう》
〔エリスロポイエチン〕
赤血球の新生を促進する。

●十二指腸《じゅうにしちょう》
〔セクレチン〕
アルカリ性の膵液を分泌する。

▪男性ホルモンと女性ホルモンがからだに変化をおこす！

一般的に男性ホルモンと呼ばれているのは「テストステロン」というホルモンで、女性ホルモンと呼ばれているのは「エストロゲン」や「プロゲステロン」というホルモンです。いずれも脳の下垂体から分泌されています。思春期になると、男女ともに脳から指令が出て黄体形成ホルモンと卵胞刺激ホルモンが分泌されはじめますが、作用する先やその後の変化は男女で異なります。

女

①思春期になると、視床下部から下垂体へ指令が出る。

「性腺を刺激しなさい！」

②下垂体が黄体形成ホルモンと卵胞刺激ホルモンを分泌する。

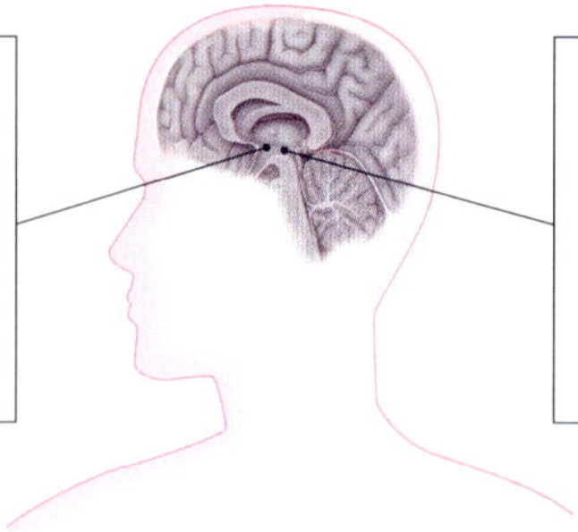

③からだに変化がおこる。

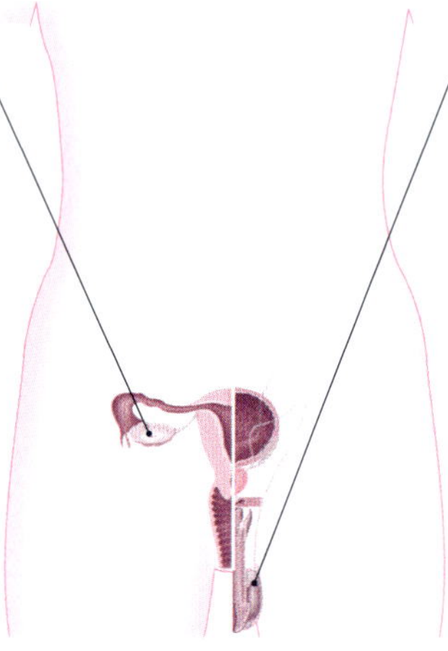

黄体形成ホルモンのはたらき

卵巣が成長をはじめ、卵胞は卵子を成熟させる。

卵胞刺激ホルモンのはたらき

卵胞が刺激を受け、**エストロゲン**というホルモンを全身に送る。

【全身の変化】

- 皮下脂肪が厚みを増す
- わき毛や陰毛が生える
- 乳房や外陰部がふくらむ
- 子宮や膣が発達する

男

①思春期になると、視床下部から下垂体へ指令が出る。

「性腺を刺激しなさい！」

②下垂体が黄体形成ホルモンと卵胞刺激ホルモンを分泌する。

③からだに変化がおこる。

黄体形成ホルモンのはたらき

精巣が刺激を受け、**テストステロン**というホルモンを全身に送る。

【全身の変化】

- ひげ、わき毛、陰毛などが生える
- 声がかわる
- 筋肉がたくましくなる
- 陰茎や陰嚢が成長する

卵胞刺激ホルモンのはたらき

精巣が精子をつくるための成長をはじめる。

▪だすばかりではなく、抑制するホルモンの存在

膵臓のソマトスタチンというホルモンは、ほかのホルモンを抑制します。血糖値は、膵臓のランゲルハンス島から分泌されるグルカゴンとインスリンによって上下のコントロールができています。けれどもその分泌が繰り返されると、際限なく増加していってしまいます。それを抑制するソマトスタチンというホルモンが、分泌量を調整してバランスを保っているのです。

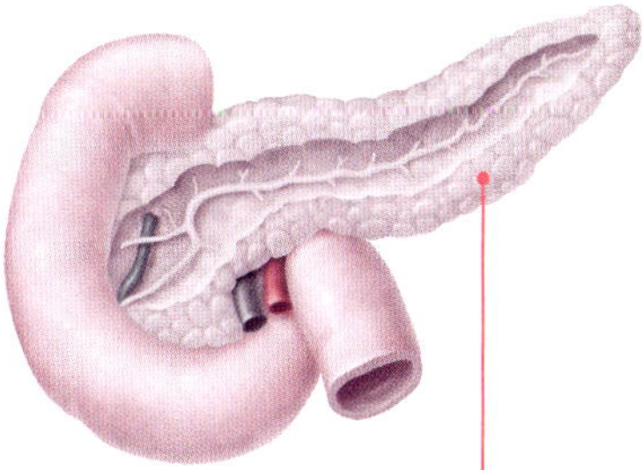

血糖値が下がりすぎたら……
グルカゴン
血糖値を上昇させる。

血糖値が上がりすぎたら……
インスリン
血糖値を低下させる。

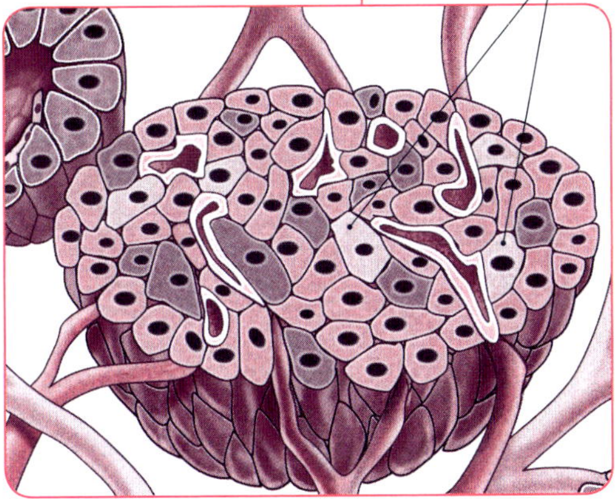

バランスをとるのは……
ソマトスタチン
グルカゴンやインスリンの分泌を抑制する。

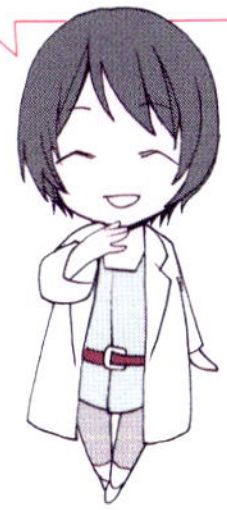
ソマトスタチンは、デルタ細胞から分泌されるのよ

！ 女性ホルモンはオンナを強くする!?

女性ホルモンは女性らしいからだをつくるだけでなく、神経細胞の保護、心臓機能の正常化、血管の強化、動脈硬化や認知症の予防などにもはたらいています。このため、女性は男性よりも血管系の疾患が少ないのです。

しかし、閉経によって女性ホルモンの分泌が減少すると、血管壁がもろくなるので、血管系の疾患が増加することになります。

老廃物を運び、病原体と戦うリンパ

風邪をひいたときなど首のあたりをさして「リンパ腺が腫《は》れた」と言うことがあります。一般にリンパ腺と呼ばれるものはリンパ節といいます。このときリンパ節ではなにがおこっているのでしょうか。

リンパ節では、リンパ球が病原体を見つけると戦います。このとき腫れたり熱が出たりするのです。戦いに敗れると病原体が全身にまわり、発病することになります。

詳しく見ていきましょう。血液は動脈から毛細血管へと流れ込み、静脈を通って心臓へと循環しています。ところが動脈から毛細血管へと流れ込んだ血液の成分の一部は**間質《かんしつ》液《えき》**となり、毛細血管へは戻りません。この間質液を集めて血管に戻すのがリンパ管の役目です。

からだ中には、血管に沿うようにリンパ管が走っています。リンパ管は末端に広がる毛細リンパ管からはじまり、合流しながら次第に太くなっていき、最後は1本の管になって首のつけ根の**静脈角《じょうみゃくかく》**に流れ込みます。

リンパ管のなかには吸収された間質液である**リンパ液**が流れています。リンパ液には、古い細胞や血球の残骸などを含んだ血漿《けっしょう》や、白血球のひとつであるリンパ球などが含まれています。

リンパ管の合流部分であるリンパ節は、首やわきの下、脚のつけ根など全身に約８００個あります。ここで病原体や毒素、老廃物などをろ過《か》しているのです。リンパ節以外にも、これに似た組織がからだ中にあり、リンパ組織と呼ばれています。

間質液
細胞間にある液体のことで、組織液ともいう。体内の水分のうち約32％がこの間質液。

静脈角
頭部や上肢からの静脈が合流する部分。このあと、静脈は腕頭静脈となり、上大静脈へと流れ込む。239ページ参照。

リンパ液
リンパ管を流れたリンパ液は、血管に合流した後、心臓から動脈へと流れ、毛細血管からしみだし、再びリンパ管に入り込むというルートで体内を循環している。

▪全身のリンパ管の走行

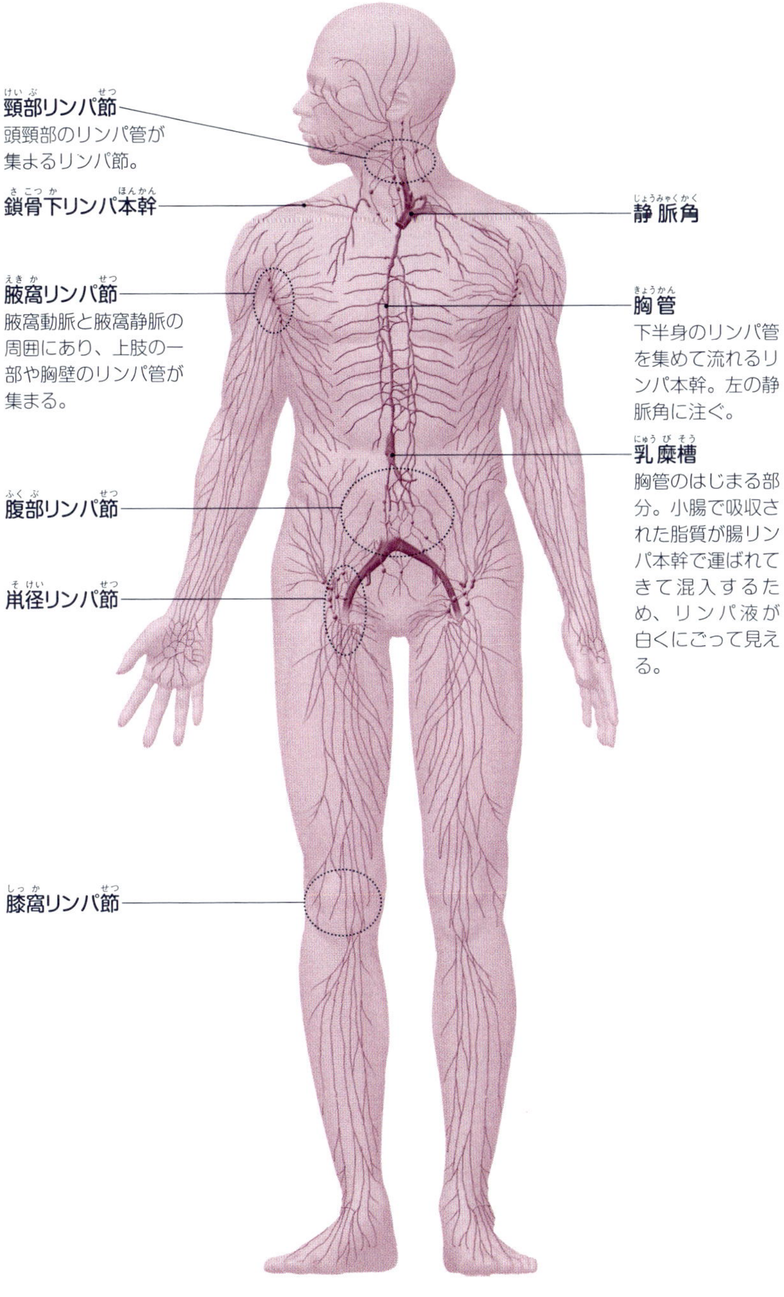

頸部《けいぶ》リンパ節《せつ》
頭頸部のリンパ管が集まるリンパ節。
鎖骨下《さこつか》リンパ本幹《ほんかん》
腋窩《えきか》リンパ節《せつ》
腋窩動脈と腋窩静脈の周囲にあり、上肢の一部や胸壁のリンパ管が集まる。
腹部《ふくぶ》リンパ節《せつ》
鼡径《そけい》リンパ節《せつ》
膝窩《しっか》リンパ節《せつ》
静脈角《じょうみゃくかく》
胸管《きょうかん》
下半身のリンパ管を集めて流れるリンパ本幹。左の静脈角に注ぐ。
乳糜槽《にゅうびそう》
胸管のはじまる部分。小腸で吸収された脂質が腸リンパ本幹で運ばれてきて混入するため、リンパ液が白くにごって見える。

■免疫システムが外敵からからだを守る

からだに侵入した病原体に抵抗するしくみを、免疫といいます。この免疫を担当しているのは、リンパ球です。リンパ液に含まれているリンパ球は白血球の一種で、血液と同様に骨髄でつくられています。

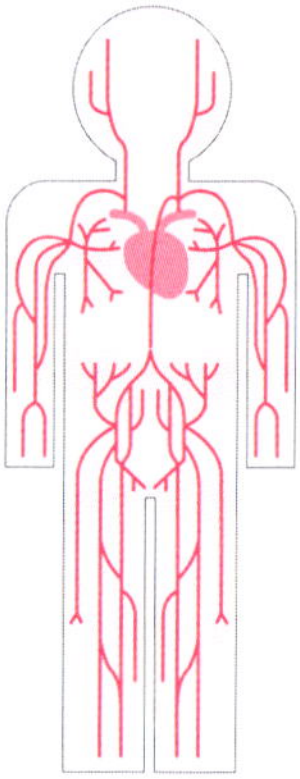

免疫にかかわる細胞のはたらきの例

リンパ球のうち、リンパ節などのリンパ性組織で成熟したものはＢ細胞、胸部にある内分泌腺の胸腺で成熟したものはＴ細胞と呼ばれます。これらの細胞が、体内にはない細菌やウイルスなど（抗原という）がからだに侵入した際に排除する役目を担います。

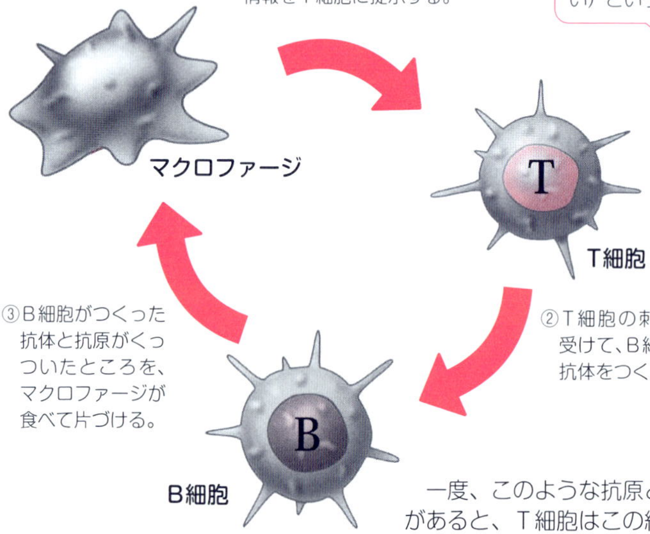
①マクロファージといわれる細胞が抗原を食べ、この抗原の情報をＴ細胞に提示する。
マクロファージ
T
Ｔ細胞
②Ｔ細胞の刺激を受けて、Ｂ細胞が抗体をつくる。
B
Ｂ細胞
③Ｂ細胞がつくった抗体と抗原がくっついたところを、マクロファージが食べて片づける。

抗原と強く結合する性質をもつたんぱく質の一種を、抗体（こうたい）というのよ

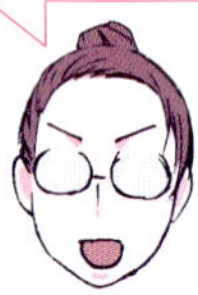

一度、このような抗原とのやりとりがあると、Ｔ細胞はこの経験を長期にわたって記憶し、次に同じ抗原が入ってきたときにはすぐに動き、増える前に片づけてしまうことができます。

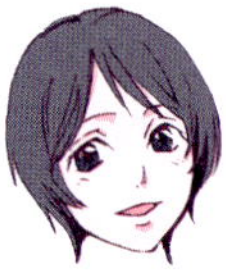

このしくみを利用したのが、予防接種。病気にならない程度に少しだけ病原体をからだに入れて、抗体をつくっておく予防法なのよ

▪病気のもと、ウイルスや細菌はいつでもそばにいる！

病気のもととなる小さな生物のうち、特に病気につながることが多いのが、ウイルスと細菌です。ウイルスは細菌と比べ、とても小さいのが特徴です。ウイルスと細菌は増殖のしかたにも大きな違いがあります。

ウイルス　からだに入り込み、細胞の力を借りて増える

ライノウイルス・RSウイルス　など
のどや鼻の風邪の原因となるウイルス。200種類以上あるといわれている。

インフルエンザ
強力な感染力をもったウイルス。発症すると急激に高熱が出る。

HIV（ヒト免疫不全ウイルス）
エイズ。ヘルパーT細胞を攻撃して、機能を停止させるため、病気にかかりやすくなったり、症状が重くなったりする。

麻疹ウイルス
はしか。発熱をともなう風邪のような症状のあと、発疹が出る。

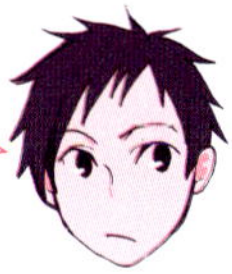
いろいろと
あるんだねー

細菌　適切な温度と水分、栄養があれば自分で増えていく

O-157
大腸菌のほとんどは無害だが、下痢をおこす「病原性大腸菌」という種類がある。O-157はこの一種で、けいれんや意識障害をおこす「腸管出血性大腸菌」に分類される。

結核菌
肺が菌のすみかになることが多い。咳やたん、呼吸困難などの症状をおこす。赤ちゃんが受けるBCGは、結核の予防接種。

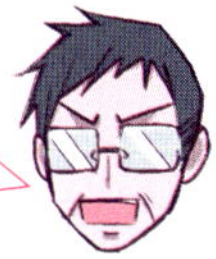
身のまわりには、病原菌がいっぱいいるのだ。でもすぐに病気にならないのは、免疫のおかげ。とはいえ、疲れていたりストレスがたまっていたりすると、病気になりやすいことがわかっているゾ

! iPS細胞ってなんだ？

iPS細胞（新型万能細胞）は、あらゆる組織や臓器の細胞に変化する能力をもった万能細胞の一種です。病気の解明や治療、再生医療への利用などが期待されています。具体的には、今は対症療法しかない病気の、根本的な治療の実現に向けてiPS細胞を使った臨床研究が予定されていたり、iPS細胞を使って血小板を大量につくりだす方法が開発されたりしています。

COLUMN7

アレルギーとアレルゲン

食物アレルギー・アナフィラキシーショック

免疫の反応のうち、炎症をおこすなど、病的なものをアレルギーといい、アレルギーのもとと考えられる物質をアレルゲンといいます。

アレルギーにはいくつかの種類があり、そのひとつが「食物アレルギー」です。牛乳やそば、ピーナッツなど特定の食べものをとると、嘔吐《おうと》や下痢になったり、蕁《じん》麻疹《ましん》が出たりします。

対策としては、アレルゲンをとらないようにするのが大切ですが、ごく少量ずつ与えて、からだを慣らすという治療をおこなう病院もあります。

食物アレルギーで特に注意が必要なのは、胃腸の症状や呼吸困難などのアレルギー症状が複数の臓器に同時に、または急激におこることがあり、重症の場合は血管拡張による血圧低下のため、死にいたる場合もあることです。これを「アナフィラキシーショック」といい、食物だけでなくハチ毒や薬物などによるアレルギーでも同様の反応がみられます。

花粉症・接触皮膚炎

アレルギーのなかでも患者数が多く、医療費の増加や生産性の低下などの社会問題にもなっているのが「花粉症」です。花粉症のおもなアレルゲンはスギやヒノキの花粉。これらを吸い込むと、鼻汁やくしゃみ、目のかゆみ、せきなどがおこります。同じ春先に中国からやってくる黄砂、高気密な家の構造により取り除きにくくなったハウスダスト、車の排気ガスや工場から出る煙に含まれる化学物質などが、花粉症を重症化させているともいわれています。

また、化粧品、アクセサリーなどの金属、漆などが皮膚に触れるとかぶれるなどの反応をおこす「接触皮膚炎」もアレルギーの一種です。

第8章

人間の運動機能を調べてみよう

人間のからだを上肢と下肢に分け、
それぞれ代表的な筋肉・骨の名称や動きを調べます。
腕を曲げる、歩く、といった動作に
いったいどのような部位がかかわっているのでしょうか?

上下連動して機能する運動器

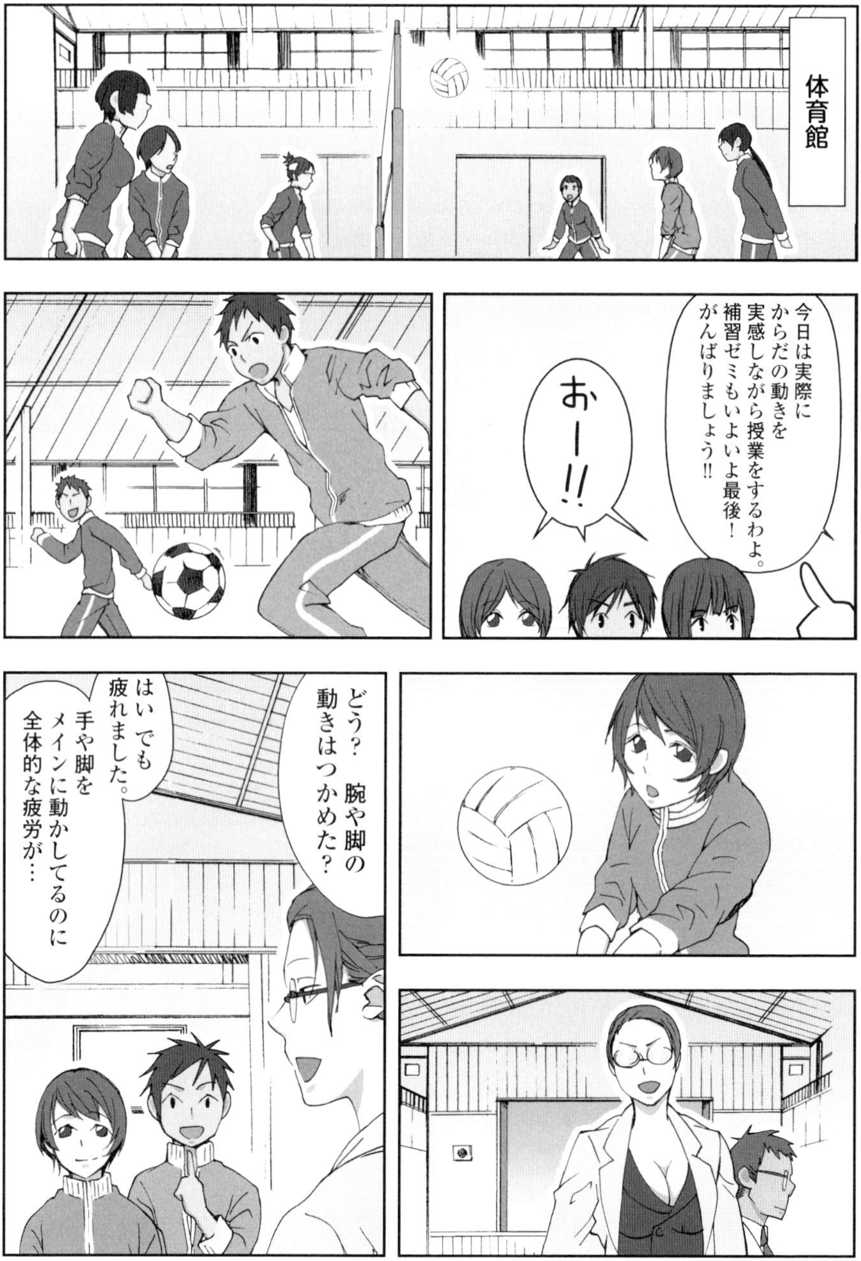
体育館
今日は実際に からだの動きを 実感しながら授業をするわよ。 補習ゼミもいよいよ最後！ がんばりましょう!!
おー!!
どう？ 腕や脚の動きはつかめた？
はい でも 疲れました。
手や脚を メインに動かしてるのに 全体的な疲労が…

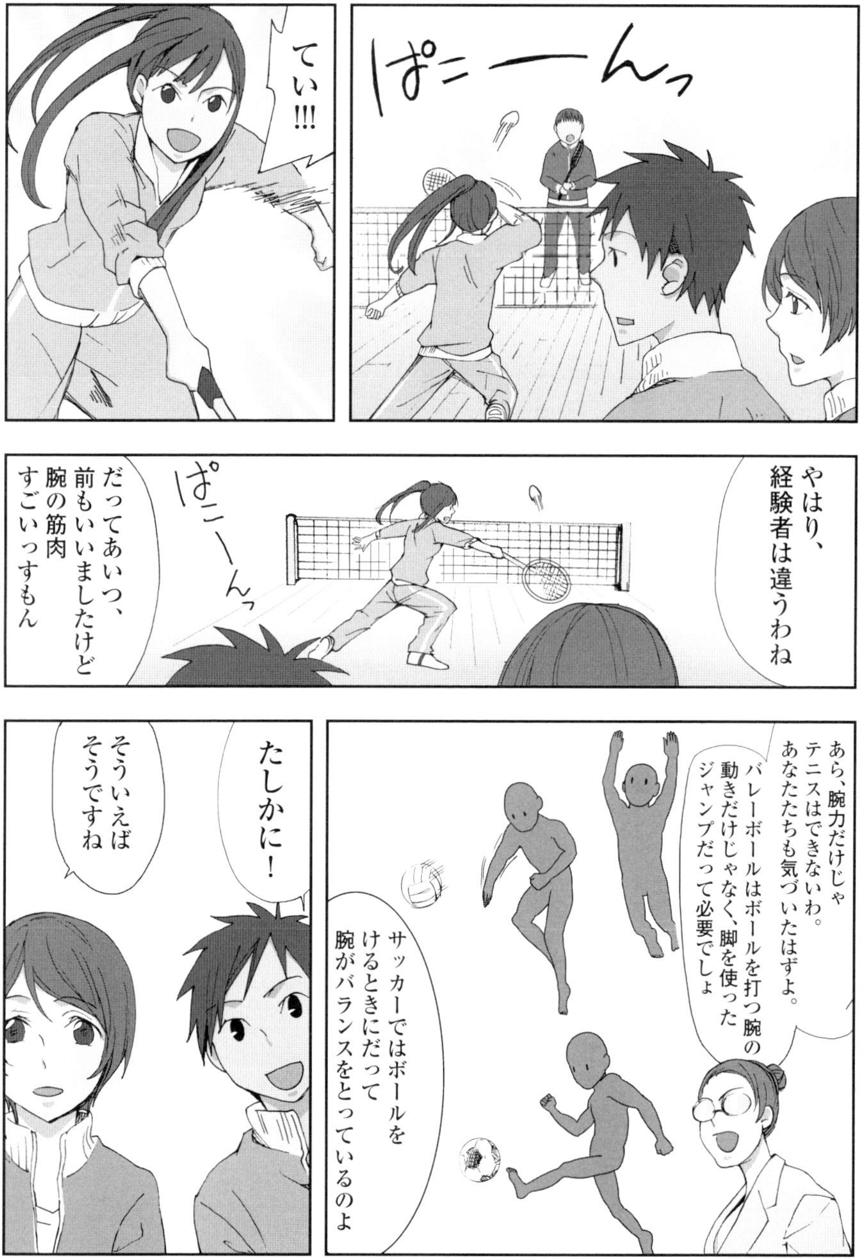
ぱこーーんっ
てい!!!
やはり、経験者は違うわね
ぱこーんっ
だってあいつ、前もいいましたけど腕の筋肉すごいっすもん
あら、腕力だけじゃテニスはできないわ。あなたたちも気づいたはずよ。
バレーボールはボールを打つ腕の動きだけじゃなく、脚を使ったジャンプだって必要でしょ
サッカーではボールをけるときにだって腕がバランスをとっているのよ
たしかに!
そういえばそうですね

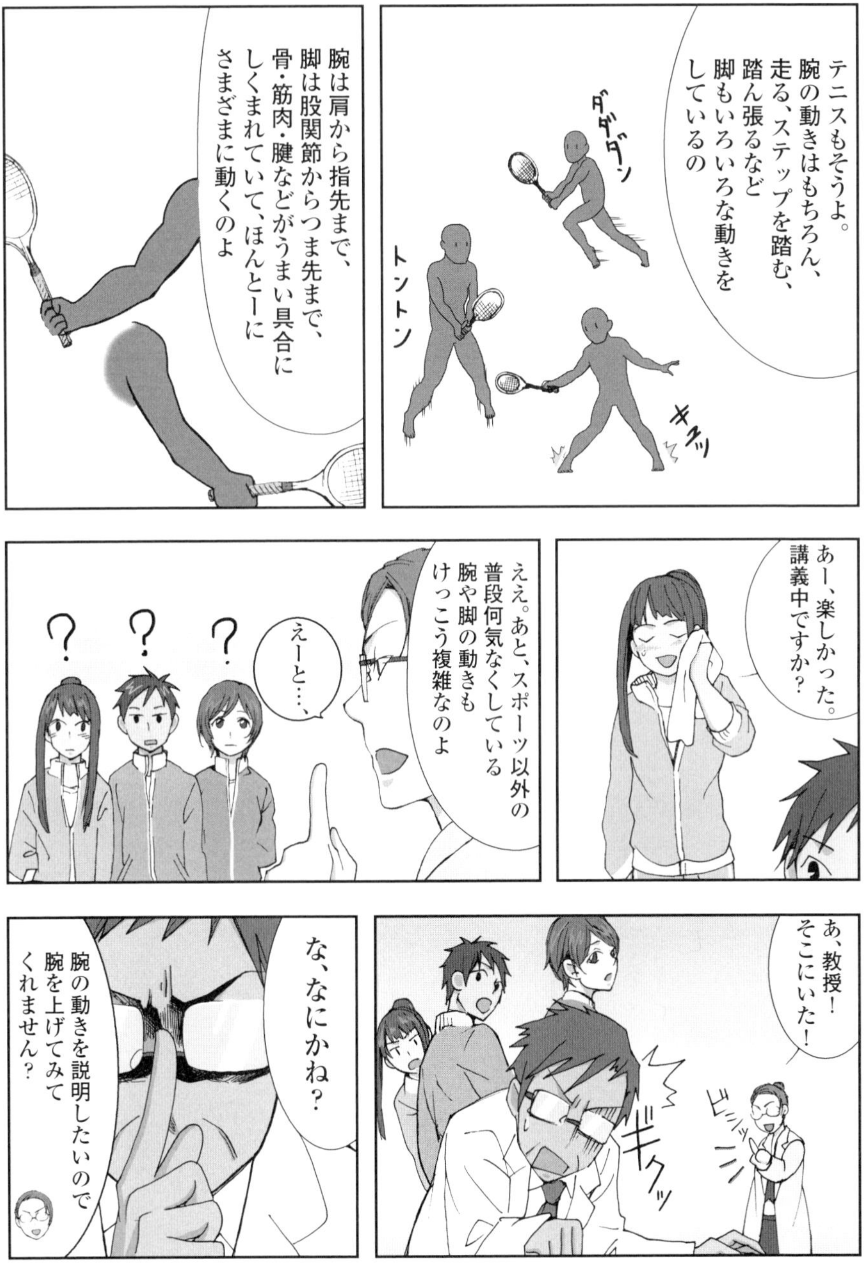
テニスもそうよ。
腕の動きはもちろん、
走る、ステップを踏む、
踏ん張るなど
脚もいろいろな動きを
しているの
ダダダン
トントン
キュッ
腕は肩から指先まで、
脚は股関節からつま先まで、
骨・筋肉・腱などがうまい具合に
しくまれていて、ほんとーに
さまざまに動くのよ
あー、楽しかった。
講義中ですか？
ええ。あと、スポーツ以外の
普段何気なくしている
腕や脚の動きも
けっこう複雑なのよ
えーと…、
あ、教授！
そこにいた！
ビシッ
ギクッ
な、なにかね？
腕の動きを説明したいので
腕を上げてみて
くれません？

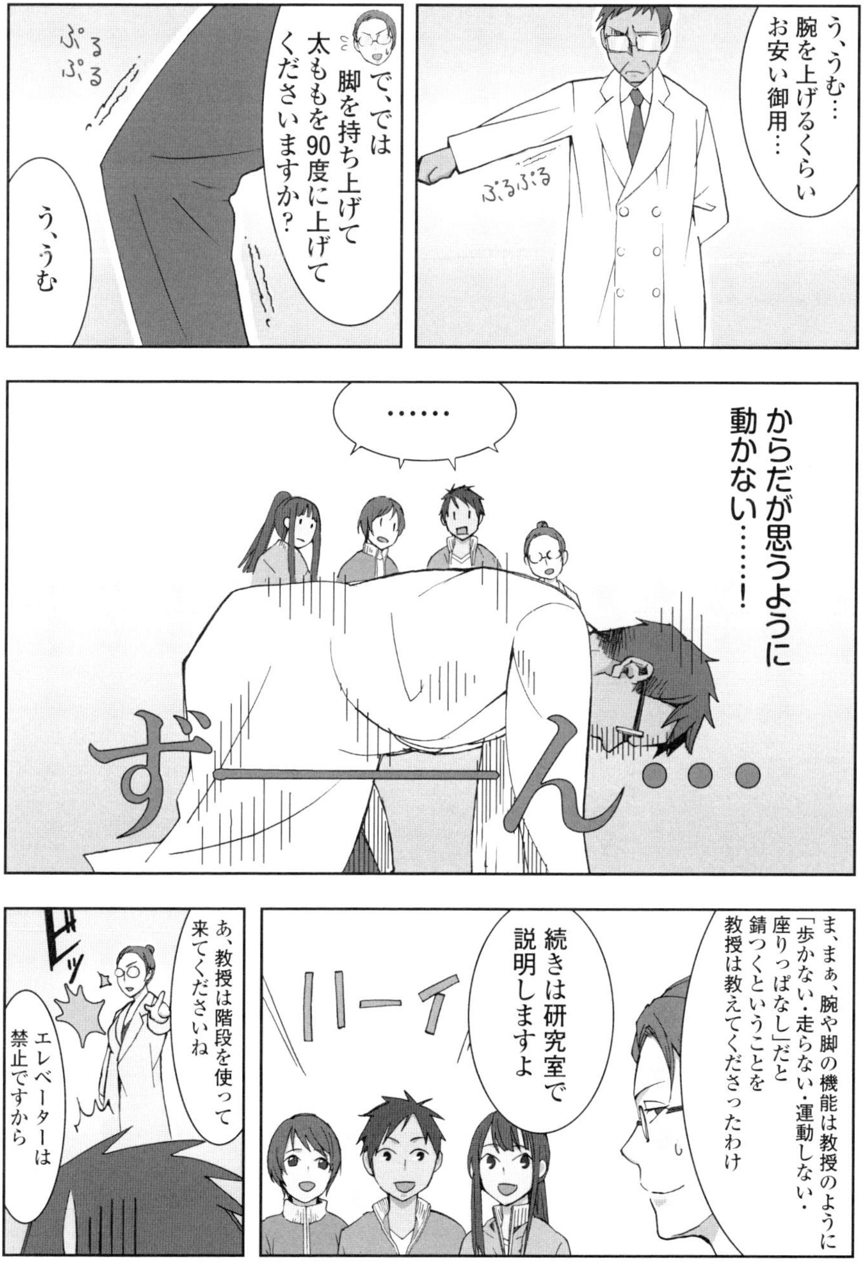

う、うむ…
腕を上げるくらい
お安い御用…
ぷるぷる
で、では
脚を持ち上げて
太ももを90度に上げて
くださいますか？
ぷるぷる
う、うむ
からだが思うように
動かない……！
……
ずーーん…
ま、まぁ、腕や脚の機能は教授のように
「歩かない・走らない・運動しない・
座りっぱなし」だと
錆つくということを
教授は教えてくださったわけ
続きは研究室で
説明しますよ
ハーイ
あ、教授は階段を使って
来てくださいね
エレベーターは
禁止ですから
ビッ

モノを持ち上げる力

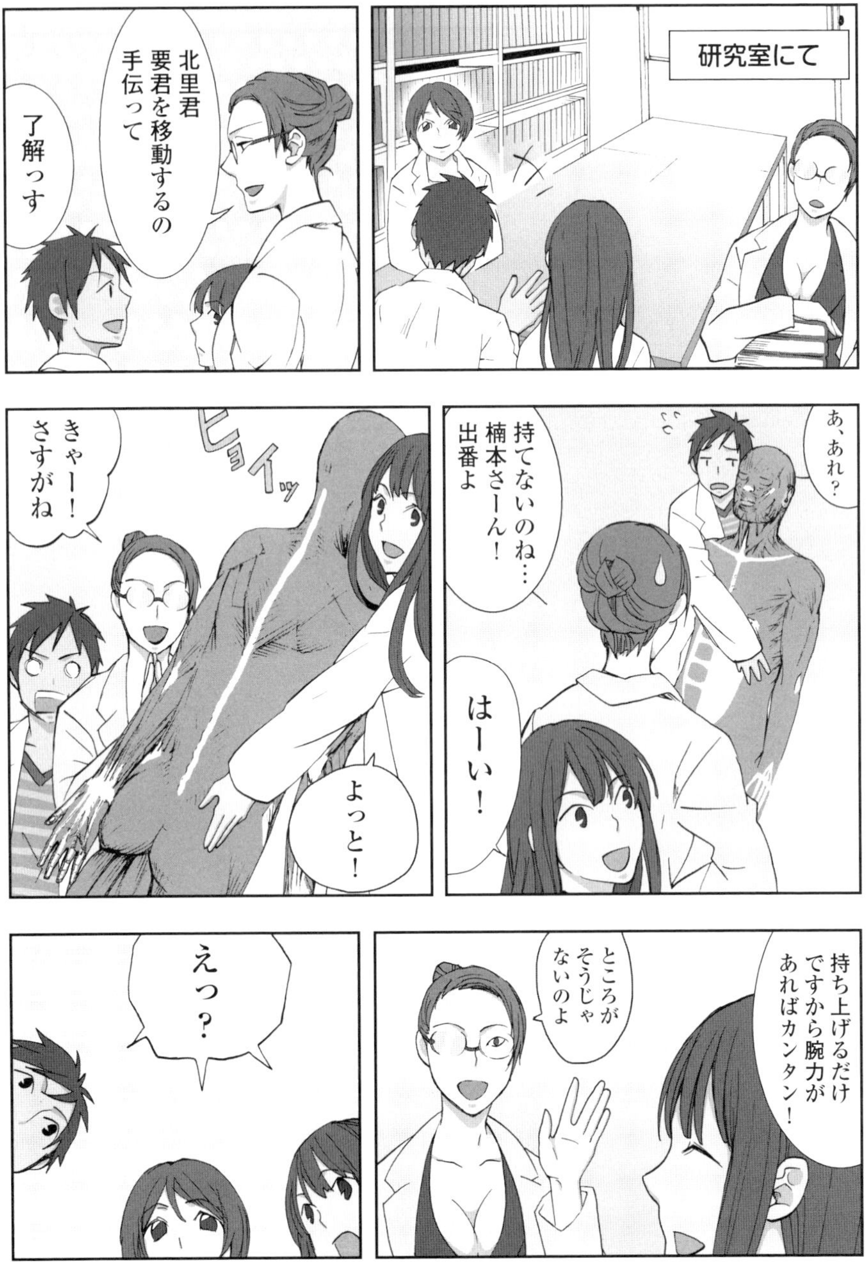
研究室にて
北里君 要君を移動するの手伝って
了解っす
あ、あれ？
持てないのね… 楠本さーん！出番よ
はーい！
ヒョイッ
きゃー！さすがね
よっと！
持ち上げるだけですから腕力があればカンタン！
ところがそうじゃないのよ
えっ？

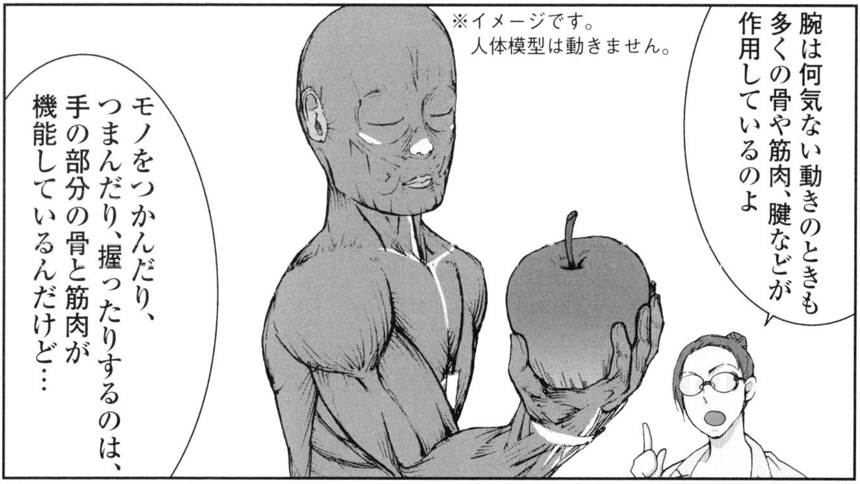
腕は何気ない動きのときも
多くの骨や筋肉、腱などが
作用しているのよ
※イメージです。
人体模型は動きません。
モノをつかんだり、
つまんだり、握ったりするのは、
手の部分の骨と筋肉が
機能しているんだけど…

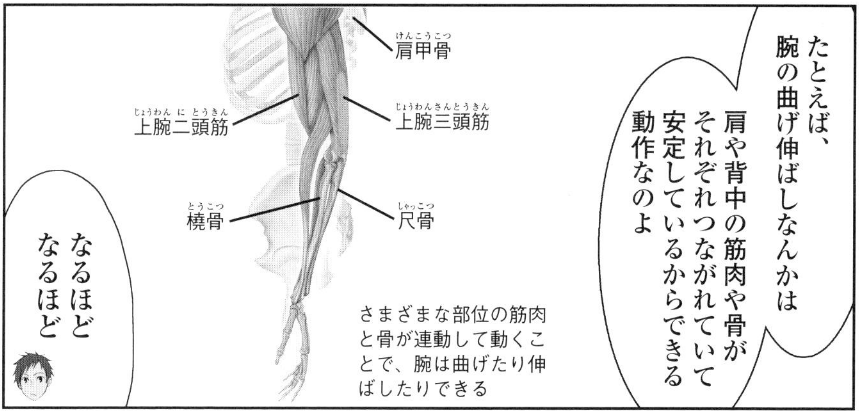
たとえば、
腕の曲げ伸ばしなんかは
肩や背中の筋肉や骨が
それぞれつながれていて
安定しているからできる
動作なのよ
肩甲骨《けんこうこつ》
上腕二頭筋《じょうわんにとうきん》
上腕三頭筋《じょうわんさんとうきん》
橈骨《とうこつ》
尺骨《しゃっこつ》
さまざまな部位の筋肉と骨が連動して動くことで、腕は曲げたり伸ばしたりできる
なるほど
なるほど

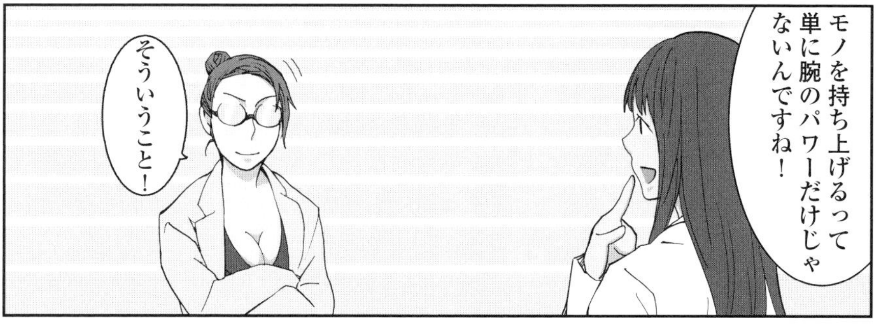
モノを持ち上げるって
単に腕のパワーだけじゃ
ないんですね！
そういうこと！

骨と筋肉がさまざまな動きを生みだす腕や手

上肢

いわゆる腕は、上腕《じょうわん》と前腕《ぜんわん》の２つのパーツからなります。腕とその先の手、指までを含めて上肢《じょうし》といい、上腕と体幹《たいかん》をつなぐ鎖骨《さこつ》と肩甲骨《けんこうこつ》は上肢帯《じょうしたい》と呼ばれています。

体幹と上肢をつなぐたった１本の骨、それが鎖骨です。鎖骨の外側の端には肩甲骨が靭帯《じんたい》でつながれています。肩甲骨は、ほかの骨格によるささえが少ないため、とてもよく動きます。肩甲骨をささえる僧帽筋《そうぼうきん》は、首と肩の間から背中の上部にかけて広がっています。非常に分厚くて強力な筋肉で、両腕で重いものを引き上げる仕事をする人は、この僧帽筋が発達しており、首から肩にかけて筋肉が盛り上がっています。肩の部分には関節をおおう三角筋という大きな筋肉があります。三角筋は上腕を**外転**《がいてん》させる力をだす筋肉です。

ヒジを曲げると盛り上がる上腕の筋肉、いわゆる力こぶの中身は上腕《じょうわん》二頭筋《にとうきん》で、肩甲骨の２個所からおこり、上腕を通って橈骨《とうこつ》の上部につながっています。上腕二頭筋はヒジを曲げると同時に橈骨を回して手のひらを上向きにさせることで、もっとも力をだせる状態になります。二の腕のうしろにあるのが上腕三頭筋《じょうわんさんとうきん》で、曲げたヒジを伸ばすときにはたらきます。この２つの筋肉はセットではたらいています。

前腕の尺骨《しゃっこつ》と橈骨は、互いにねじれて手の向きをかえます。手指を動かす浅指屈筋《せんしくっきん》や深指屈筋《しんしくっきん》などの筋肉から長く伸びた腱《けん》は、腱鞘《けんしょう》によって守られて滑らかに動き、指先の細かな動きをつくりだしています。

外転
上肢を上に持ち上げ、外に開くこと。上肢を下げてからだの内側に近づけることを内転という。

▪上肢の構造

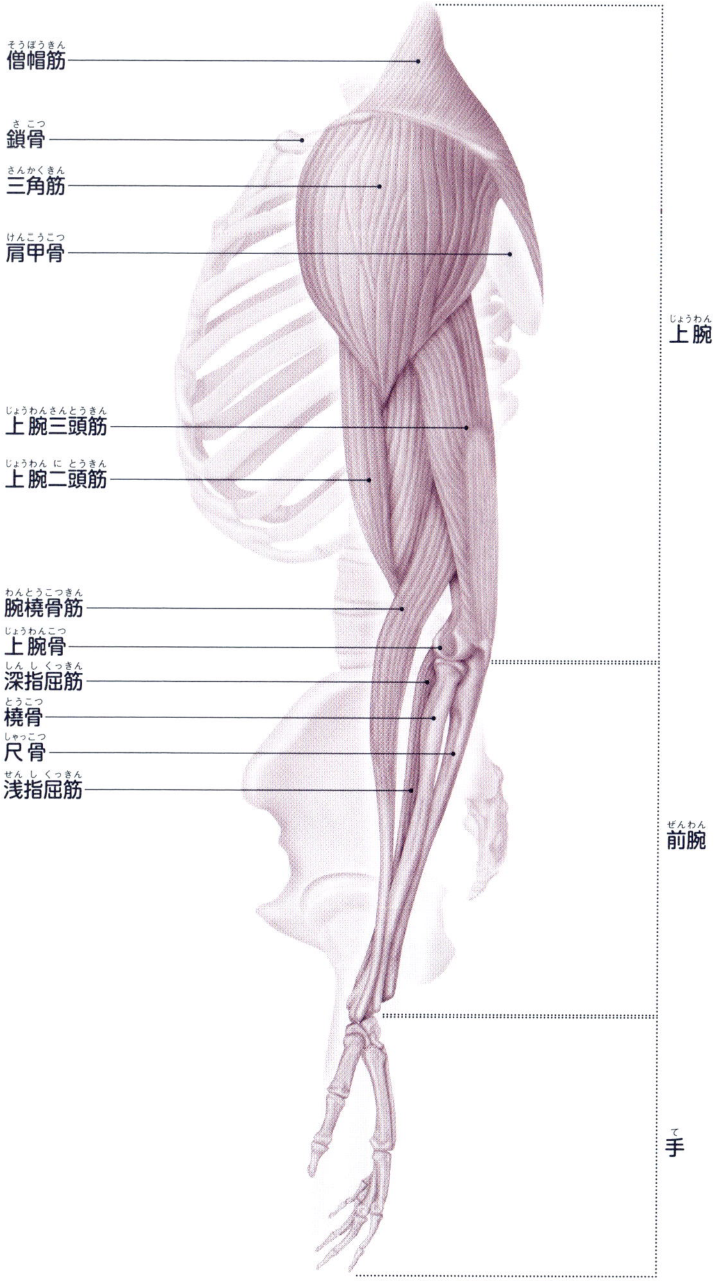
僧帽筋《そうぼうきん》
鎖骨《さこつ》
三角筋《さんかくきん》
肩甲骨《けんこうこつ》
上腕三頭筋《じょうわんさんとうきん》
上腕二頭筋《じょうわんにとうきん》
腕橈骨筋《わんとうこつきん》
上腕骨《じょうわんこつ》
深指屈筋《しんしくっきん》
橈骨《とうこつ》
尺骨《しゃっこつ》
浅指屈筋《せんしくっきん》
上腕《じょうわん》
前腕《ぜんわん》
手《て》

▪テニスのフォアハンドは肩関節を動かしている

上肢を前面に伸ばした状態から、後方へ水平に開く動きが**水平伸展**(すいへいしんてん)。

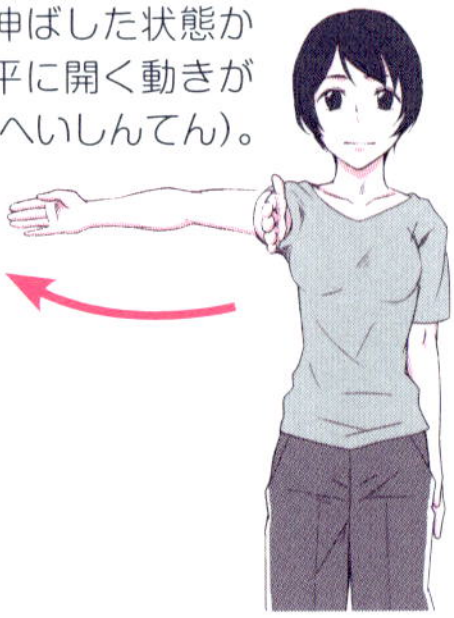

前方へ水平に閉じる動きが**水平屈曲**(すいへいくっきょく)。

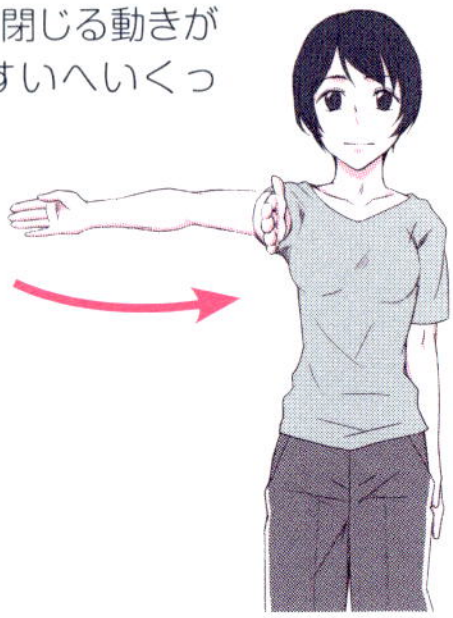

テニスのフォアハンドのフォーム

テニスのボールをフォアハンドで打つ動作は、肩関節の動きが大きくかかわっています。このとき、おもにはたらくのは三角筋です。

①ラケットを後ろに引く

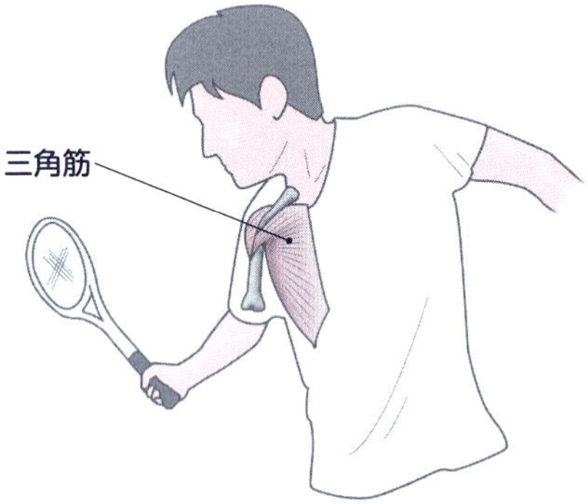

三角筋後部とその奥にある棘下筋(きょくかきん)、小円筋(しょうえんきん)といわれる筋肉がはたらき、肩関節が水平伸展する。体幹とともに後方に回旋(かいせん=回ること)運動をおこない、手とヒジの関節は固定している。

②ラケットを前に押しだしてボールを打つ

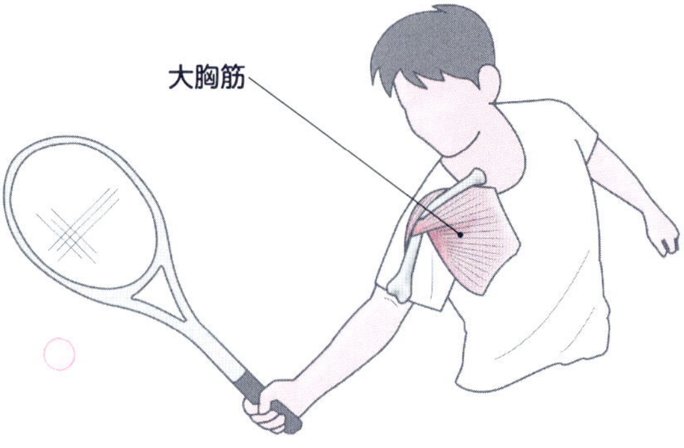

大胸筋と三角筋前部がはたらき、肩関節が水平屈曲する。体幹とともに前方に回旋運動をおこない、手とヒジの関節は固定されたまま。

▪筋肉の収縮のしかたにはバリエーションがある

上腕二頭筋を収縮させてヒジを曲げることと、上腕三頭筋を収縮させてヒジを伸ばすことが交互に行われて、腕の曲げ伸ばしが行われる。この2つの筋肉の関係がよくわかるのが腕立て伏せだ。

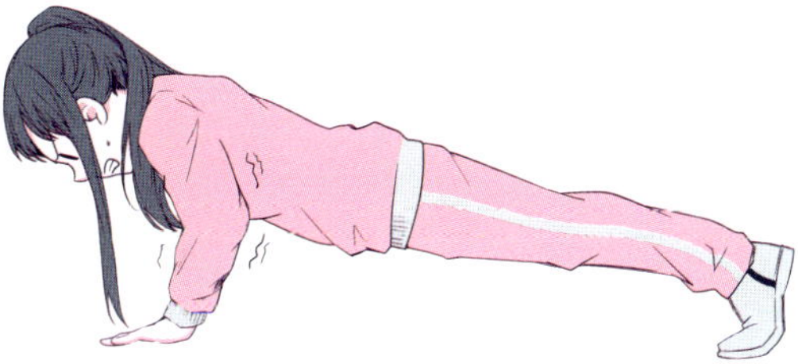

腕立て伏せと筋肉の変化

筋肉は収縮するときに力を発揮します。そして“収縮＝筋肉の長さが短くなる”ではなく、筋肉は、収縮の仕方によってそのはたらきがかわるということになります。

①からだを下ろす

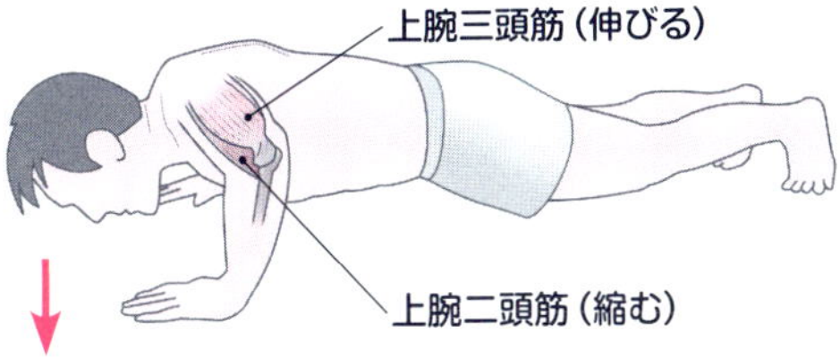

ヒジの関節を曲げる運動。上腕二頭筋が縮みながら筋力を発揮する短縮性収縮をし、上腕三頭筋は伸びながら筋力を発揮する伸張性収縮をしている。

②からだを上げる

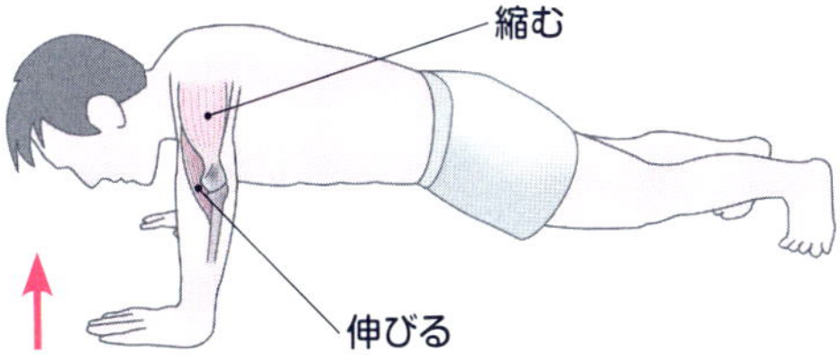

ヒジの関節を伸ばす運動。屈曲のときとは反対に、上腕三頭筋が短縮性収縮をし、上腕二頭筋が伸張性収縮をしている。

③からだをささえる

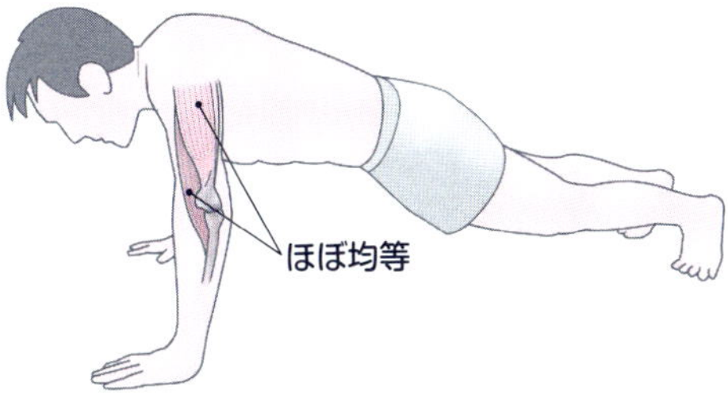

上腕三頭筋と上腕二頭筋に同じ程度の力を入れて、ヒジを固定する。筋肉の等尺性収縮（アイソメトリック）と呼ばれ、トレーニング方法のひとつとして使われることがある。

■2本の骨の位置関係が手のひらの向きをかえる

肘を90度曲げた状態で手のひらを上向きにすることを回外（かいがい）、下向きにすることを回内（かいない）といいます。この動きをつくっているのは、前腕の橈骨と尺骨です。

上からボタンを押すとき
（回内）

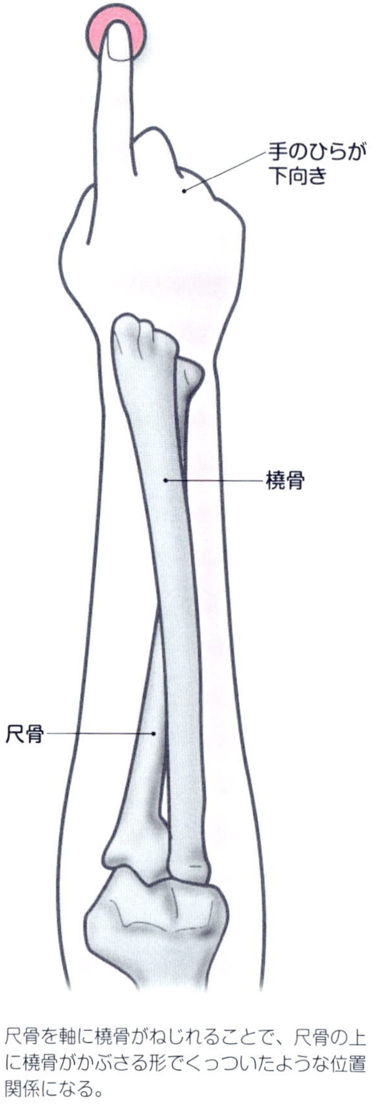
手のひらが
下向き
橈骨
尺骨

尺骨を軸に橈骨がねじれることで、尺骨の上に橈骨がかぶさる形でくっついたような位置関係になる。

握ったボールを見るとき
（回外）

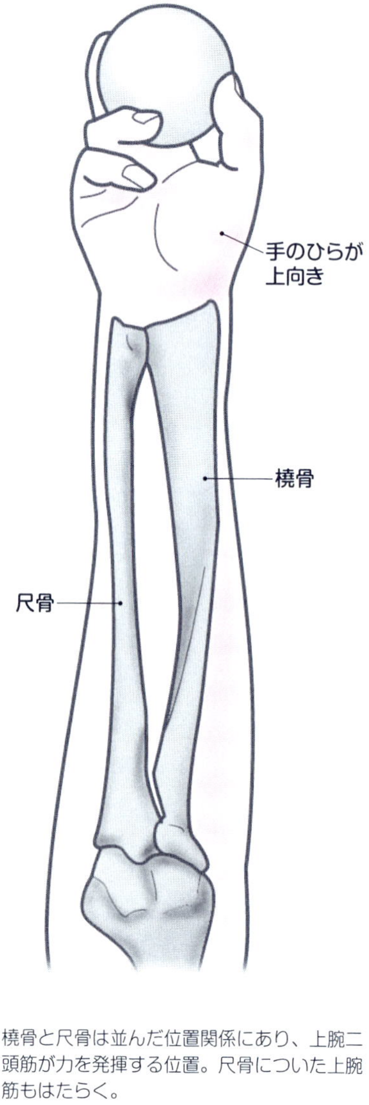
手のひらが
上向き
橈骨
尺骨

橈骨と尺骨は並んだ位置関係にあり、上腕二頭筋が力を発揮する位置。尺骨についた上腕筋もはたらく。

▪手の動きのポイントは親指！

手の細やかな動きは、14個の指骨と５つの中手骨を、母指の８個の筋肉とその他の指の19個の筋肉が動かすことでつくりだされています。特に、母指の対立と復位の動きは人の手だけができる特別な動作です。

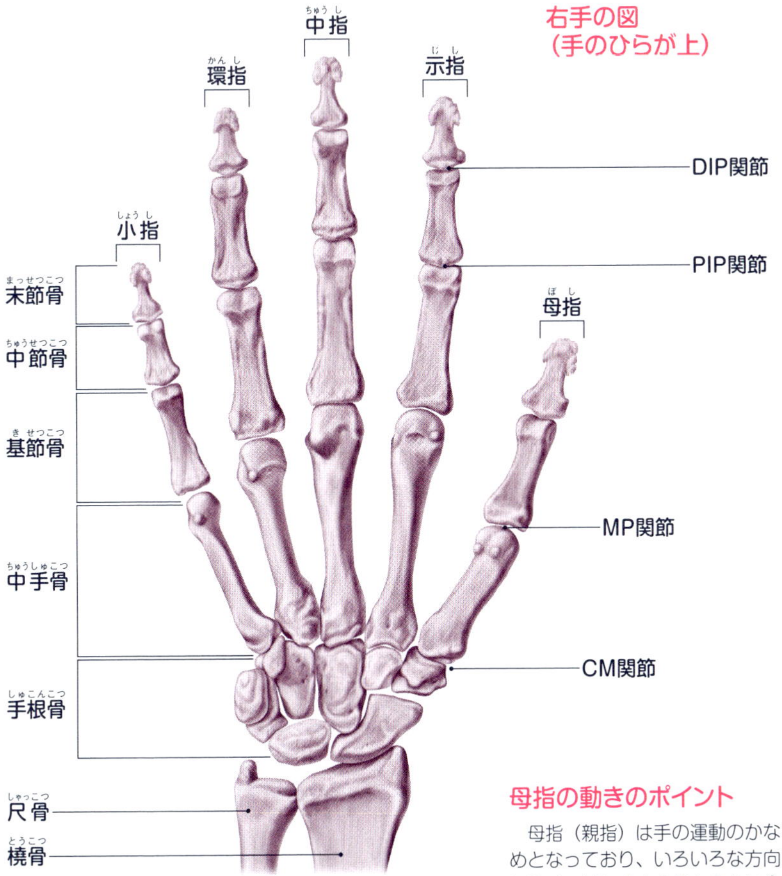

右手の図
（手のひらが上）
中指《ちゅうし》
環指《かんし》
示指《じし》
小指《しょうし》
母指《ぼし》
DIP関節
PIP関節
MP関節
CM関節
末節骨《まっせつこつ》
中節骨《ちゅうせつこつ》
基節骨《きせつこつ》
中手骨《ちゅうしゅこつ》
手根骨《しゅこんこつ》
尺骨《しゃっこつ》
橈骨《とうこつ》

上肢

鞍関節の対立動作

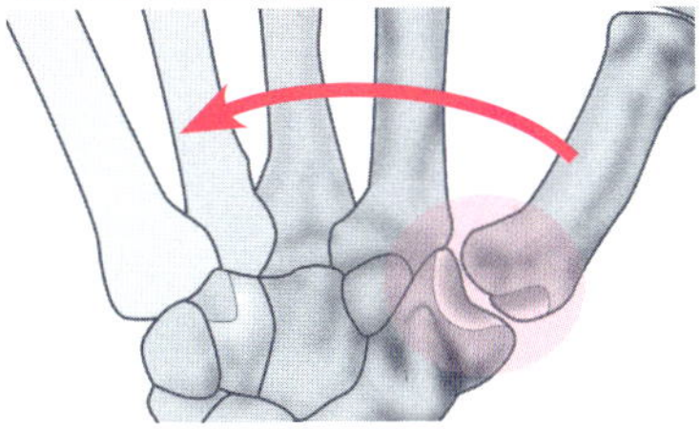

母指の動きのポイント

母指（親指）は手の運動のかなめとなっており、いろいろな方向に動く。特に４本の指と向かい合わせになる「対立（逆が復位）」という動きができることで、ものをつかむ動作を可能にしている。

対立運動は母指球筋と呼ばれる母指のつけ根の筋肉が、ＣＭ関節（手根中手関節）を動かしておこなっている。

ＣＭ関節は鞍関節（51ページ参照）で、示指（人差し指）との間を開いたり閉じたりする外転・内転などの運動もしている。

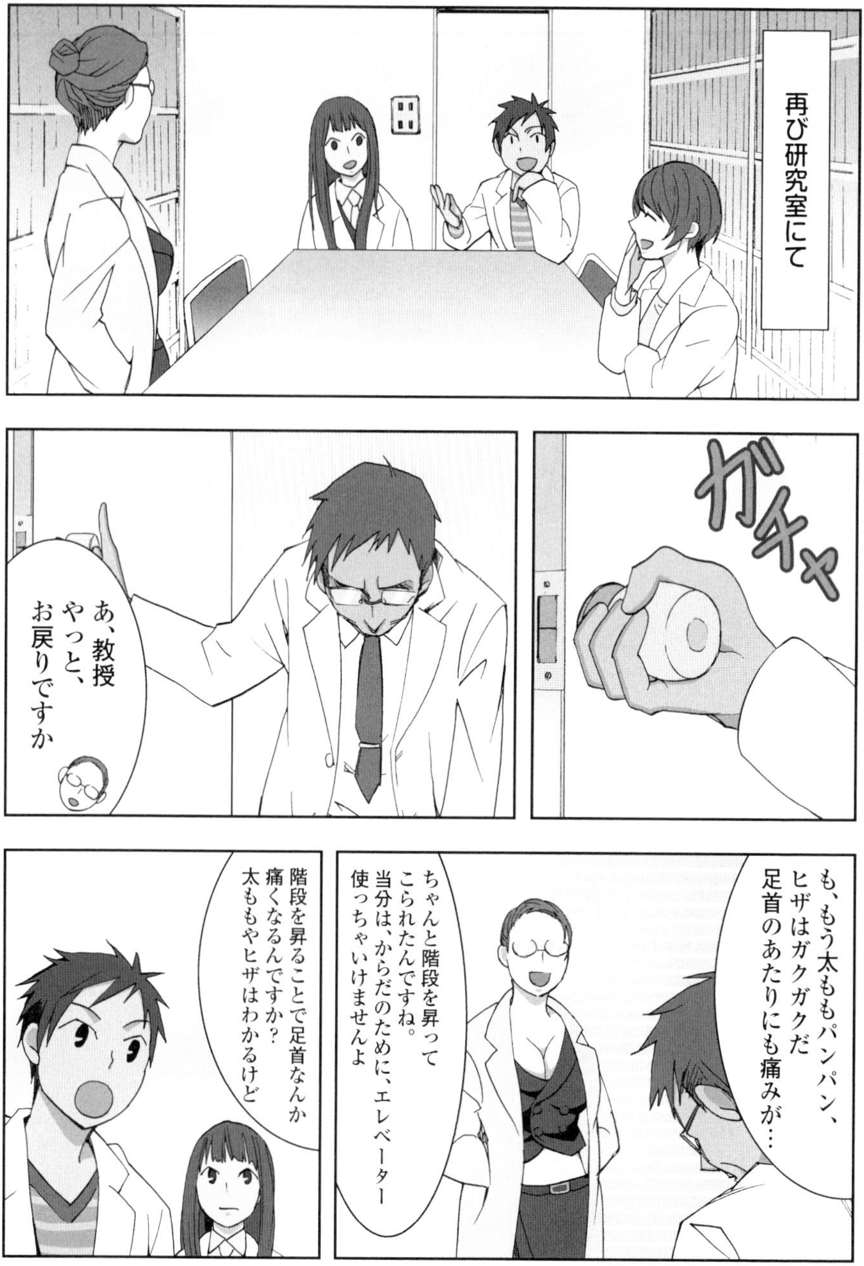
再び研究室にて
ガチャ
あ、教授やっと、お戻りですか
も、もう太ももパンパン、ヒザはガクガクだ足首のあたりにも痛みが…
ちゃんと階段を昇ってこられたんですね。当分は、からだのために、エレベーター使っちゃいけませんよ
階段を昇ることで足首なんか痛くなるんですか？太ももやヒザはわかるけど

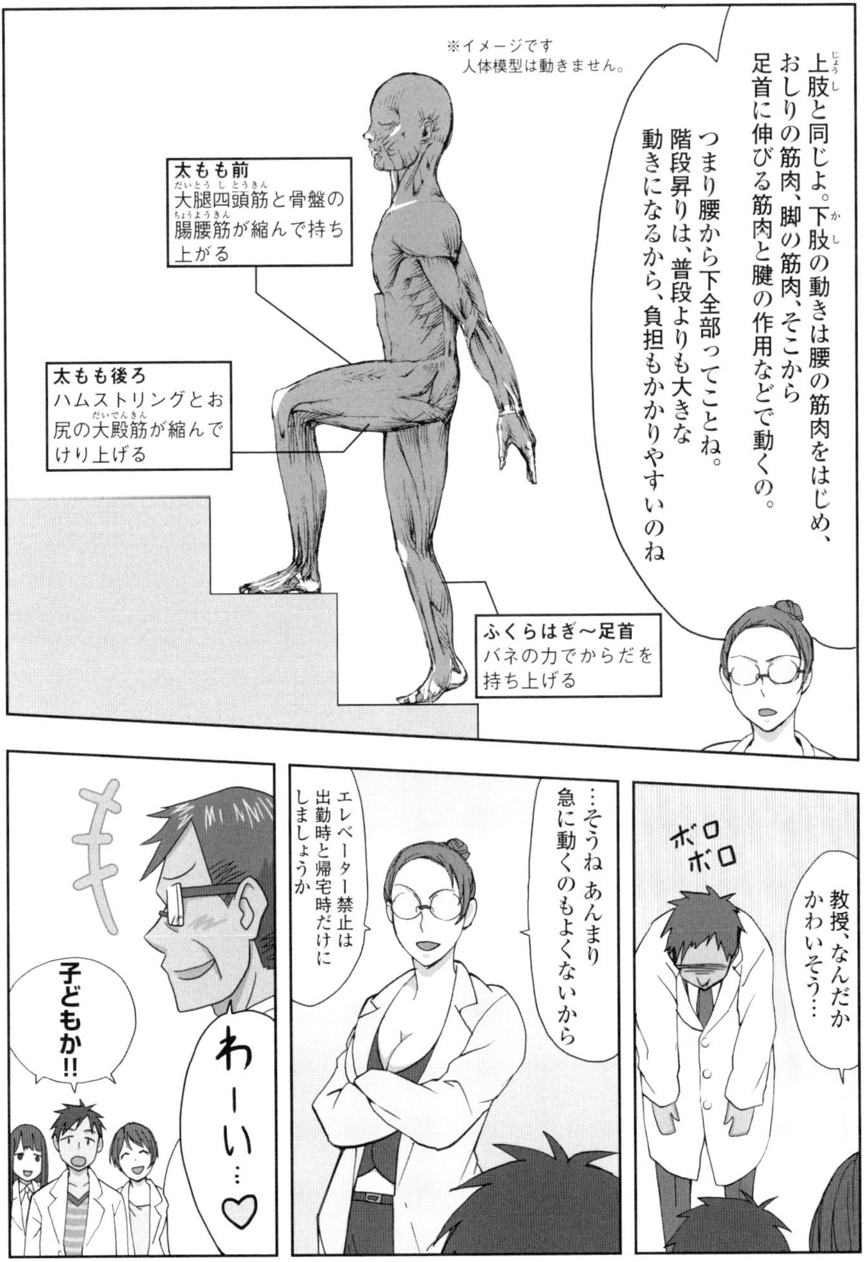
上肢《じょうし》と同じよ。下肢《かし》の動きは腰の筋肉をはじめ、おしりの筋肉、脚の筋肉、そこから足首に伸びる筋肉と腱の作用などで動くの。
つまり腰から下全部ってことね。階段昇りは、普段よりも大きな動きになるから、負担もかかりやすいのね
※イメージです 人体模型は動きません。
太もも前 大腿四頭筋《だいとうしとうきん》と骨盤の腸腰筋《ちょうようきん》が縮んで持ち上がる
太もも後ろ ハムストリングとお尻の大殿筋《だいでんきん》が縮んでけり上げる
ふくらはぎ〜足首 バネの力でからだを持ち上げる
ボロボロ
教授、なんだかかわいそう…
…そうね あんまり急に動くのもよくないから
エレベーター禁止は出勤時と帰宅時だけにしましょうか
わーい…♡
子どもか!!

下肢

歩いて、けって、飛んで、踏んばる脚

お尻まわりに位置し、腹部の内臓を下から支えるお椀状の骨が骨盤です。骨盤は背骨の下端の仙骨《せんこつ》に寛骨《かんこつ》がくっついてできています。漏斗《ろうと》形をしており、上方に広がる部分を大《だい》骨盤《こつばん》、下方の筒型の部分を小骨盤《しょうこつばん》といいます。大骨盤は腹部の内臓をささえ、小骨盤は直腸からの便《べん》、子宮からの胎児《たいじ》などの通り道となっています。

寛骨の外側面にある寛骨臼《かんこつきゅう》には大《だい》腿骨《たいこつ》の上端にある大腿骨頭が深くはまり込んでおり、この関節を股関節といいます。可動性では肩関節に劣りますが、股関節のほうが頑丈にできています。おしりのふくらみは大《だい》殿筋《でんきん》という筋肉です。その奥には中《ちゅう》殿筋《でんきん》が、さらに奥には小殿筋《しょうでんきん》があり、この3つの殿筋が2本足歩行に大きな役割をはたしています。

スポーツ選手、特に下半身が重要なサッカー、野球、競輪などの選手の太ももは非常に立派です。太もものことを大腿《だいたい》といい、大腿骨のまわりにはいくつもの重要な筋肉がついています。大腿の前面にはヒザを強力に伸ばす大腿四頭筋、後面にはヒザを曲げる**ハムストリング**、これらの内側には**内転筋群**があります。

ふくらはぎには腓腹筋《ひふくきん》とヒラメ筋という筋肉があり、どちらも踵骨腱《しょうこつけん》（アキレス腱）につながります。

足の裏には土踏まずと呼ばれる地面に触れない部分があります。これを足弓《そくきゅう》といい、骨が弓なりに盛り上がることでアーチ状となっています。このアーチは滑らかな歩行を助けているのです。

ハムストリング
大腿二頭筋、半腱様筋、半膜様筋の総称。

内転筋群
寛骨の内側からおこって、大腿骨の内側につき、股関節を内側に引き寄せるはたらきをする筋肉の総称。大内転筋はそのひとつでもっとも強大な筋肉。

▪下肢の構造（背面）

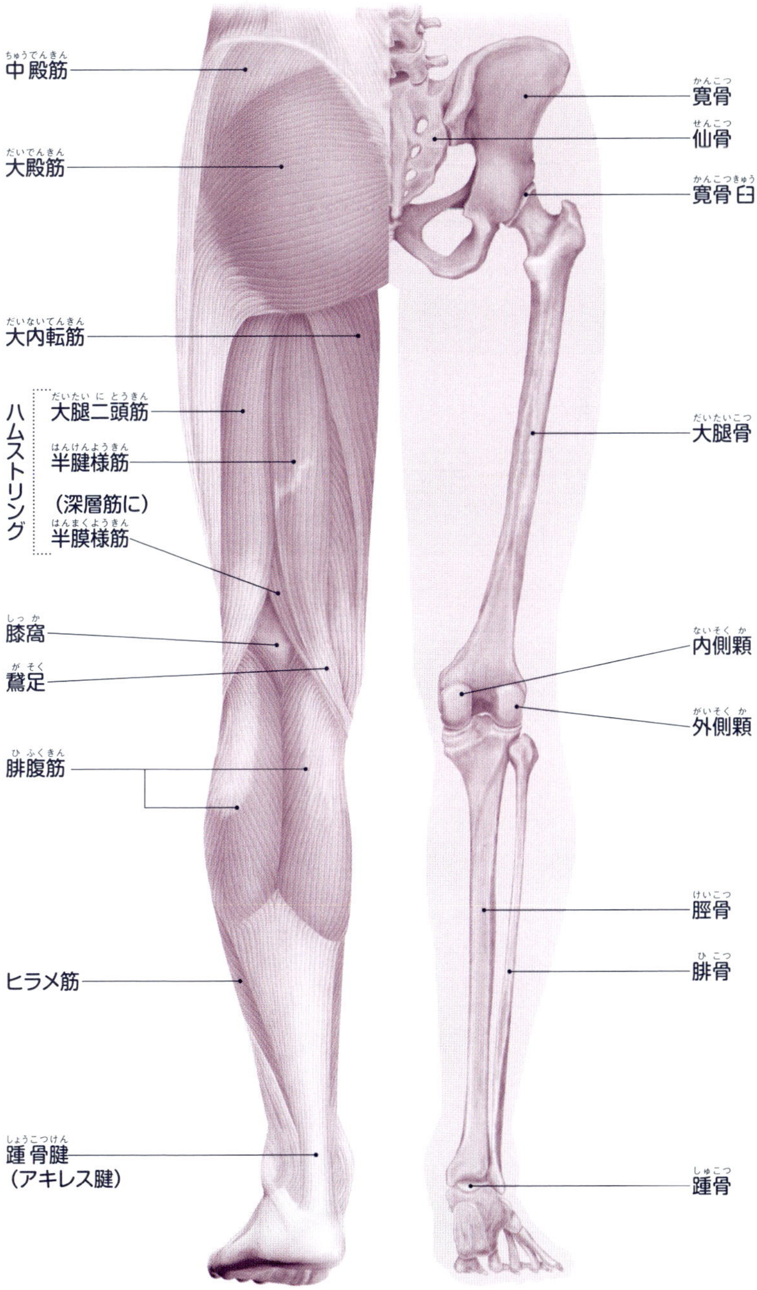

中殿筋《ちゅうでんきん》
大殿筋《だいでんきん》
大内転筋《だいないてんきん》
ハムストリング
大腿二頭筋《だいたいにとうきん》
半腱様筋《はんけんようきん》
（深層筋に）
半膜様筋《はんまくようきん》
膝窩《しっか》
鵞足《がそく》
腓腹筋《ひふくきん》
ヒラメ筋
踵骨腱《しょうこつけん》
（アキレス腱）
寛骨《かんこつ》
仙骨《せんこつ》
寛骨臼《かんこつきゅう》
大腿骨《だいたいこつ》
内側顆《ないそくか》
外側顆《がいそくか》
脛骨《けいこつ》
腓骨《ひこつ》
踵骨《しゅこつ》

▪あっちもこっちも!?　ハムストリングの活躍

ハムストリングは、基本的には膝関節を屈曲させる筋肉ですが、脚の状態によって、次のようなはたらきをします。

ジャンプする

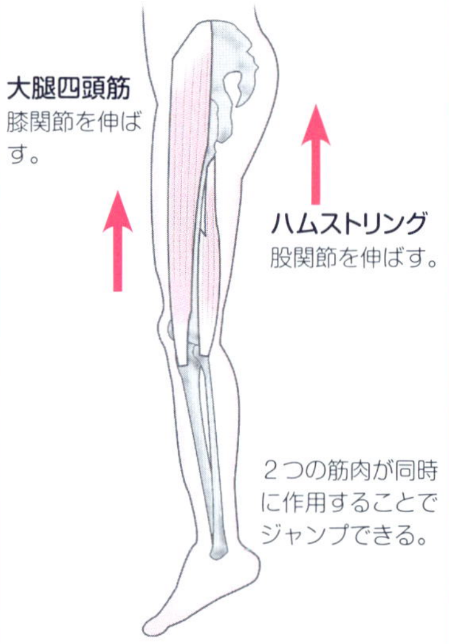

大腿四頭筋
膝関節を伸ばす。
ハムストリング
股関節を伸ばす。
2つの筋肉が同時に作用することでジャンプできる。

筋肉はまたぐ関節の数が多いほど、複雑な動きが可能になるの。寛骨の後面からおこり、ヒザの後面で内と外に分かれるハムストリングは、股関節と膝関節をまたぐ二関節筋ね

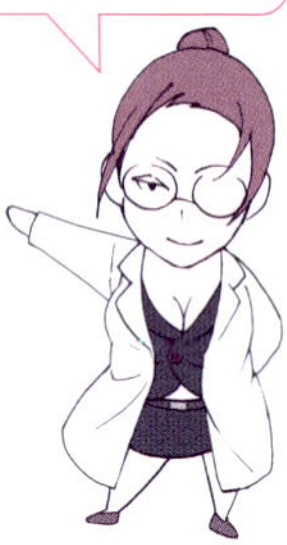

股関節を伸ばす

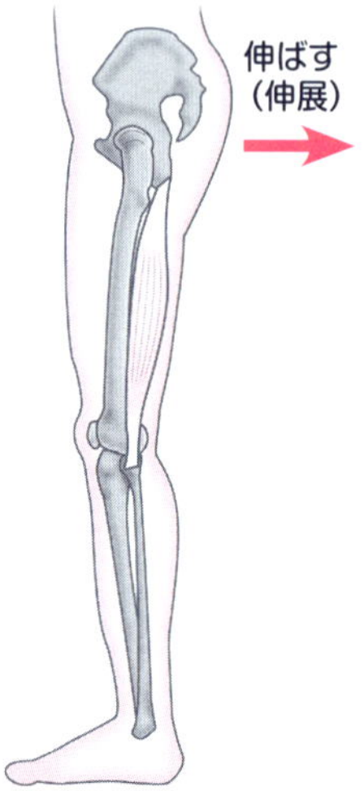

伸ばす
(伸展)

ヒザが固定されているときは、骨盤を後ろに引っ張り、股関節を伸展させる。

脚を後ろに曲げる

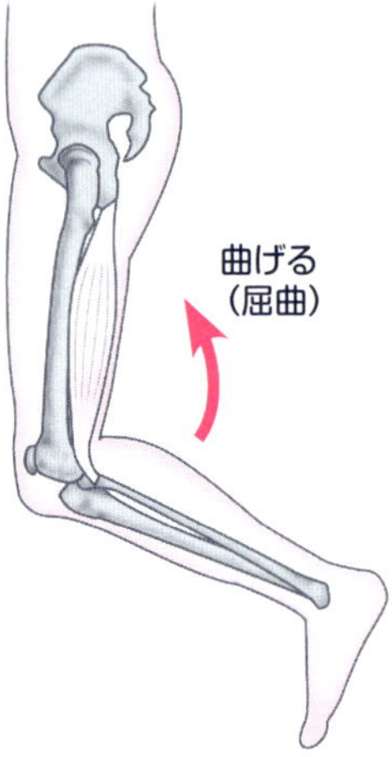

曲げる
(屈曲)

膝関節を屈曲させて脚を後ろに上げると同時に、股関節を伸展させる。

▪下腿三頭筋のけりだしパワー炸裂！

腓腹筋とヒラメ筋を合わせて、下腿三頭筋といいます。
脚をけりだすときに力を発揮するのよ

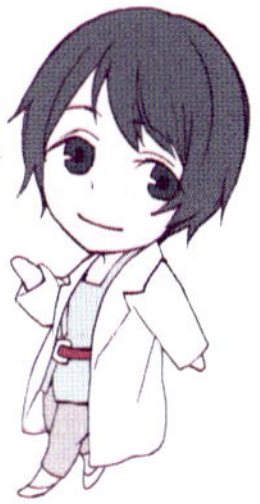

脚をけりだすしくみ

メインではたらく2つのパワー

下腿三頭筋《かたいさんとうきん》
アキレス腱を通してかかとを上に引き上げて、足首を強力に**底屈**(ていくつ)するはたらきをする。

ウィンドラス機構《きこう》
脚はクッションをよくするために、アーチ状の骨組みになっている。また、足底には足底腱膜という強力な結合組織が縦に走っており、これが脚の前方と後方を引っ張りながらつなぐことでアーチをつくっている。
脚を地面につけると、このアーチが平らにつぶされるが、かかとを上げて歩きだそうとするとき、アーチに戻ろうとする力がはたらいて、けりだしの力が増幅される。

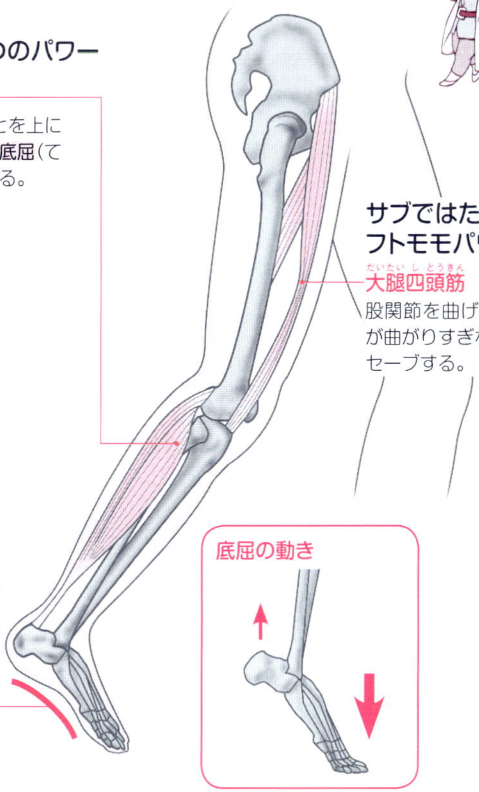

サブではたらくフトモモパワー

大腿四頭筋《だいたいしとうきん》
股関節を曲げる、膝関節が曲がりすぎないようにセーブする。

！ アキレス腱に注意！

下腿三頭筋は、足首の後ろにあるアキレス腱につながっています。アキレス腱が下腿三頭筋の力をかかとに反映させ、足先で力強く地面をけることができるというしくみです。急に運動をするとアキレス腱はパンと切れることがあり、切れると足首を曲げる力が非常に弱まってしまいます。そうならないためにも、運動前にアキレス腱をストレッチする必要があるのですね。

■歩く筋肉① 立脚期（スタンス）の歩行の流れ

歩行の動きのなかで、軸となる脚の裏が地面についているときのことを立脚期（スタンス）と呼びます。

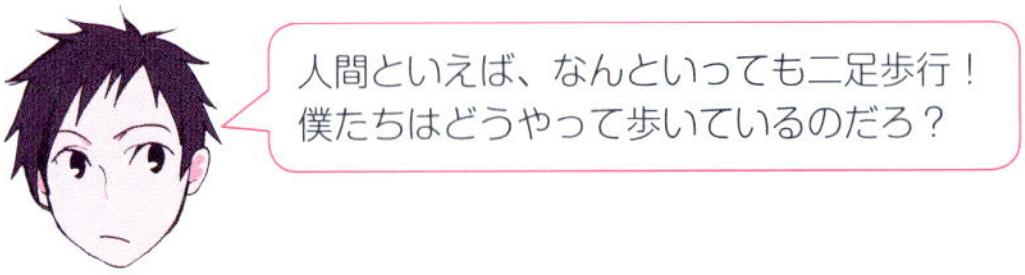

人間といえば、なんといっても二足歩行！
僕たちはどうやって歩いているのだろ？

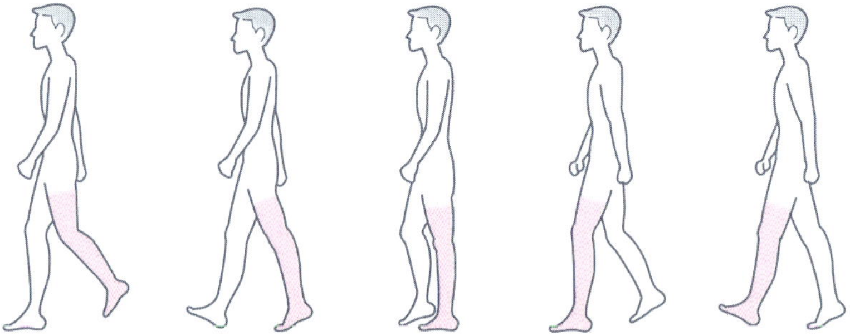

④かかとを上にけりだし、つま先が地面から離れる。　③反対側のかかとが地面につく。　②反対側の脚が地面から離れ、完全にからだをささえる。　①かかとをつく。

かかとが地面についた瞬間の衝撃をキャッチ!

歩いていてかかとが地面につく瞬間、実は体重に勢いが加わり、かなりの衝撃が脚に走っています。しかし、それを上手にキャッチし、コントロールしてくれるしくみがあります。

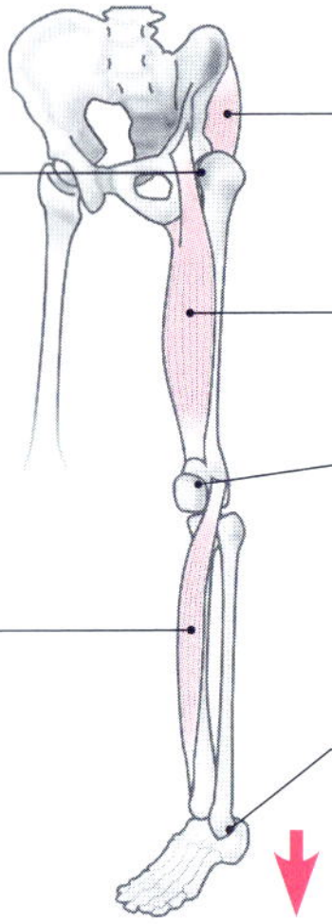

股関節《こかんせつ》
かかとがつくと同時に、反対の脚側の骨盤が下がり、衝撃を逃がす。中殿筋が傾きすぎをコントロール。
中殿筋《ちゅうでんきん》
大腿四頭筋《だいたいしとうきん》
膝関節《ひざかんせつ》
かかとがつくと同時に曲がる方向にはたらき、この曲がりが衝撃を吸収。大腿四頭筋が曲がりすぎをコントロール。
前頸骨筋《ぜんけいこつきん》
足関節《あしかんせつ》
少し底屈する衝撃を吸収。前脛骨筋が底屈の加減をコントロール。

▪歩く筋肉② 遊脚期（スイング）の歩行の流れ

けりだした脚が地面から離れ、前に運ばれるときのことを遊脚期（スイング）と呼びます。

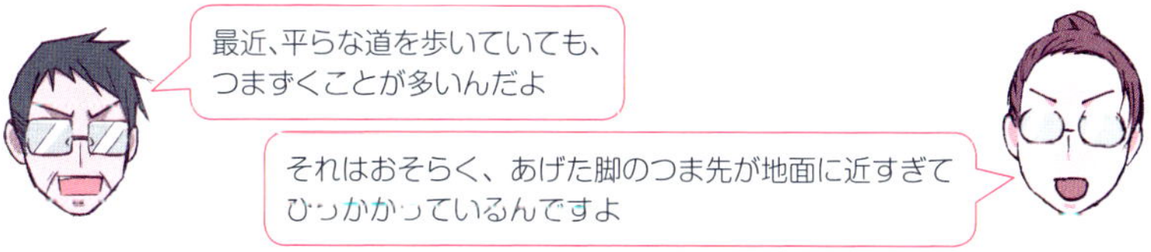
最近、平らな道を歩いていても、つまずくことが多いんだよ
それはおそらく、あげた脚のつま先が地面に近すぎてひっかかっているんですよ

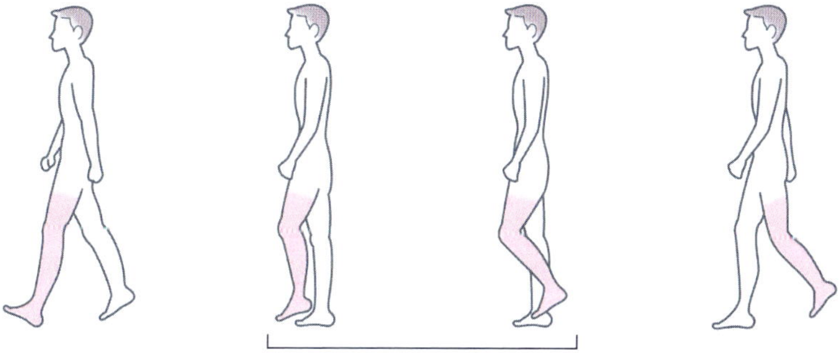

③かかとがつく。　②脚が前に運ばれる。　①つま先が地面から離れる。

空中の脚をコントロール

脚をけりだすときのパワー（273ページ参照）が生みだした慣性力が、空中で脚を前方に振りだします。この振りだされた脚をどうやってコントロールするかが、安定した歩行のカギになるのです。

②地面に到達直前　**①けりだし直後**

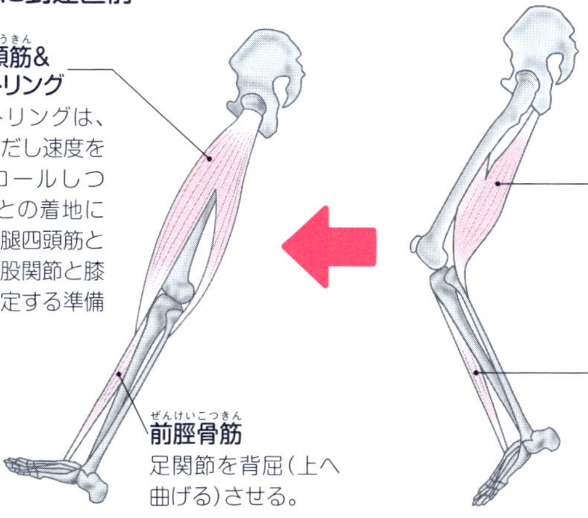
大腿四頭筋《だいたいしとうきん》&ハムストリング
ハムストリングは、脚の振りだし速度をコントロールしつつ、かかとの着地に備えて大腿四頭筋と協力して股関節と膝関節を固定する準備をする。
前脛骨筋《ぜんけいこつきん》
足関節を背屈（上へ曲げる）させる。
ハムストリング
慣性力によって前に振りだされる脚が行きすぎないようにブレーキをかける。
前脛骨筋《ぜんけいこつきん》
地面からつま先までの空間を確保するために、つま先を持ち上げる。

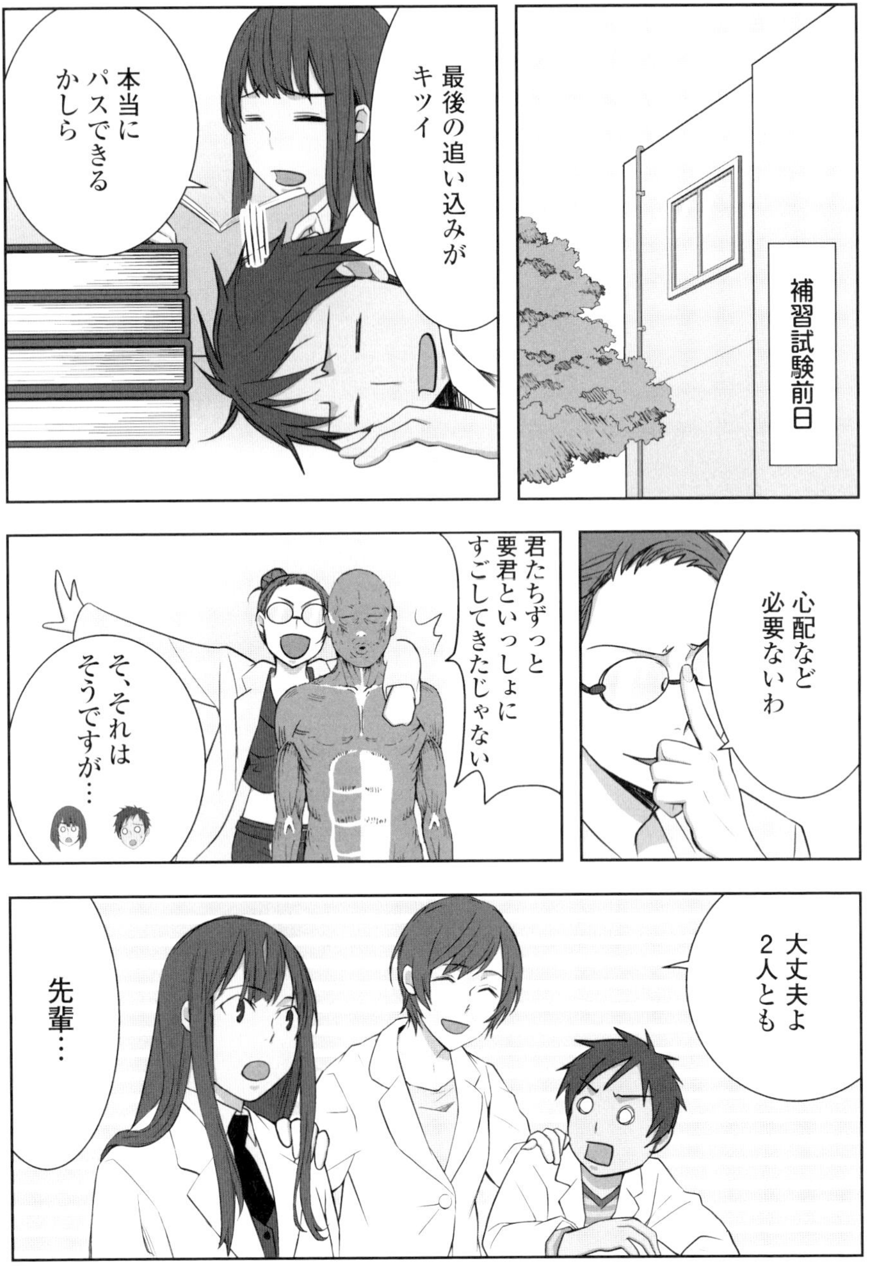
補習試験前日
最後の追い込みがキツイ
本当にパスできるかしら
心配など必要ないわ
君たちずっと要君といっしょにすごしてきたじゃない
そ、それはそうですが…
大丈夫よ2人とも
先輩…

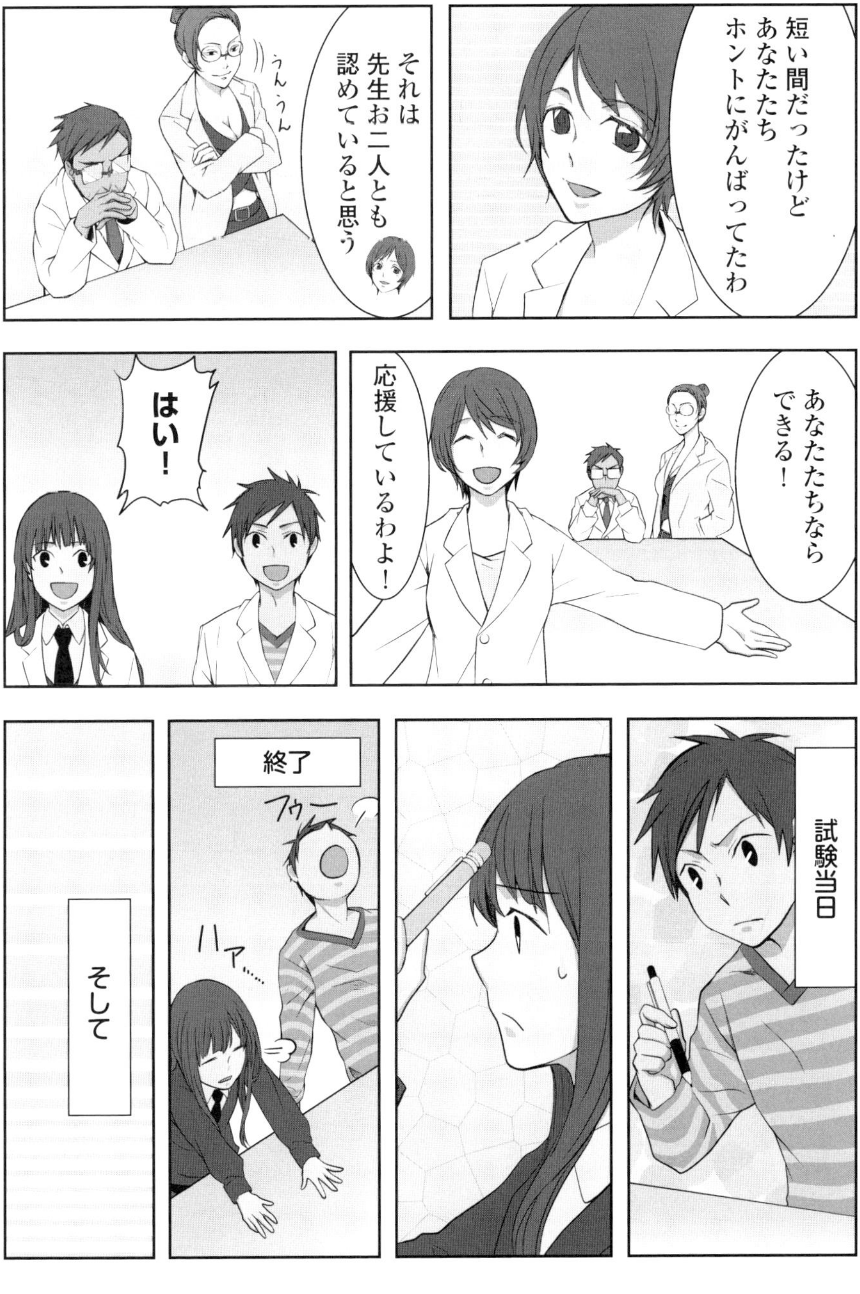
短い間だったけど
あなたたち
ホントにがんばってたわ
それは
先生お二人とも
認めていると思う
うんうん
あなたたちなら
できる！
応援しているわよ！
はい！
試験当日
終了
フウー
ハア……
そして

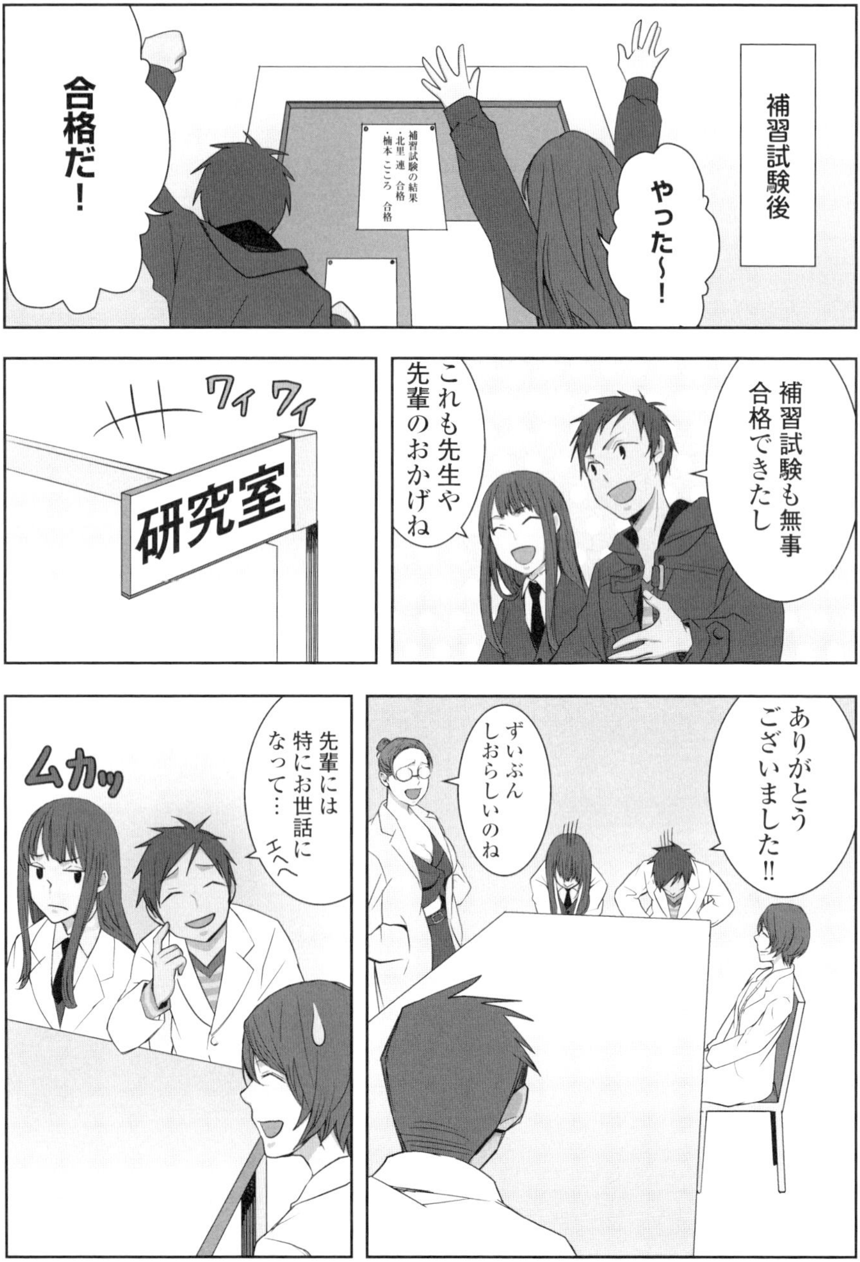
補習試験後
やった〜！
補習試験の結果
・北里 連 合格
・楠本 こころ 合格
合格だ！
補習試験も無事合格できたし
これも先生や先輩のおかげね
ワイ ワイ
研究室
ありがとうございました!!
ずいぶんしおらしいのね
先輩には特にお世話になって…
エヘヘ
ムカッ

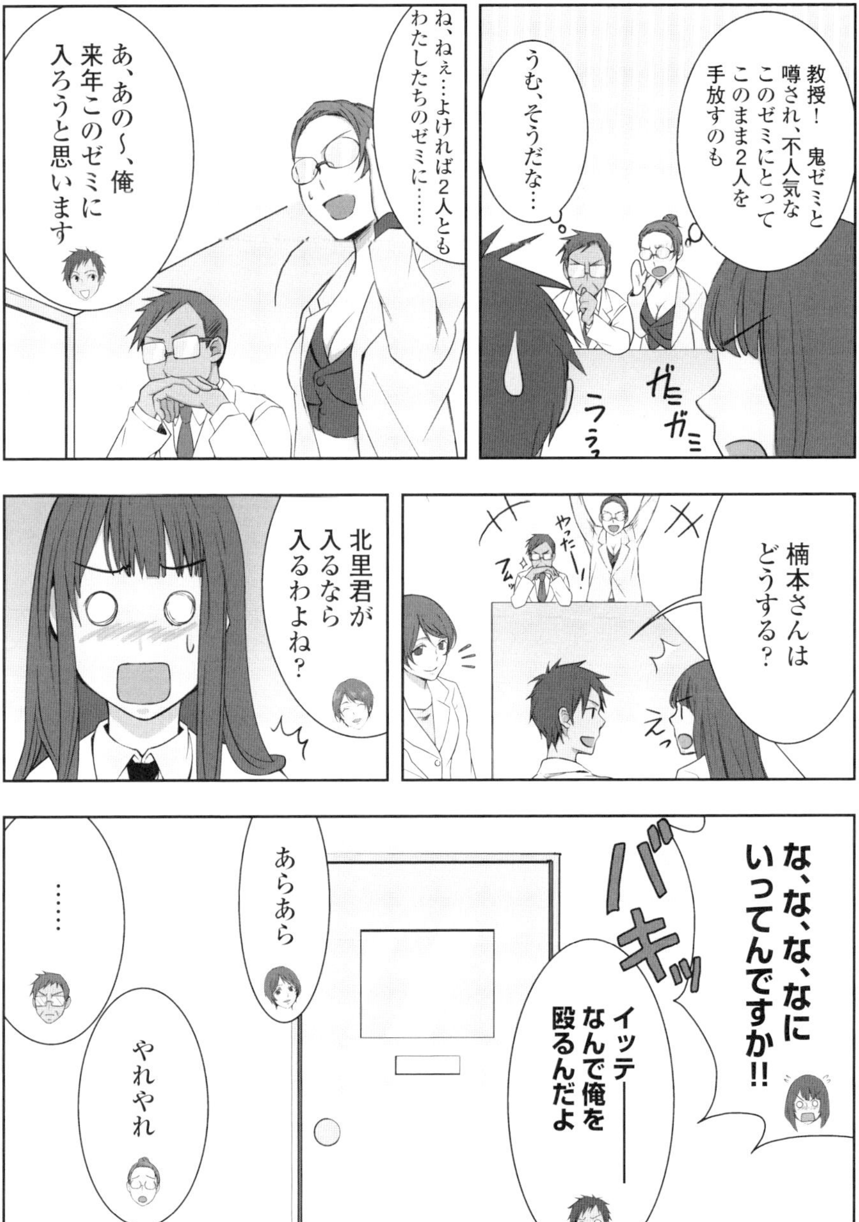
教授！ 鬼ゼミと噂され、不人気なこのゼミにとってこのまま2人を手放すのも
うむ、そうだな……
ガミガミ
ね、ねぇ…よければ2人ともわたしたちのゼミに……
あ、あの～、俺来年このゼミに入ろうと思います
楠本さんはどうする？
やったー！
フムッ
えっ
北里君が入るなら入るわよね？
な、な、な、なにいってんですか!!
バキッ
イッテ―――なんで俺を殴るんだよ
あらあら
……
やれやれ

索引

A-Z

B細胞……252
CM関節……267
DHA……218
DIP関節……267
DNA……198
HIV……253
IBS……170
iPS細胞……253
MP関節……267
O-157……253
PIP関節……267
RSウイルス……253
S状結腸……140・141
T細胞……252

あ

アキレス腱……270・271・273
足関節……274
圧覚……58・59
アドレナリン……247
アナフィラキシーショック……254
アブミ(鐙)骨……80・81
アポクリン腺……55・56・57・80
アミノ酸……136・137
アミラーゼ……136・137
α(アルファ)細胞……154・155
アレルギー……254
アレルゲン……254
鞍関節……51・267
アンモニア……161

い

胃……43・94・127・129・130・168・169・247
胃圧痕……147
胃潰瘍……130
胃腺……129・130
一次記憶……212
遺伝子……198・199
陰核海綿体……187
陰核亀頭……187
陰茎……166・178・179・181・182・186・233
陰茎海綿体……178・179・181
インスリン……151・152・154・155・249
インターセックス……200
咽頭……80・86・94・95・127
咽頭扁桃……95
陰嚢……166・178・180
インフルエンザ……253

う

ウイルス……253
ウィンドラス機構……273
右肝管……148・149
羽状筋……37
右心室……112・113・114
右心房……112・113・114・117
右脳……208
右房室弁……113
右葉……147
ウロビリン……161
運動神経……232

え

栄養素……127
腋窩静脈……238・239
腋窩動脈……237
腋窩リンパ節……251
エクリン腺……55・56・57
エストロゲン……118・190・248
エナメル質……88・89
エリスロポイエチン……247
嚥下……86・90・94
延髄……207・216・217

お

横隔膜……106・109
横行結腸……140・141
黄体……190
黄体期……191
黄体形成ホルモン……191・248
黄疸……148
オッディの括約筋……148・149
温覚……58・59
温熱性発汗……57

か

外陰部……186
外眼筋……70
外頸静脈……238・239
外耳……79・80
外子宮口……189
外耳道……80・81
外側顆……271
外側溝……208
外側広筋……38・39
外側半規管……82
外腸骨静脈……238・239
外腸骨動脈……237
回腸……134・135・140
外転……262
外転神経……230
外尿道括約筋……165・167・181
外尿道口……166・179・181
海馬……210・211・212
灰白質……210・211・214・215・226
外鼻孔……76・77
外腹斜筋……39・41
外分泌腺……151・154
海綿質……31
回盲口……140・141
カイロミクロン……137
下顎骨……27・86
下眼瞼……71
蝸牛……80・81・82
核……183・198・199・229
顎下腺……85
角質……60
角膜……70・71
下行結腸……140・141
下行大動脈……236・237
下肢……270・272・274
下斜筋……71
下唇……86・87
下垂体……118・120・191・207・216・217・246
ガス交換……106・108
ガストリン……247
鵞足……271
下腿三頭筋……273
下大静脈……146・147・238・239
下直筋……71
滑液……48・50
滑車神経……230
滑膜……48・49
可動性の結合……48
下鼻甲介……76・77
下鼻道……76・77
過敏性腸症候群……170
花粉症……254

下葉……106・107
ガラス体……70・71
顆粒球……242
感覚受容器……58
感覚点……58
含気骨……30
汗孔……55・57
寛骨……26・27・29・270・271
寛骨臼……270・271
間細胞……180
環指……267
間質液……250
関節……26・48
関節窩……48・49・51
関節腔……48・49
関節頭……48・49・51
関節軟骨……48・49
関節面……49
汗腺……55
肝臓……127・134・136・137・145・146・147・148・149・152・168
間脳……206・207・216・217・246
顔面筋……39
顔面神経……230
眼輪筋……42

き

気化熱……56
気管……93・94・95・106・107
起始……37
基節骨……267
基礎代謝……40
亀頭……178・182
キヌタ(砧)骨……80・81
球関節……51
嗅神経……230
求心性線維……91
橋……207・211・216・217
胸郭……26・27
胸管……251
胸骨……26・27・32
胸鎖乳突筋……39
胸式呼吸……109
胸神経……227
胸神経部……231
胸腺……252
胸大動脈……236・237
胸椎……29
強膜……71
胸膜……106
鋸筋……36・37・38
極期……196
筋原線維……44・45
筋線維……44・45
筋層……43・129・130・131・133・139
筋頭……36・37・38
筋尾……37
筋腹……36・37・38

く

空腸……134・135
クプラ……82
クモ膜……206・207・226
グリセリン……136・137
グルカゴン……152・154・155・249
クレアチニン……161

け

毛穴……56・57
脛骨……27・271
頸神経……227
頸神経部……231
頸椎……28・29
頸部リンパ節……251
血圧……112
血液……32・112・206・236・238・240・242・243・246
結核菌……253
血管……31・32・33・55・112・137・236・238・240
血球……242
月経……118
月経期……191
月経周期……188
血小板……32・242
血漿……242・243・250
結腸……139・140
結腸圧痕……147
結腸ヒモ……139・140・141
血糖……154
血糖値……154・155・249
腱……36・37・48・50・262
肩甲骨……29・30・262・263
犬歯……88・89
原始反射……197
腱鞘……262

こ

口蓋……86・87
口蓋垂……86・87・95
口蓋扁桃……87・95
口角挙筋……42
交感神経……232・233
口峡……86・87
咬筋……42
口腔……77・86・96・127
口腔前庭……87
抗原……252
硬口蓋……86・87・95
虹彩……70
恒常性……246
甲状腺……246・247
甲状軟骨……95
交接器……178
抗体……252
喉頭……94
喉頭蓋……93・94・95
後頭筋……41
後頭葉……208・209・214
広背筋……40・41
後半規管……82
硬膜……206・207・226
肛門……127・140・141・142・187
肛門括約筋……140
後葉……214・215
口輪筋……42
誤嚥……94
誤嚥性肺炎……94
股関節……270・274
鼓室……80・81
五臓六腑……152
骨格……26・27
骨格筋……36・38・40・42・44・90
骨幹……31
骨髄……32
骨髄移植……32
骨端……31・32
骨盤……26・27・32・186・197・270
骨盤底筋群……164
骨盤内臓……238
骨膜……31
鼓膜……80・81
固有肝動脈……146・147

さ

細菌……253
最高血圧……236
細静脈……241
細動脈……236・241
サイロキシン……247
サイロニン……247
逆子……195・197
左肝管……148・149
鎖骨……27・262・263
坐骨……26・27
鎖骨下静脈……238・239
鎖骨下動脈……236・237
鎖骨下リンパ本幹……251
左心室……112・113・114
左心房……112・113・114
左心房弁……113
左脳……208
左肺静脈……113
左肺動脈……113
左葉……147
三角窩……81
三角筋……39・40・41・262・263
三叉神経……230
三次記憶……212
三尖弁……112・113
三大栄養素……136
三頭筋……36

し

耳介……80・81
紫外線……54
視覚野……208・209
耳下腺……85
歯冠……89
耳管……80・81
耳管咽頭口……77・95
子宮……166・186・187・188・233
子宮頸部……189
子宮体……189
糸球体……160
子宮底……189
子宮内膜……190
軸索……228・229
指骨……27・28・29・61
歯根……88・89
歯根膜……88・89
示指……267
脂質……136・137
耳珠……81
歯周病……98
視床……207・209・211・216・217
視床下部……191・207・213・216・217・246
耳小骨……80・81
視神経……71・230
耳垂……81
脂腺……55
自然分娩……196
舌……86・97・95
膝窩……271
膝蓋骨……27
膝窩静脈……238・239
膝窩動脈……237
膝窩リンパ節……251
膝関節……274
シナプス……228・229
歯肉……89
脂肪……151
脂肪酸……136・137
脂肪組織……118・119・136
視野……72
尺側皮静脈……239
車軸関節……51
射精……182・186
射精管……179・180
射精管開口部……181
斜走筋……43・129
尺骨……27・262・263・266・267
尺骨動脈……237
斜裂……106・107
自由神経終末……58・59
縦走筋……43・129・133
十二指腸……129・130・131・134・135・148・149・151・152・153・247
皺眉筋……42
主気管支……106・107
手根骨……28・29・267
樹状突起……228・229
手掌把握反射……197
主膵管……148・152・153
受精……192・199
受精卵……186
出産……118・196
手背……238
シュワン細胞の核……229
準備期……196
小陰唇……186・187
消化……127・133
消化管ホルモン……148
上顎骨……86
消化酵素……86・151
上眼瞼……71
小臼歯……88・89
笑筋……42
上行結腸……140・141
上行大動脈……236・237
踵骨……271
踵骨腱……270・271
小骨盤……270
小指……267
上肢……262・264
硝子体……70・71
上肢帯……262
硝子軟骨……48・49
小十二指腸乳頭……149・152
小循環……114
上唇……86・87
上大静脈……113・238・239
小腸……43・127・133・134・136・140・141・152
上腸間膜静脈……153
上直筋……71
小殿筋……40・270
小脳……206・207・214・217
小脳核……214・215
小脳脚……214・215・217
小脳半球……214・215・216
小脳皮質……214
上鼻甲介……76・77
上鼻道……76・77
小伏在静脈……238・239
漿膜……133
静脈……54・89・238・240
静脈角……250・251
睫毛……71
上葉……106・107
小弯……130・131
上腕……262・263
上腕骨……27・263
上腕三頭筋……40・41・263・265
上腕静脈……238・239
上腕動脈……237
上腕二頭筋……39・40・262・263・265

食道 … 43, 93, 94, 95, 186, 188, 127, 129, 130
女性器 … 58, 59, 90
女性ホルモン … 186, 188, 248
触覚小体 … 58
触覚 … 116, 130, 142, 170, 216, 232, 233
自律神経系 … 246
自律神経 … 81
耳輪 … 86
歯列 … 158, 159, 147
腎盂 … 158, 159, 147
腎筋 … 36, 40, 44, 112
心筋 … 58, 89, 226, 228
神経 … 210, 226, 228
神経核 … 226, 228
神経管 … 226, 210
神経細胞 … 206, 210, 212, 214, 216, 226
神経伝達物質 … 208, 210, 228
神経線維 … 210, 214
神経終末 … 212, 214
神経突起 … 228, 229
進行期 … 196
深指屈筋 … 112
心室 … 262, 263
深静脈 … 157, 158, 159
腎静脈 … 238
腎髄質 … 159

腎臓 … 236, 237, 238, 247
心臓 … 106, 112, 113, 114, 116, 158, 206, 233
心尖 … 112
深層の筋肉 … 157, 158, 159, 160, 163, 164, 246, 247
腎洞 … 159
腎動脈 … 197, 49, 50, 262, 38
腎杯 … 158, 159
腎乳頭 … 158, 159
真皮乳頭 … 54, 55, 159
真皮 … 54, 55, 60
腎皮質 … 159
心房 … 112
心膜 … 158, 112, 159
心房性ナトリウム利尿ペプチド … 246, 247

す
腎門 … 158, 159
随意筋 … 134, 136, 151, 152, 154
膵液 … 31
膵酵素 … 134, 151
膵腔 … 42
髄質 … 151
髄鞘 … 210, 211, 214
水晶体 … 69, 70, 71, 229

せ
ステロイド … 247
スイングスタンス … 274, 275
睡眠中枢 … 213
髄膜 … 206
水平裂 … 106, 107
水平伸展 … 264
水平屈曲 … 264
膵尾 … 152, 153
膵頭 … 152, 153
膵体 … 152, 153
膵臓 … 134, 148, 149, 151, 152, 153, 154, 155, 169, 249

性同一性障害 … 200
精嚢 … 179, 180, 181
精液 … 180, 181
精母細胞 … 180
精索 … 96
声門 … 44, 206
赤筋 … 28, 207, 210, 226, 231
脊髄神経 … 227, 230
脊髄 … 26, 27, 28, 29, 51, 226, 231
脊柱 … 168, 169
赤脾髄 … 230
セクレチン … 247
舌咽神経 … 230
舌下神経 … 230
舌下腺 … 85
赤血球 … 32, 145, 168, 242, 243
舌骨 … 95
切歯 … 88, 89
接触皮膚炎 … 254
セメント質 … 88, 89
セルトリ細胞 … 180
線維包 … 38, 39
前鋸筋 … 48, 49
前脛骨筋 … 38, 39
前仙骨筋 … 231
仙骨 … 28, 29, 270, 271
仙骨・尾骨神経部 … 262, 263
浅指屈筋 … 198, 199
染色体 … 183
先体 … 183

そ
前庭 … 80, 81, 83
蠕動運動 … 80, 81
前頭洞 … 93
前頭葉 … 208, 209, 77, 93, 130, 134
前半規管 … 82
腺毛 … 208, 212
線維管 … 214, 188, 119
前葉 … 163, 165, 166, 179, 180, 181
前立腺液 … 180
前立腺 … 163, 165
前腕 … 214, 188
総胆管 … 148
総肝管 … 148, 149
そ …
切歯 … 88, 89
象牙質 … 88, 89
爪甲 … 60, 61
爪根 … 60, 61
爪床 … 61
爪母基 … 60, 61
増殖期 … 147, 148, 149, 153
総腸骨動静脈 … 236, 237
総腸骨静脈 … 236, 239
総頸骨動脈 … 147, 190
僧帽弁 … 112, 113
僧帽筋 … 39, 41, 262, 263
足弓 … 270

足根骨……27
側頭筋……42
側頭骨……80
側頭葉……208・209・212
側脳室……211
鼡径管……180・181
鼡径リンパ節……251
咀嚼……86
咀嚼筋……42・85・88
爪半月……60・61
ソマトスタチン……249

た

大陰唇……186・187
胎芽……192
体幹……26
大臼歯……88・89
大胸筋……38・39
大頬骨筋……42
大骨盤……270
体肢……26
胎脂……197
胎児……186・193・194・195・197
対珠……81
大十二指腸乳頭……148・149・152
大循環……114
大静脈……112・238
体性神経……232
大泉門……28
大腿骨……27・270・271
大腿骨頭……270
大腿四頭筋……38・39・270・272・273・274・275
大腿静脈……238・239
大腿直筋……38・39
大腿動脈……237
大腿二頭筋……40・41
大腸……127・139・140・141・142
大殿筋……40・41・270・271
大動脈……112
大動脈弓……113・236・237
大動脈弁……112・113
大内転筋……41・271
体内時計……216
大脳……206・207・208・210・214・231
大脳基底核……210
大脳脚……215
大脳縦裂……208・209
大脳新皮質……210
大脳半球……210
大脳皮質……206・208・210・211・216
大脳辺縁系……210
胎盤……120・194
大伏在静脈……238・239
体壁……238
大弯……130・131
唾液……85・86・90・136
唾液腺……86
楕円関節……51
多腹筋……36・37・38
胆管……146
単関節……48
短期記憶……212
短骨……30
胆汁……134・145・146・148
胆汁酸……148
炭水化物……86・136・137・151・155
男性器……178・180・182
弾性線維……236
男性ホルモン……180・248
胆嚢……127・134・146・147・148・149・152
胆嚢管……148・149
たんぱく質……44・45・136・137・151

ち

知覚神経……31・232
恥丘……186・187
恥骨……26・27・164・187
膣……166・178・186・187・189
膣口……166・187
乳房……118・119
緻密質……31
着床……188・192
中間広筋……38
中指……267
中耳……79・80
中手骨……28・29・267
中心溝……208・209
虫垂……140・141
虫垂炎……140
中枢神経……226・227・230・231
中節骨……267
中足骨……27
中殿筋……40・41・270・271・274
中脳……207・216・217
中鼻甲介……76・77
中鼻道……76・77
虫部……214・215
虫部葉……215
中葉……106・107
腸間膜……134
長期記憶……212
蝶形骨洞……77・95
腸骨……26・27
長骨……30
腸絨毛……133・134
長内転筋……39
蝶番関節……51
直腸……140・141・142・187
椎間板……28
椎骨……28・51

つ

痛覚……58・59
ツチ(槌)骨……80・81

て

帝王切開……197
底屈……273
停止……37
デキストリン……137
テストステロン……248
δ(デルタ)細胞……249
電解質……158

と

頭蓋骨……26・27・28・29・206・207
動眼神経……230
瞳孔……70・71・216・233
橈骨……27・262・263・266・267
橈骨動脈……237
橈側手根屈筋……39
橈側皮静脈……239
頭頂骨……30
頭頂葉……208・209
糖尿病……155
糖の代謝……152
洞房結節……116・117
動脈……54・89・236・237・240
ドコサヘキサエン酸……218
トリプシン……137
トリヨード……247

な
内頸静脈……238・239
内喉頭筋……97
内耳……79・80・82
内耳神経……230
内側顆……271
内側広筋……38・39
内腸骨静脈……238・239
内転筋群……270
内尿道括約筋……164・165・167
内尿道口……164・165
内分泌……216
内分泌系……246
内分泌腺……151・154・216・243・246・252
軟口蓋……86・87・93・95
軟骨……31・32・33
軟膜……206・207・226

に
二次記憶……212
二頭筋……36・37
ニューロン……228・229
乳管……118・119
乳管洞……118・119
乳口……118・119
乳腺小葉……118・119
乳頭……90・118・119
乳糜槽……251
乳輪……118・119
尿……157・158・160・164・167・178
尿管……157・158・159・163・164・165・181
尿管口……164・165
尿細管……158・160
尿酸……161
尿素……161
尿道……157・163・166・167・179・181
尿道海綿体……178・179
尿道球腺……179・181・182

ね
ネフロン……160
粘膜……129・130・131・133・139

の
脳……206・212・226
脳回……211
脳幹……206・207・210・213・214・216
脳幹網様体……213
脳溝……211
脳神経……230
脳脊髄液……206
脳梁……208・209・211
のどぼとけ……94
ノルアドレナリン……247
ノンレム睡眠……213

は
歯……85・86・88
肺……76・94・106・109・114
バイオメトリクス認証……241
肺静脈……106・112
肺尖……107
肺底……106・107
肺動脈……106・112
肺動脈弁……113
肺胞……106・108
肺胞管……108
排卵……118・188
排卵期……191
麦芽糖……137
白筋……44
白質……210・211・214・215・226
拍動……116・158
白脾髄……168・169
白血球……32・168・242・243
白血病……32
ハムストリング……40・41・270・271・272・275
半規管……80・81・82
半月板……49
半月ヒダ……139
半腱様筋……40・41・271
半膜様筋……40・41・271

ひ
皮下脂肪……38・54・55・195
皮下組織……54・55
皮丘……55
鼻筋……42
鼻腔……75・76・77・93
皮溝……55
尾骨……28・29
腓骨……27・271
尾骨神経部……231
腓骨動脈……237
皮静脈……238
脾静脈……168・169
鼻前庭……76・77
脾臓……168・169
ビタミン……136
左半球……209
脾動脈……168・169
ヒト免疫不全ウイルス……253
腓腹筋……41・270・271・273
被膜……158・159
眉毛……71
表皮……54・55・56・60
ヒラメ筋……39・270・271・273
微量栄養素……136
ビリルビン……148

ふ
ファーター・パチニ小体……58・59
複関節……48
腹腔動脈……146・168
副交感神経……232・233
腹式呼吸……109
副腎……246・247
副神経……230
副腎皮質ホルモン……247
副膵管……149・152・153
腹大動脈……168・236・237
腹直筋……38・39
副鼻腔……76
複部リンパ節……251
腹膜……134・186
不随意筋……40・43
不動性の結合……48
ブドウ糖……136・137・154・155
ブドウ膜……70・71
プロラクチン……120・247
プロゲステロン……118・190
分泌……151
分泌期……191
噴門……130・131

へ
β（ベータ）細胞……154・155
平滑筋……36・40・43・44

平面関節……51
ヘフィブリノーゲン……243
ヘモグロビン……148・242・243
弁……112・240
娩出期……196
扁桃体……210・211
扁平骨……30
鞭毛……183

ほ

膀胱……157・163・164・165・166・167・179・180・187・233
縫工筋……39
膀胱壁……167
膀胱壁平滑筋……167
房室結節……117
房室弁……112
紡錘状筋……36・37・38
膨大部……82
ボウマン嚢……160
抱卵期……191
母指……267
勃起……182
ホメオスタシス……246
ポリペプチド……137
ホルモン……116・120・151・152・154・158・190・206・216・243・246・248・249

ま

マイスネル小体……55・58・59
マクロファージ……252
麻疹ウイルス……253
末梢神経……226・227・230・231・232
末節骨……267

み

味覚性発汗……57
右半球……209
味孔……91
味細胞……91
ミトコンドリア……183
ミネラル……136
脈拍……116
脈絡膜……71
味蕾……90

め

迷走神経……230
メラニン色素……54・62・70
メルケル小体……58・59
免疫……250・252
免疫反応……168

も

毛球……60・61
毛根……55・60・61
毛細血管……54・55・56・60・108・168・236・238・241・246
毛細血管網……54
毛細リンパ管……250
毛脂腺……61
盲腸……140・141
盲点……71・72
毛乳頭……60・61
毛包……55・61
毛母基……60・61
網膜……69・70・71・72
毛様体……69・70・71
門脈……146・147

ゆ

遊脚期……275
幽門……130・131

よ

葉気管支……106・107
腰神経……227
腰神経部……231
羊水……194
腰椎……28・29

ら

ライノウイルス……253
卵管……186・188・189
卵管采……188・189
卵管膨大部……188・189
卵管漏斗……188・189
ランゲルハンス島……154・249
卵子……186・188・191・199
卵巣……118・186・188・189・190
卵胞……188・191
卵胞刺激ホルモン……190・248
卵母細胞……188

り

立脚期……274
立毛筋……55・61
輪状軟骨……95
輪走筋……43・129・133
リンパ液……79・82・250
リンパ管……250
リンパ球……168・250・252
リンパ性組織……250
リンパ節……250・252
リンパ腺……250
リンパ組織……250

る

ルーティング反射……197
ルフィニ小体……58・59

れ

冷覚……58・59
レム睡眠……213

ろ

肋骨……26・27・29・32

わ

腕橈骨筋……39・263
腕頭静脈……238・239

参考文献および参考サイトなど

●書籍

『人体の正常構造と機能』坂井建雄　河原克雄　総編集（日本医事新報社）
『からだと脳のふしぎ辞典』坂井建雄　監修（集英社）
『ぜんぶわかる　人体解剖図』坂井建雄　橋本尚詞　著（成美堂出版）
『系統看護学講座　専門基礎1　人体の構造と機能［1］解剖生理学』坂井建雄　著者代表（医学書院）
『徹底図解　人体のからくり』坂井建雄　監修（宝島社）
『〈イラスト図解〉人体のしくみ』坂井建雄　著（日本実業出版社）
『図解入門　よくわかる　解剖学の基本としくみ』坂井建雄　著（秀和システム）
『図解入門　よくわかる　筋肉・関節の動きとしくみ』中村和志　著（秀和システム）
『完全図解　からだのしくみ全書』高橋健一　監修著作（東陽出版）
『ワハハ先生のからだの話』山田真　文（フレーベル館）
『からだの不思議がわかる!』山田真　監修（実業之日本社）
『はじめて出会う　育児の百科』汐見稔幸　榊原洋一　中川伸子　監修（小学館）
『はじめてママの妊娠・出産　しあわせブック』竹内正人　著（ナツメ社）
『性同一性障害――性転換の朝』吉永みち子　著（集英社）

●雑誌

『Tarzan』2010年9月9日号「お疲れ、ならば…　内臓メンテナンス術」（マガジンハウス）
『元気生活』（FANCL）
vol.183　しっかり使い、きちんと休ませ　冴えた脳になる
vol.192　体のために意識改革「どのように」「何を」食べるか
vol.193　乱れは全身の不調に　腸内環境改善
vol.194　カラダを支え、動かす　骨と筋肉
vol.197　太らない、疲れない体へ　代謝力
vol.198　消化・吸収・排出の要　分解・合成・解毒する　肝臓
vol.199　防御・感覚受容・体温調節　体を守るプロテクター　皮膚
vol.200　疲れ目・ドライアイ・老眼・白内障・加齢黄斑変性　不調や変化から目を守る
vol.202　6つの習慣　実践編　進化する脳へ
vol.203　肩こり、腰痛、骨折を防ぐ　骨と筋肉を強くする

●Webサイト

一般社団法人　日本植物油協会／web R25／CiRA　京都大学　iPS細胞研究所／タニタ／カルピス／OKI／日本インターセックス・イニシアティヴ／大幸薬品／CRN（チャイルド・リサーチ・ネット）

●新聞

「ヘッドホン難聴の恐れ」（日本経済新聞）／「iPS臨床応用へ前進」（日本経済新聞）／「iPS、目の臨床研究へ」（日本経済新聞）／「ミネラルのバランス大切」（日本経済新聞）／「性の不一致　乗り越えて」（読売新聞）

監修者 坂井建雄（さかい たつお）

東京大学医学部昭和53年卒。
東京大学医学部助手、助教授を経て、1990年から順天堂大学医学部解剖学・生体構造科学教授。専門は腎・血管・間質の細胞生物学、人体解剖と献体の普及・啓発、医学史。
おもな著書・訳書に『人体観の歴史』（岩波書店、2008）、『献体』（技術評論社、2011）、『解剖学論集』（京都大学学術出版会、2011）、『カラー図解 人体の正常構造と機能』（総編集、日本医事新報社、2012）、『日本医学教育史』（編、東北大学出版会、2012）など多数。

マンガ **沢田麻間**（さわだ まま）**・サイドランチ**

STAFF

マンガ制作協力 boi / 坪井亮平／鎌田学／馬場／柳和孝
解剖図イラスト 金井裕也
イラスト 大橋健造／山田博喜／くぼゆきお
デザイン 小林麻実（タイプフェイス）
DTP 原田あらた／オノエーワン
執筆協力 石川実恵子／中村蒔絵
編集協力 パケット

マンガでわかる人体のしくみ

監修者 坂井建雄
マンガ 沢田麻間・サイドランチ
発行者 池田 豊
印刷所 大日本印刷株式会社
製本所 大日本印刷株式会社
発行所 株式会社池田書店
〒162-0851 東京都新宿区弁天町43番地
電話03-3267-6821（代）
振替00120-9-60072

落丁、乱丁はお取り替えします。

ISBN978-4-262-15409-1

1501803